올바른 운동과 생활습관으로 노화를 늦춘다

청년으로 100세 살기

김두환 지음

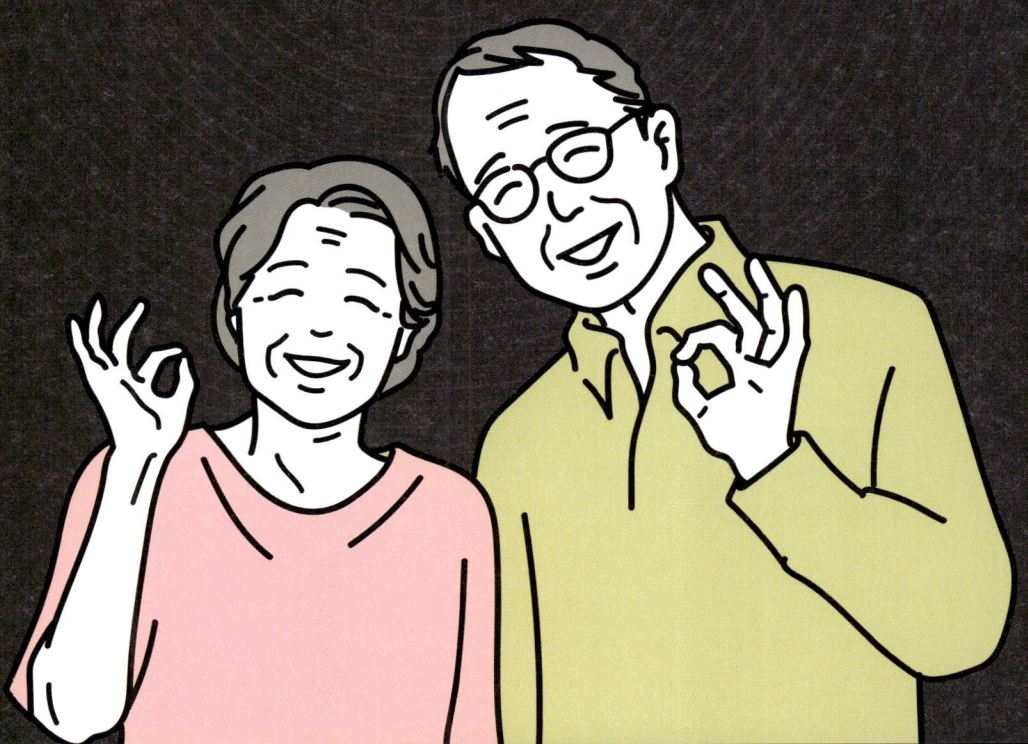

대경북스

청년으로 100세 살기

1판 1쇄 인쇄   2025년 4월 2일
1판 1쇄 발행   2025년 4월 8일

발행인   김영대
편집디자인   임나영
펴낸 곳   대경북스
등록번호   제 1-1003호
주소   서울시 강동구 천중로42길 45(길동 379-15) 2F
전화   (02)485-1988, 485-2586~87
팩스   (02)485-1488
홈페이지   http://www.dkbooks.co.kr
e-mail   dkbooks@chol.com

ISBN 978-89-5676-091-7 03690

※ 이 책은 저작권법에 따라 보호받는 저작물이므로 무단전재와 무단복제를 금지하며,
   이 책 내용의 전부 또는 일부를 이용하려면 반드시 저작권자와 대경북스의 서면 동의를 받아야 합니다.
※ 잘못된 책은 구입하신 서점에서 바꾸어 드립니다.
※ 책값은 뒤표지에 있습니다.

머리말

운동과 노화: 젊음의 열쇠를 쥐다.

인생을 살아가면서 유일하게 분명한 것 중의 하나는 모든 인간은 시간이 흐름에 따라 점점 늙어 간다는 사실입니다. 또한 생의 어느 지점에 도달했을 때 인간은 누구나 죽음을 맞게 됩니다. 이처럼 시간의 흐름은 누구에게나 공평하지만, 그 속도를 늦추는 방법은 존재합니다. 바로 '운동'입니다. 노화는 피할 수 없는 자연스러운 현상이지만, 규칙적인 운동은 신체적, 정신적 건강을 유지하며 젊음을 오랫동안 간직할 수 있도록 돕습니다. "나이는 숫자에 불가하다."라는 말이 있듯이 건강관리와 좋은 생활습관 그리고 체중 조절 등을 통해 나이와 별개로 적게는 수년에서 많게는 수십 년의 건강 나이를 얻게 되며, 외모 또한 십 년은 어려 보이는 동안이 될 수도 있습니다. 외모로 나이를 추측하기 어려운 것은 요즘 사회에서는 기본입니다. 결국 시간과 금전을 투자함으로써 건강과 외모를 유지 또는 증진시킬 수 있습니다.

운동은 단순히 근육을 강화하고 체중을 조절하는 것 이상의 의미를 지닙니다. 세포 수준에서 노화를 늦추고, 활력을 불어넣으며, 삶의 질을 향상시키는 강력한 도구입니다. 이 글에서는 운동이 노화에 미치는 긍정적인 영향과 건강한 노년을 위한 운동법을 탐구합니다.

청년으로 100세 살기 : 젊음과 활력을 100세까지 유지하는 지혜

100세 시대, 더 이상 먼 미래의 이야기가 아닙니다. 하지만 단순히 오래 사는 것보다 건강하고 활기찬 노년을 보내는 것이 더욱 중요합니다.《청년으로 100세 살기》는 단순히 수명을 늘리는 것을 넘어, 삶의 질을 높이고 젊음을 유지하는 지혜를 담았습니다.

이 책은 균형 잡힌 식단, 규칙적인 운동, 스트레스 관리, 정신 건강 유지 등 건강한 노년을 위한 다양한 방법들을 소개합니다. 또한 노화와 관련된 질병을 예방하고 관리하는 실질적인 정보들을 제공하여, 독자들이 능동적으로 자신의 건강을 관리하도록 돕습니다. 《청년으로 100세 살기》는 독자들에게 건강한 삶을 위한 나침반이 되어줄 것입니다.

미병(未病)과 운동: 건강한 삶을 위한 필수 요소

현대 사회는 스트레스, 불규칙한 생활 습관, 과도한 업무 등으로 인해 많은 사람들이 미병 상태에 놓여 있습니다. 미병은 질병으로 진단되지는 않지만, 신체적·정신적으로 불편함을 느끼는 상태를 의미하며, 삶의 질을 저하하는 주요 원인으로 작용합니다.

하지만 꾸준한 운동은 미병을 예방하고 개선하는 데 효과적인 방법입니다. 운동은 신체 기능을 강화하고 스트레스를 해소하며, 긍정적인 마음가짐을 유지하도록 도와줍니다.

이 책에서는 미병과 운동의 관계를 살펴보고, 건강한 삶을 위해 운동과 생활습관을 개선해 나가는 방법을 알려드립니다. 필자는 지금까지 '어떻게 노화의 속도를 줄일 것인가? 그리고 건강한 삶을 이어 나가기 위한 어떠한 준비를 해야 할 것인가?'를 두고 수없이 고민해왔습니다. 이 책은 그 고민과 연구의 결과물입니다.

이 책에서 Part 1의 주제는 '노화와 건강의 이해'입니다.

Chapter 1의 주된 내용은 인생 100세 시대에 대해 알아보고 현대 의료의 한계에 대해 설명합니다. 현대 의료는 '노화'에 대응을 포기한 상태이며 치료보다는 유지를 목표로 하고 있으며 이는 결국 '마커 편중'으로 약으로 마커는 낮출 수 있어도 노화를 막을 수 없다는 사실을 알 수 있습니다.

Chapter 2 '건강 관리로 인생의 100세를 행복하게 살아간다'에서는 점점 길어지는 인생에서 어떠한 삶을 살아갈지 선택해야 하며, 스스로 건강 관리를 해야만 여생을 행복하게 지낼 수 있음을 강조하고 있습니다.

Chapter 3 '건강 관리'에서는 자신의 건강 체크와 데이터 파악, 마음 챙김, 자기긍정감 유지 등을 통해 건강 관리하는 방법을 제시하고 있습니다.

Part 2의 주제는 '미병 개선으로 건강증진'입니다. 현대는 미병의 시대입니다. 이 장에서는 미병이란 무엇을 뜻하는지, 미병의 예방과 개선 방법 등을 알아보았습니다. 미병 개선을 위한 9가지 행동 수칙을 제안하고, 다양한 증상별 원인과 증상, 개선 방법을 설명하였습니다.

Part 3 '부위별 운동 프로그램'에서는 목과 머리, 손목, 등, 어깨, 허리, 엉덩관절, 무릎, 종아리와 발 등 부위별 운동 방법을 설명하였습니다. 침상에서, 집에서, 사무실에서 가볍게 실행할 수 있는 운동을 통해 근골격계통 질환을 예방하시기 바랍니다.

요람에서 무덤까지, 건강한 100세의 삶을 꿈꾸는 현대인들과 지난한 역사의 흐름 속에 고난을 딛고 힘들게 살아온 우리 부모님들께 건강하게 100세를 살아가시라는 의미에서 이 책을 바칩니다. 후인들을 위해 좋은 세상을 만들어 주신 이 땅의 어르신들께 감사드립니다.

다양한 분야의 내용을 수록하기 위해 흐름이 매끄럽지 못한 점이 있으리라 생각됩니다. 이러한 점들을 너그럽게 이해해 주시기 바라며, 그동안 이 책이 출판되기까지 고생해 주신 대경북스 김영대 대표와 편집부 직원들께 진심으로 감사드리며, 힘든 시기 꼭 버텨내시고 이겨내시기를 기도합니다. 아울러 사랑하는 우리 가족 아내 김현아, 아들 1 지호, 아들 2 시우, 바쁘다는 핑계로 함께하지 못한 시간들, 항상 미안합니다. 오늘부터라도 가족과 함께하는 아빠가 되겠습니다. 사랑합니다.

2025년 3월

차 례

Part 1. 노화와 건강의 이해

Chapter 1. 인생 100세 시대와 현대 의료의 한계 ... 16

- '인생 100세 시대'는 '죽을 수 없는 시대' ... 16
  - 계속 늘어나는 평균수명 ... 16
  - 심근경색보다 '노화'를 걱정하는 사람이 늘었다 ... 17
- '인생 100세'인데 의료 시스템은 '인생 70세'인 채로 ... 20
  - 급성 질환에 무게가 실린 현대 의료 시스템 ... 20
  - 건강과 질병 사이에 있는 노화 ... 21
- 현대 의료는 '노화'에 대응을 포기한 상태 ... 22
  - 생활습관병은 질병이 아닌 '노화' ... 23
  - 약으로는 낫지 않는 '노화' ... 23
- 현대 의료는 '마커 편중' ... 25
  - 마커는 진료나 약의 효과를 확인하는 수치 ... 25
  - '신체 기능' 평가에는 시간이 걸린다 ... 26
  - 약으로 마커는 낮출 수 있어도 노화는 막을 수 없다 ... 27

Chapter 2. 건강 관리로 인생 100세를 행복하게 살아간다 ... 30

- 점점 길어지는 정년 후 인생을 어떻게 살아갈 것인가 ... 30
  - 건강하지 않으면 인생이 재미없다 ... 30
  - 늘어난 여생을 어떻게 보낼 것인가 ... 32
- 장수하려면 스스로 건강을 선택해야 한다 ... 34
  - 딱 알맞게 인생을 마치는 것은 불가능하다 ... 34
  - 건강 관리로 인생을 즐긴다 ... 35
  - 건강 의식을 높여야 행복해진다 ... 37

Chapter 3. 건강 관리 39

제1단계 : 마인드를 바꾼다 39
- 건강 관리는 자산 관리와 같다 39
- '자기긍정감'이 낮으면 습관화할 수 없다 43
- 자기긍정감 유지하기 44

제2단계 : 자신을 알고, 어떻게 살고 싶은지를 생각한다 58
- 개별·연속적·동적 데이터를 모은다 59
- 스마트워치로 자신의 신체 데이터를 파악한다 62
- 건강 검진 결과를 실시간으로 본다 67

제3단계 : 자신에게 꼭 맞는 것을 습관화한다 70
- '마음챙김'으로 자신의 몸에 관심을 둔다 70
- 운동으로 모세혈관밀도를 늘리고, 인지 능력을 향상시킨다 ... 77
- 뇌의 신경세포 네트워크는 연령대별로 강화된다 82
- 혈압과 염분의 관계를 알아두자 86
- 혈압과 수면의 관계를 알아두자 90
- 다이어트에서 참는 것은 금물. 낮은 목표에서 시작한다 93

'다이어트를 위한 습관화 수칙'으로 성공 체험을 쌓자 96

Part 2. 미병 개선으로 건강 증진

Chapter 1. 미병이란.. 102
- 미병은 건강과 병 사이 ··· 102
- 현대는 '미병의 시대' ·· 104
  - 편리한 삶의 대가인 미병 ·· 105
  - '미병'의 가장 큰 원흉은 스마트폰 ····························· 106
  - 마음과 몸에 영향을 주는 의외의 것들 ······················· 107
- 미병의 해소 ··· 108
  - '병'이나 '병이 있는 부위'가 아닌
    '병의 원인'을 근본적으로 해소한다 ·························· 108
  - 병의 '치료'가 아니라
    '병에 걸리지 않는 마음과 몸 만들기'를 목표로 한다 ··· 109
  - '선천적인 힘'으로 미병을 개선한다 ·························· 110
  - 미병의 개선은 예상의학이다 ·································· 111

Chapter 2. 미병 개선을 위한 행동........................... 113
- '건강부채'를 쌓지 말고 '건강저금'을 쌓자 ················ 113
  - 나쁜 생활습관은 '건강부채(청구서)'를 쌓고,
    좋은 생활습관은 '건강저금'을 쌓는다 ························ 113
  - 젊었을 때 상처 입은 유전자는 대대손손 전해진다 ··· 114
- 미병 개선을 위한 행동수칙······································· 116
  - **행동수칙 1** 몸의 소리를 듣는다····························· 116
  - **행동수칙 2** 쾌면을 하자 ······································ 120
  - **행동수칙 3** 먹거리에 신경쓰자 ····························· 134

- **행동수칙 4** 몸을 움직이자 ·· 145
- **행동수칙 5** 목욕을 하자 ·· 151
- **행동수칙 6** 의식적으로 호흡을 하자 ···························· 159
- **행동수칙 7** 바른 자세를 유지하자 ······························· 167
- **행동수칙 8** 이웃과 건강한 유대 관계를 만들자 ············· 175
- **행동수칙 9** 잘 쉬자 ·· 179

Chapter 3. 일상적인 미병의 증상별 개선 방법 ················ 186

감기 ··· 187
- 감기란 ··· 187
- 발생 원인 ·· 188
- 증상 ·· 188
- 개선 방법 ·· 190

냉증 ··· 192
- 냉증이란 ··· 192
- 발병 원인 ·· 193
- 증상 ·· 194
- 개선 방법 ·· 195

두통 ··· 198
- 두통이란 ··· 198
- 발생 원인 ·· 199
- 증상 ·· 201
- 개선 방법 ·· 202

무지외반증 ·· 205
- 무지외반증이란 ··· 205
- 발생 원인 ·· 205

- ■ 증상 ……………………………………………………… 207
- ■ 개선 방법 …………………………………………… 208
- ■ 운동 요법 …………………………………………… 210

부종 …………………………………………………………… 212
- ■ 부종이란 ……………………………………………… 212
- ■ 발병 원인 …………………………………………… 213
- ■ 증상 ……………………………………………………… 213
- ■ 부종의 발생 과정 ……………………………… 214
- ■ 개선 방법 …………………………………………… 215

생리통·월경전증후군 ………………………………… 217
- ■ 생리통·월경전증후군이란 ………………… 217
- ■ 발생 원인 …………………………………………… 218
- ■ 증상 ……………………………………………………… 219
- ■ 개선 방법 …………………………………………… 221

식욕 부진 …………………………………………………… 223
- ■ 식욕 부진이란 …………………………………… 223
- ■ 발병 원인 …………………………………………… 224
- ■ 증상 ……………………………………………………… 225
- ■ 개선 방법 …………………………………………… 226

심기불편 …………………………………………………… 228
- ■ 심기불편이란 ……………………………………… 228
- ■ 발생 원인 …………………………………………… 229
- ■ 증상 ……………………………………………………… 230
- ■ 개선 방법 …………………………………………… 231

안정피로 …………………………………………………… 233
- ■ 안정피로란 ………………………………………… 233

- 발생 원인 ······································ 234
- 증상 ·· 235
- 개선 방법 ······································ 236

어깨결림 · 어깨통증 ······················ 238
- 어깨결림 · 어깨통증이란 ················ 238
- 발생 원인 ······································ 239
- 증상 ·· 240
- 개선 방법 ······································ 241

요통 ·· 243
- 요통이란 ······································ 243
- 발병 원인 ······································ 243
- 증상 ·· 245
- 개선 방법 ······································ 246

현기증 ·· 248
- 현기증이란 ···································· 248
- 발생 원인 ······································ 249
- 증상 ·· 249
- 개선 방법 ······································ 250

Part 3. 부위별 운동 프로그램

목과 머리 ·· 254
손목 ·· 254
등 ·· 255

어깨	256
허리	260
엉덩관절	264
무릎	268
종아리와 발	271
복부/소화계통	275

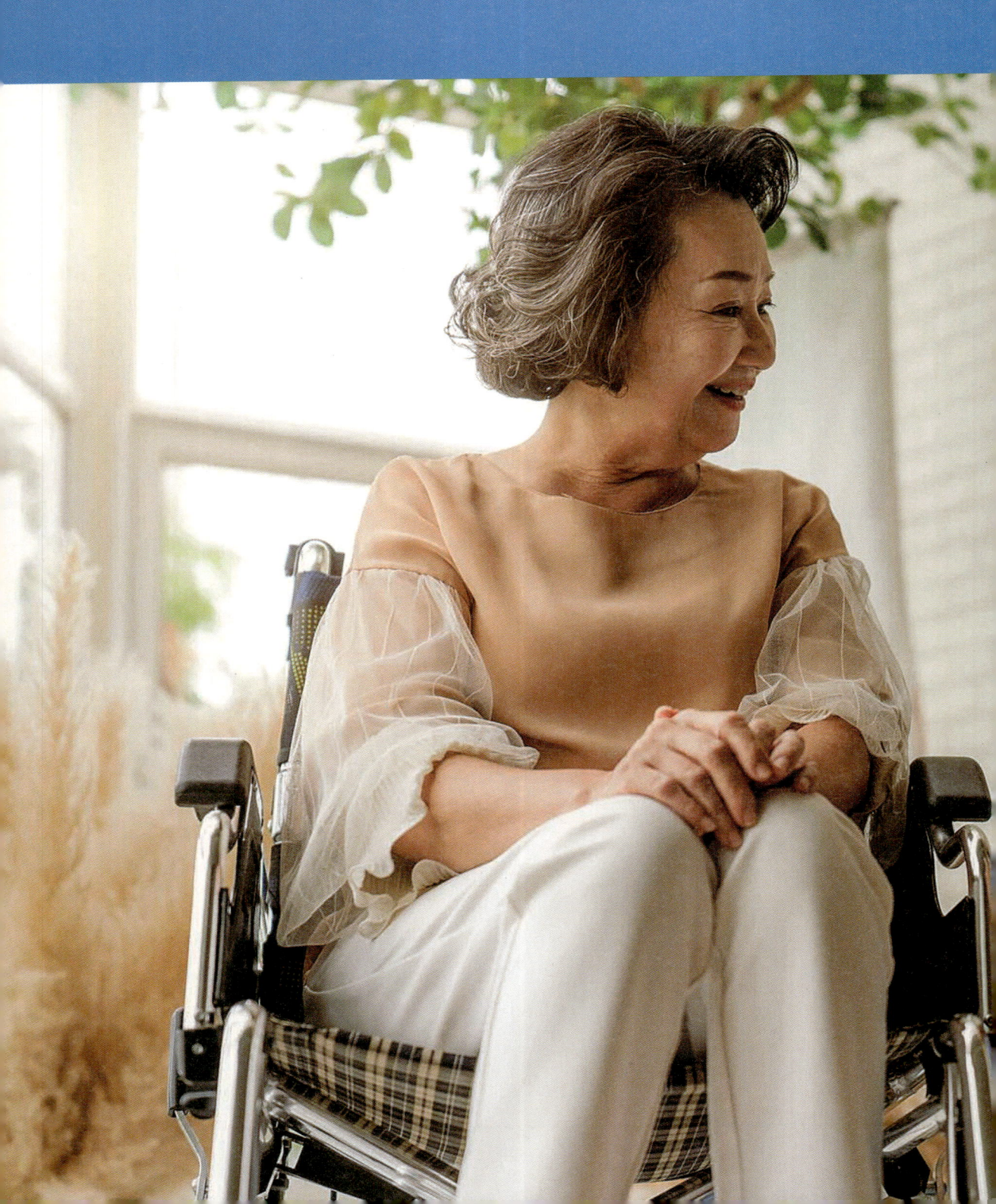

노화와 건강의 이해

Part 1.

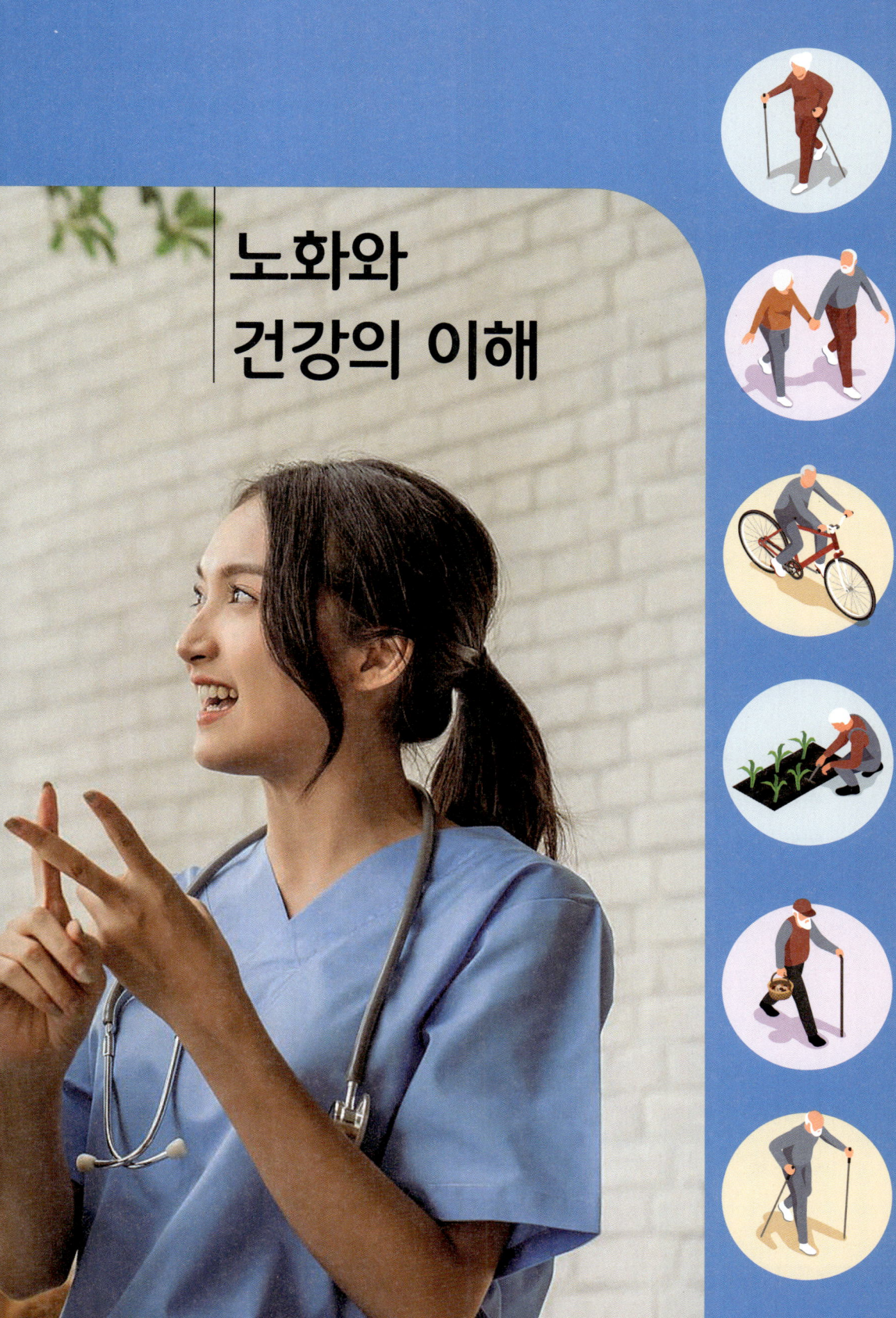

Chapter 1.

인생 100세 시대와 현대 의료의 한계

'인생 100세 시대'는 '죽을 수 없는 시대'

계속 늘어나는 평균수명

의료가 발달하고 의·식·주가 좋아진 오늘날은 '인생 100세 시대'입니다.

최근 우리들의 생명을 둘러싼 환경은 크게 변했습니다.

의료 기술의 진보와 생활 환경의 향상으로 평균수명은 계속해서 늘어나고 있습니다. 고령화의 진행으로 많아진 고령자를 줄어든 젊은 세대가 부양해야 하는 구조는 당분간 바뀌지 않을 겁니다.

수명은 70세→80세→90세→100세 등으로 늘어났지만, 현재는 60세가 넘어도 계속 일을 하지 않으면 안 되는 상황입니다.

'인생 100세 시대' 돌입이 현실이 되고 있는 오늘날 우리는 인생의 후반에 대해서 좀더 진지하게 생각해볼 필요가 있지 않을까요. 인생 100세 시대는 그렇게 간단히 죽음을 맞이할 수 있는 시대가 아닙니다.

다음과 같은 이야기도 들려오고 있습니다.

'나는 그렇게 오래 살고 싶지 않으니까 상관없어.'

'인간은 죽을 때가 되면 죽지. 앞날을 생각해도 달라질 건 없어.'

1990년대 우리의 평균수명은 남자 62세, 여자 76세쯤이었습니다. 당시에는 뇌졸중이나 심근경색처럼 갑자기 찾아오는 '급성 질환'으로 사망하는 사람이 많았습니다. 건강에 신경쓰는 사람이나 그렇지 않은 사람 모두 70세 전후에 세상을 떠났습니다. 누워서만 지내게 되거나 치매에 걸리는 사람은 지금보다 적었고, 요즘처럼 사회 문제가 되지도 않았습니다. 그것은 수명이 지금처럼 길지 않았기 때문이지요.

심근경색보다 '노화'를 걱정하는 사람이 늘었다

반대로 현재는 어떻습니까.

통계청(2021)의 발표에 의하면 우리나라 남성의 평균수명은 80.6세, 여성은 86.6세로 되어 있습니다.

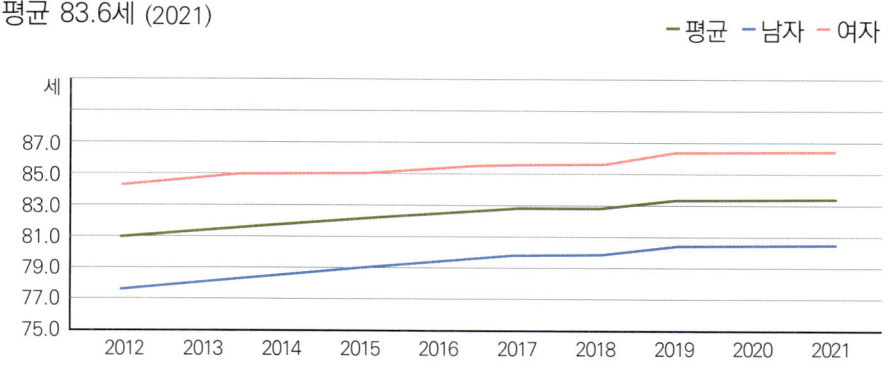

한편 기대수명도 있습니다. 0세 출생자가 앞으로 생존할 것으로 기대되는 평균 생존연수를 '기대수명(life expectancy at birth)'이라고 합니다.

☼ 한국인의 기대수명 추이(2011~2021년)

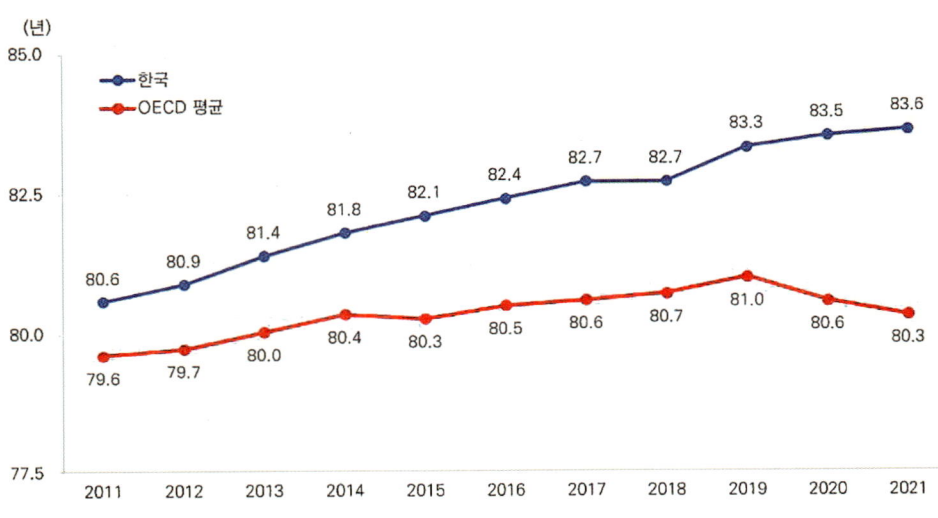

출처 : 보건복지부. 한국인의 기대수명 추이(2011~2021).

☼ 기대수명 국제 비교

일본	한국	이탈리아	오스트레일리아
84.4세	83.6세	83.3세	83.2세

현재 고도로 발달된 의료의 혜택으로 예전처럼 급성 질환으로 사망하는 사람은 줄었습니다. 그런데 오래 살 수 있게 된 만큼 말년을 누워서만 지내거나 치매에 걸려 지내는 사람의 수는 매년 증가하고 있습니다(한국인의 사망원인 참조).

☼ 한국인의 사망원인

(단위 : 인구 10만 명당 명)

순위	사망원인	사망률	'20년 순위 대비
1	악성신생물(암)	161.1	-
2	심장질환	61.5	-
3	폐렴	44.4	-
4	뇌혈관 질환	44.0	-
5	고의적 자해(자살)	26.0	-
6	당뇨병	17.5	-
7	알츠하이머병	15.6	-
8	간질환	13.9	-
9	패혈증	12.5	↑(+1)
10	고혈압성 질환	12.1	↓(-1)

출처 : 통계청. 2021년 사망원인 통계.

현재 우리는 급성 질환에 걸려도 살아날 확률이 높아졌습니다. 다만 살아난 후 병에 걸리기 전과 같은 체력 상태로 돌아가지 못할 가능성은 있습니다. 급성 질환에 걸리지 않았다고 하더라도 우리들의 몸은 나이를 먹어감에 따라 나름대로 노화가 진행되기 때문입니다.

급성 질환과 더불어 '노화'도 걱정하지 않으면 안 되는 것이 '인생 100세 시대'입니다. 우리들은 급성 질환이나 노화로 쇠약해진 몸을 채찍질해가면서 100세까지 살지 않으면 안 될 확률이 높아지고 있습니다. 또는 치매나 누워서만 지내는 상황처럼 건강을 잃은 상태에서 말년을 보낼 가능성도 높아졌습니다.

만약 이대로 간다면 인생 100세 시대는 노화의 최종 단계에서 일어나는 치매나 누워서만 지내는 상태로 말년을 보낼 사람이 좀더 늘어나게 될 겁니다. 급성 질환에 걸리더라도 회복 가능성이 높아져 간단히 목숨을 잃지 않을 것이기 때문입니다.

'인생 100세'인데 의료 시스템은 '인생 70세'인 채로

▍급성 질환에 무게가 실린 현대 의료 시스템

인생 '100세 시대'는 '죽지 못하는 시대'입니다.

치매에 걸리거나 누워서만 지내게 되는 상황이 되면 누구나 건강 관리에 힘써 되도록 '건강하게 천수를 누리다가 죽고 싶다.'는 바람이 생길 겁니다.

누구나 건강 관리를 위한 노력을 하지만, 우리 주위에는 칼로리 높은 식사, 달달한 간식, 술 등 건강에는 나쁘지만 우리를 즐겁게 하는 것들뿐입니다. '잘 알고 있긴 하지만, 그만둘 수 없는' 것이 현실입니다.

이런 것들만이 문제가 아닙니다. 우리들의 인생 100세를 서포트해 줄 현대 의료에도 문제가 있습니다. 가장 큰 문제는 지금의 의료 시스템이 '인생 70세 시대'의 시스템에서 개선되지 않았다는 점입니다.

의료 시스템은 인생 100세 시대에 맞게 급성 질환의 예방뿐만 아니라 노화를 늦추는 방책, 치매나 누워서만 지내야 하는 상태가 되지 않기 위한 방책 등을 환자들에게 제공할 수 있도록 진화했어야지요.

그런데 현대 의료 시스템은 아직도 급성 질환 대응에 무게를 두고 있습니다. 병원의 진료과가 장기별·기관별로 되어 있는 것을 보아도 그것을 알 수 있습니다. 신장염이라면 신장 전문의가, 심근경색이라면 심장 전문의가, 간경변이라면 간 전문의가 진료합니다. 개별 질병을 진단할 수 있는 의사는 있어도 전신의 노화에 대응할 수 있는 의사는 거의 없습니다.

확실히 인생 100세 시대는 치매나 누워서만 지내는 상황이 되지 않도록 예방에 힘을 쏟지 않으면 안 됩니다.

그런데 이는 '건강'과 '질병'이 또렷하게 나눠져 있던 인생 70세 시대와는 다릅니다. 의료 현장에서는 좀더 다른 어프로치를 취해야 합니다.

건강과 질병 사이에 있는 노화

인생 100세 시대는 급성 질환이 줄어든 대신 건강과 질병 사이를 '노화'라는 키워드가 잇고 있습니다.

어디부터가 병이고, 어디부터가 건강인지 명확한 경계선이 없는 시대입니다. 이런 시대는 장기별 또는 기관별 질환뿐만 아니라 전신의 노화에 의해 일어나는 증상을 정확하게 진찰하고 생활습관을 개선할 수 있도록 도와주는 의사가 꼭 필요합니다.

그런데 아직도 의사들은 고혈압증과 같은 생활습관병도 '질병 취급'을 하고, 급성 질환과 마찬가지로 약으로 치료하려고 합니다.

생활습관병은 '질병'이 아니고 '노화'의 과정이라고 할 수 있습니다. 따라서 노화를 약으로 대응하는 것은 무리하다고 볼 수 있습니다.

현대 의료는 '노화'에 대응을 포기한 상태

| 생활습관병은 질병이 아닌 '노화'

바르지 못한 생활습관 때문에 일어난 고혈압증·당뇨병·이상지질혈증(고지혈증) 등은 질병이 아닌 '노화'입니다. 생활습관이나 나이가 들어감에 따라 오는 근력 저하·인지 능력 저하도 '노화'입니다.

때로는 혈압을 상승시키는 병 때문에 고혈압을 초래할 수도 있습니다. 그렇지 않은 생활습관 유래의 고혈압증은 '질병'이 아닌 '노화'라고 볼 수 있습니다.

생활습관병환자의 몸은 오랜 기간 몸에 부담을 주는 생활습관 때문에 노화가 빨리 진행됩니다. 고혈압이라면 과도한 염분 섭취·폭식·폭음·운동 부족·야채나 과일의 섭취 부족·비만·흡연 등 몸에 부담을 주는 생활습관이 주요 원인입니다.

노화는 몸의 일부분에만 일어나지 않고 전신에 동일하게 일어납니다. 그렇기 때문에 고혈압이라고 해서 약으로 혈압만 내리는 것은 본질적인 해결책은 아닙니다. 왜냐하면 겉으로 나타나는 증상이 없을 뿐 전신의 노화는 진행되고 있기 때문입니다.

약으로는 낫지 않는 '노화'

치매나 누워서만 지내는 상태는 노화의 최종형이라고 할 수 있습니다.

이 경우에 듣는 약이 없는 것과 마찬가지로, 생활습관병이라는 이름의 노화도 약으로는 근본적인 치료가 되지 않습니다.

고혈압은 약으로 콘트롤할 수 있습니다. 그런데 이것은 특정 수용체에 약이 적용되어 '혈관 속의 압력을 떨어뜨릴 뿐'이지 노화의 진행을 근본적으로 막아주는 것은 아닙니다.

생활습관에서 유래한 고혈압과 당뇨병환자에게 혈압강하제를 복용시킨다면 혈압은 정상치가 되지만 고혈당은 그대로입니다. 혈압강하제는 혈압을 낮추는 이외의 역할을 못하기 때문입니다.

이것으로 노화의 진행이 멈췄다고 할 수 있을까요? 고혈압증의 원인인 생활습관을 개선하지 않으면 노화는 계속해서 진행됩니다. 약으로 혈압수치가 낮아지는 것과 노화의 진행이 멈추는 것은 같지 않습니다.

몸의 노화는 약으로 멈춰지지 않습니다. 몸의 노화를 가속시키고 있는 근본 원인, 즉 '생활습관'에 접근하지 않으면 안 됩니다.

전신에서 일어나는 노화 현상은 건강 진단으로 알 수 있는 수치 이외에도 아직 많이 있습니다. 게다가 그것들은 복잡하게 얽혀 있어서 어쩌다가 측정되는 일부 수치를 약으로 낮추더라도 노화는 해결되지 않습니다. 더군다나 노화의 최종형인 치매나 누워서만 지내는 상태를 막아주지 못합니다.

미국에서 행해진 연구에서 알츠하이머병으로 이어질 가장 큰 위험 요인은 운동 부족이라는 사실이 밝혀졌습니다(그림). 한편 고혈압·이상지질혈증·당뇨병과 같은 생활습관병을 여러 개 가지고 있으면 치매의 발증에 영향을 미친다는 사실도 밝혀졌습니다.

운동 부족은 약으로 보충할 수 없습니다. 또 생활습관병도 혈압 등의 수치를 낮추는 것만으로는 근본적으로 해결되지 않습니다.

인생 100세 시대를 살아가려면 약 이외의 방책이 필요합니다.

☼ 알츠하이머병으로 이어질 위험 요인

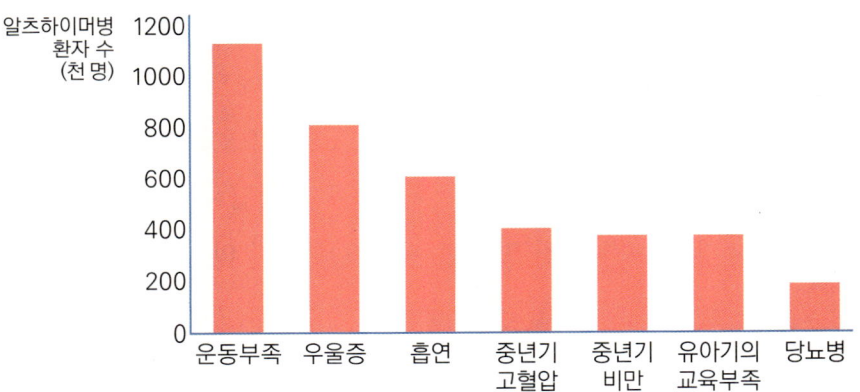

출처 : Barnes D.E. Yaffe K.(2011). *Lancet Neurol*. 10: 819-828에서 수정 게재.

현대 의료는 '마커 편중'

▍마커는 진료나 약의 효과를 확인하는 수치

인생 100세 시대인 오늘날의 의료 시스템이 '마커(marker) 편중'인 것도 문제입니다.

우리가 건강 진단을 받으면 혈압이나 혈당 등을 수치로 표시하는데, 그 수치가 '마커'입니다. 마커는 의학이나 약학을 연구할 때 진단·치료·약효 등을 과학적으로 증명할 수 있는 수치입니다.

의사들은 진료 현장에서 마커를 기반으로 환자의 몸 상태를 파악합니다. 급성 질환 가능성을 추측하고, 가능성이 높은 사람에게는 약을 처방하는 등 치료를 행합니다.

인체는 하나의 시스템이어서 본래대로라면 전신을 종합적으로 살펴보고, 전신 노화를 억제할 방책을 취하지 않으면 근본적인 해결은 되지 않습니다. 그런데 심장내과에 가면 혈압수치만, 또 내분비내과에 가면 혈당수치만 평가받습니다.

나이가 들어 혈압수치나 혈당수치가 올라가거나 근력이나 인지 능력이 떨어지는 것은 노화라고 하는 공통의 흐름에서 흔하게 일어나는 현상 중 하나에 불과합니다. 그럼에도 불구하고 현재는 혈압수치나 혈당수치만 보고 있는 실정입니다.

이렇게 의료가 마커 편중이 되어버린 이유는 의학 연구나 약학 연구에서 마커는 꼭 필요하기 때문입니다.

의학 연구에서는 수만 명, 수천 명 단위의 사람들의 혈압이나 혈당수치를 이용하여 병이 생길 확률을 조사합니다. 약을 개발할 때에도 마찬가지입니다. 이 데이터를 기반으로 몸의 메커니즘이나 약의 유의성을 살펴봅니다. 또한 약을 쓸 때 가이드라인을 정하는 재료가 되기도 합니다. 마커를 기준으로 의료의 세계는 움직이고 있는 것입니다.

│ '신체 기능' 평가에는 시간이 걸린다

마커만으로 모든 것을 알 수는 없습니다.
마커로 치료 상황이나 약의 효과 여부는 알 수 있지만, 우리의 몸 '기능'이 어떤 상태에 있는지는 가르쳐주지 않습니다.

사람의 몸을 자동차에 비유해 봅시다.
자동차의 주행 성능은 정지 상태에서는 볼 수 없습니다. 실제로 자동차를 운전해 봐야 속도·가속 상태·연비·브레이크 상태 등을 알 수 있습니다.
우리의 몸도 마찬가지로 생각해야 합니다.
안정시혈압은 정상치이지만 추운 곳에 가면 급격히 올라가서 뇌출혈을 일으키는 사람도 있습니다. 건강 검진 때처럼 정적인 데이터에만 의존한다면 몸의 기능을 정확히 알 수 없습니다.

몸의 기능 상태를 정확하게 파악하기 위해서는 실제로 달린 후 숨이 찬 상태나, 맥이나 혈압의 회복 상태를 봐야 합니다. 실제로 운동 후 상승된 혈압의 회복 상태가 좋지 않은 50대인 사람이 70대가 되면 치매에 걸릴 위험성이 높다는 사실이 보고되고 있습니다.

중시해야 할 것은 안정시혈압이 아니라 활동할 때 또는 환경에 의한 혈압 변화입니다. 자동차의 연비나 내구성 측정과 같은 검사가 지금부터는 우리의 몸에도 필요합니다. 인생 100세 시대에는 자신의 몸 상태를 안정적으로 살펴보면서 거기에 맞춘 건강 유지·관리를 위한 노력이 필요합니다.

| 약으로 마커는 낮출 수 있어도 노화는 막을 수 없다

다음은 약으로 마커를 낮췄을 때의 문제점을 알아봅니다.

첫 번째는 고혈압증 약에 관해서입니다.

2017년 미국에서 고혈압의 정의를 바꿀 만큼 대단한 연구 결과가 보고되었습니다. 50세 이상이며 심혈관질환 위험인자(동맥경화로 혈관이 좁아졌거나 장기로 가는 혈액의 공급이 부족하여 일어나는 병의 리스크)를 가진 사람에게 최고혈압을 120mmHg 이하로 낮추는 약물 치료를 5년간 실시하였더니 '생명예후(얼마나 오래 생존할 수 있는지를 나타냄)'가 개선되었습니다. '생명예후가 개선되었다.'는 뜻은 '약으로 혈압을 낮추면 낮추지 않은 사람보다 오래 살 수 있다.'는 것을 의미합니다.

그런데 '생명예후가 개선됐다.'고 하더라도 그 영향은 '5년에 2%'였습니다. 즉 1만 명이 5년간 약을 계속해서 먹어서 생명예후가 개선되는 은혜를 입은 사람은 단지 200명이고, 나머지 9,800명은 5년간 약의 은혜를 입지 못한 채 아무것도 바뀌지 않았던 것입니다.

이 결과를 근거로 미국에서는 고혈압의 정의가 달라졌습니다. 수축기혈압

130mmHg, 확장기혈압 80mmHg라도 약을 쓰지 않는 강압 치료(식이요법, 운동요법 등)가 권장된 것입니다.

우리는 약을 먹을 때, 그 약이 들을지의 여부에만 신경을 씁니다. 그러나 인간의 몸에는 개인차가 있어서 같은 약을 먹어도 듣는 사람이 있는가 하면 그렇지 않은 사람도 있습니다. 약이 효과가 있다고 하더라도 그 효과가 그다지 크지 않거나, 효과를 보는 사람이 적을 수도 있습니다. 이런 것들에도 주목하여 약 이외의 방책도 모색해야 합니다.

두 번째는 당뇨병 약에 관해서입니다.

과거 1개월간의 평균 혈당치를 나타내는 '당화혈색소(HemoglobinA1c : HbA1c…… 포도당이 결합된 혈색소. 혈당이 높으면 혈색소가 증가하므로 최근 3개월간 혈당 조절이 잘 되었는지의 판단 지표)'라고 하는 마커가 있습니다. 이 수치가 6.5% 이상이면 당뇨병으로 진단합니다.

이 당화혈색소를 낮출 때 사용하는 약인 'DDP4 저해제'가 10년쯤 전에 개발되었습니다. 이 약은 저혈당에 대한 부작용 위험이 적기 때문에 굉장히 많은 환자들이 처방받고 있습니다. 이 약에 의해 환자의 생명예후가 개선될 것으로 기대한 의사들도 많았을 겁니다.

통상적으로 약이 개발되고 10년 정도 지나면 '생명예후가 개선되었다.', '심장혈관질환 리스크가 줄었다.'와 같은 논문이 나오게 됩니다. 그런데 이 약은 널리 쓰이고 있음에도 불구하고, 그런 논문이 거의 나오지 않고 있습니다. 이것은 혈당치를 낮출 수는 있었지만, 생명예후를 개선한다는 증거로는 충분하지 않았다는 사실을 의미하는 건 아닐까요.

모든 사람에게 '약이 전혀 소용 없다.'는 건 아닙니다. 사람에 따라서는 높은 혈압을 낮춰두는 편이 생명예후가 좋을 수도 있습니다. 게다가 혈압이 높은 사람이 약으로 혈압을 낮춰두면 만에 하나 급격히 혈압이 오를 법한 행동을 하더라도 목숨을 건질 확률은 높습니다.

그런데 누구에게나 약이 효과가 있는 건 아니라는 사실은 알아둬야 합니다. 약으로 마커를 낮춰두는 것은 급성 질환일 때는 유효합니다. 그런데 이것은 어디까지나 보조적인 방책입니다.

마커를 낮추기만 하면 된다면 약의 효용이 올라가겠지요. 운동은 장기간 계속하지 않으면 안 되고, 효과가 나타나기까지 시간이 걸리기 때문입니다. 다만 약은 마커를 낮춰주긴 하지만, 몸의 기능을 향상시켜주지 않을 뿐만 아니라 노화를 멈추지도 못한다는 사실을 알아두어야 합니다.

실제로 노화를 늦추려면 매일매일 몸에 좋은 운동이나 식사를 하는 습관을 쌓는 방법밖에 없습니다.

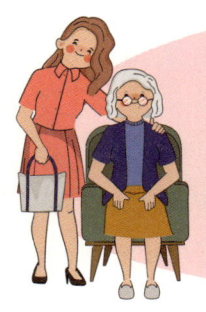

Chapter 2.

건강 관리로 인생 100세를 행복하게 살아간다

평균수명의 연장에 걸맞게 우리를 둘러싼 사회도 계속해서 변화하고 있습니다.

인생 70세 시대보다 오래 일할 필요는 있겠으나, 제대로 건강을 유지한다면 보다 오래 인생을 즐길 수 있을 겁니다.

행복한 인생 100세를 끝까지 맛보기 위해서라도 우리는 장기적인 건강 관리로 그 토대가 될 몸을 만들어야 합니다.

점점 길어지는 정년 후 인생을 어떻게 살아갈 것인가

| 건강하지 않으면 인생이 재미없다

지금은 '마인드'를 바꾸고, '습관'을 바꾸고, 급성 질환보다 '노화' 대응에 무게를 둔 건강 관리가 필요한 시대입니다. 주도적으로 건강 관리를 하지 않으면 스스로의 인생이 재미없고 불행하게 되겠지요.

<mark>우리 모두는 무조건 늙어갑니다. 노화를 완전히 막을 수는 없습니다.</mark>

그래도 최소한 건강 관리로 노화의 진행을 늦추면, 이른바 '후기 고령자(75세 이상의 노인)'가 되어도 자신의 발로 좋아하는 곳에 가고, 취미를 즐기고, 자신의 입으로 좋아하는 음식을 먹을 수 있는 건강 상태로 있을 수 있게 됩니다.

가까운 미래에 무인자동차·로봇·AI(인공지능)·IoT(센서나 디바이스가 인터넷과 연결되어 있는 것) 등이 일상 생활에 들어오게 될 겁니다. 이러한 기술은 삶을 편리하게 할 뿐만 아니라, 노화된 고령자의 기능을 보완하여 행복하게 할 가능성도 있습니다.

고령화(어린이는 줄고 65세 이상 노인이 증가하는 현상) 시대. 고령자는 기업의 가장 중요한 고객층 중 하나입니다. 테크놀로지의 수혜로 고령자의 활동 범위도 지금보다 점점 넓어질 것이 틀림없습니다. 그런데 이것은 건강이 전제 조건이 됩니다. 인생 100세 시대는 급성 질환을 막는 것도 중요하지만, '노화'의 스피드를 되도록 늦추는 것이 인생을 마지막까지 즐길 수 있는 열쇠가 됩니다.

<mark>인생 100세 시대는 일하는 햇수보다 정년 후의 햇수가 더 길어집니다.</mark>

그렇게 되면 자기가 하고 싶은 것들을 마음껏 할 수 있는 건강 상태를 유지하지 않으면 100세 인생이 어이없게도 재미없어질 겁니다. 모처럼 시간적 여유가 생겼는데, 생활습관병으로 몸이 말을 듣지 않는다면 너무나 아깝지 않습니까?

수명이 20년, 30년 길어지는 것은 상상을 뛰어넘는 큰 변화입니다. 정년 후의 수십 년을 어떻게 보낼지는 경제적인 면만을 생각하더라도 걱정이 앞서는 일입니다.

건강이 뒷받침되지 않으면 돈을 모을 수 없습니다.
국민건강보험제도가 있지만, 컨디션이 좋지 않은 상태가 지속되면 거기에 따른 경비 지출이 쌓일 수밖에 없습니다. 의료비뿐만 아니라 교통비·간병비 등도 증가합니다. 더욱이 일하지 못하게 되므로 수입이 없고 돈은 주머니에서 계속 빠져나갈 수밖에 없습니다.

| 늘어난 여생을 어떻게 보낼 것인가?

인생 100세 시대가 되면 우리는 몇 년 일하고, 몇 년 여생을 보내게 될까요?

남자의 경우 대학 졸업 후 군 제대하고 25세에 신입 사원으로 취직했다면 60세를 정년으로 봤을 때 35년간 회사원 생활을 하게 됩니다. 100세에 죽는다고 하면 정년 후 40년의 여생이 기다리고 있습니다. 확실히 일하는 햇수보다 정년 후의 인생쪽이 길어집니다. 90세로 죽더라도 여생은 30년이나 됩니다. 죽을 때까지 일할 수 있는 사람은 별개로 치면, 그사이에는 연금 이외의 수입은 없을 수도 있습니다.

여러분은 이렇게 길어진 여생을 어떻게 보내실 건가요?
인생 70세 시대와 비교하면 당시의 70세와 지금의 70세의 건강 상태는 완전 다릅니다. 물론 지금의 70세쪽이 보기에도 확실히 젊어 보이고, 건강 상태도 양호합니다.

우리의 할머니·할아버지가 70세였을 때를 떠올려보고, 지금의 70세와 비교해보면 상당한 차이가 느껴질 겁니다.

옛날의 70세 중에는 하루 종일 골프를 즐기는 사람은 드물었지만, 지금의 70세는 여유롭게 코스를 돕니다. 마라톤이나 등산을 즐기는 사람도 있습니다. '은퇴하기에는 아직 이르다.', '젊은 사람들에게 지지 않겠다.'는 마음가짐으로 파트타임이나 아르바이트로 일을 계속하거나 자원봉사로 정을 나누는 사람도 있습니다.

현역 시절에 일로 몸을 혹사해 온 사람도 어떻게든 무사히 70세를 맞이하고 있습니다. 40대, 50대에 급성 질환을 일으켰으나 회복한 사람도 적지 않습니다.

이러한 현상을 바탕으로 생각해 보시기 바랍니다. 건강 유지에 어느 정도 신경쓰면서 70세를 맞이한 사람과 건강에 계속해서 신경쓰지 않고 급성 질환을 극복하면서 70세를 맞이한 사람의 20년 혹은 30년의 여생이 각각 어떻게 될는지를…….

장수하려면 스스로 건강을 선택해야 한다

| 딱 알맞게 인생을 마치는 것은 불가능하다

건강 관리에 힘쓰면서 70세를 맞이한 사람과, 신경쓰지 않고 70세를 맞이한 사람은 70세를 경계로 건강 상태에 큰 차이가 생깁니다.

적당히 식사에 신경쓰고, 때로는 운동을 하면서 건강 유지에 어느 정도 신경을 쓴 사람은 노화를 완만하게 맞이할 수 있습니다. 나이가 들어감에 따라 쇠약해짐을 느끼면서도 치매나 누워서만 지내야 하는 상태는 되지 않고 인생을 마칠 확률이 높아집니다.

한편 건강에 신경쓰지 않고, 때로는 급성 질환을 일으키면서 어떻게든 70세에 도달한 사람은 어떨까요? 나머지 20~30년에 합병증이 나타나거나, 치매나 누워서만 지내는 상태로 인생을 마치게 될지도 모릅니다.

인생 70세 시대라면 '내 몸이니까 어떻게 되든 마음대로 한다.'며 멋대로 술이나 담배를 즐겨도 괜찮았을지 모릅니다. 80세, 90세, 나아가 100세까지 사는 사람은 당시에는 드물었으니까요.

그런데 '나는 골골대면서 오래 살고 싶지 않아.', '나는 80살쯤 죽어도 되니까, 좋아하는 술이나 담배 정도는 하게 해줘.'라고 생각하는 사람이 지금도 많습니다.

그런 사람은 딱 좋은 타이밍에 인생을 마치지 못한다는 현실을 외면하고 있다고 볼 수 있습니다.

70세 정도에 심근경색이나 패혈증으로 훅 가도 상관없다고 생각하더라도, 실제로는 급성 질환에 걸려도 죽지 않은 채 확 저하된 체력으로 민폐를 끼치면서 오래 살게 됩니다. 건강하게 오래 살 수 있다면 좋겠지만, 급성 질환으로 약해진 몸, 또는 치매나 누워서만 지내야 하는 상태로 오래 살 확률이 높은 것이 인생 100세 시대입니다.

그렇게 되면 가족에게도 체력적·경제적 부담을 지우게 됩니다. 그래도 '내 맘대로 하게 내버려둬.'라고 할 수 있을까요? 무엇보다 스스로 인생을 즐길 수 없는 굉장히 재미없는 상황에 빠지게 됩니다.

건강 관리로 인생을 즐긴다

100세를 산다면 우리는 스스로 건강을 관리해야만 합니다.

당신이 매주 가는 등산을 즐거움으로 여긴다고 가정합시다. 70세에 무릎이 아파서 걷기조차 힘들어지게 된다면 죽을 때까지의 30년을 어떻게 즐길 수 있을까요? 무릎이 아파서 걷지 못하게 된다면 등산은 꿈도 꾸지 못할 겁니다.

운동을 즐기는 즐거움이 없어지니 외출도 줄어들고, 사람들과 만날 일도 줄어들 수밖에 없겠지요. 이렇게 되면 근력뿐만 아니라 인지 능력도 저하되어 치매나 누워서만 지내게 되는 상태가 될 가능성도 생깁니다.

누구나 누워서만 지내지 않고, 되도록 완만하게 노화의 내리막길을 가서 마지막까지 인생을 즐기면서 살고 싶을 겁니다. 아무리 '죽어도 상관없다.'고 말로는 강하게 보이려고 해도 그것이 우리의 본심이나 바람은 아니니까요.

되도록 젊었을 때부터, 특히 몸에 불편함이 없을 때부터 스스로 건강 관리를 해서 장래를 위한 최소한의 준비를 해둬야 할 겁니다.

인간은 태어나는 순간부터 100% 죽음을 향해 살아가고 있습니다. 그것은 누구나 머리로는 이해하고 있습니다. 죽지 않는 사람은 없으니까요. 다만 언제, 어떻게 죽을지에 대해서는 그다지 생각하지 않도록 프로그래밍되어 있는 건 아닐까요?

'지금 건강하고 몸에 아무 문제도 없어. 미래의 건강 상태 같은 건 생각할 필요가 없어.'라고 생각하는 사람도 많을 겁니다. 자신의 몸을 생각하는 것은 자신이 죽을 때의 모습을 생각하는 것과도 연결됩니다.

자신의 죽음에 대해 생각하면 살아가는 것 자체가 허무하고 고통스럽게 느껴질지도 모릅니다.

그런데 우리는 100년을 사는 시대에 와 있습니다. 따라서 100세까지 사는 현실을 받아들이고, 마지막까지 자기답게 인생을 즐길 수 있도록 준비해야 합니다.

고통스러운 상태로 몇 십 년이나 살고 싶은 사람은 없습니다. 선택할 수 있다면 우리는 행복한 쪽을 선택해야 합니다. 우리가 100세가 될 때에는 지금의 100세보다 좀더 즐겁고 행복한 미래가 기다리고 있을지도 모릅니다.

지금은 80세라도 휴대폰이나 컴퓨터를 사용해서 건강하게 인생을 즐기는 사람도 많습니다. 우리가 고령이 될 때에는 IoT나 AI가 일상 생활로 들어와 지금의 80대보다 더 인생을 즐길 수 있을 가능성이 높습니다.

그때 누워서만 지내는 상태나 치매에 걸리지 않을 건강 상태를 유지해두지 않으면 모처럼의 은혜도 누릴 수 없게 됩니다.

자신의 수명이 100세라고 가정하고 장래에 '어떻게 있고 싶은지?', '무엇을 하면서 지내고 싶은지?'를 생각해서 스스로 건강을 지키기 위한 행동을 해야 합니다.

건강 의식을 높여야 행복해진다

인생 100세 시대에 우리나라 사람들의 건강 관리 의식이 낮은 것도 문제입니다.

경제협력개발기구(OECD)가 2011년에 실시한 각국의 주관적 건강도(자신을 건강하다고 생각하는지 여부) 조사에 의하면 우리나라는 OECD 가맹 34개국 중에서 '최하위'를 차지하고 있습니다(그림).

우리나라 사람들의 건강 관리 의식이 낮은 이유는 '국민건강보험제도' 때문이라고 볼 수 있습니다.

☼ 주관적 건강도

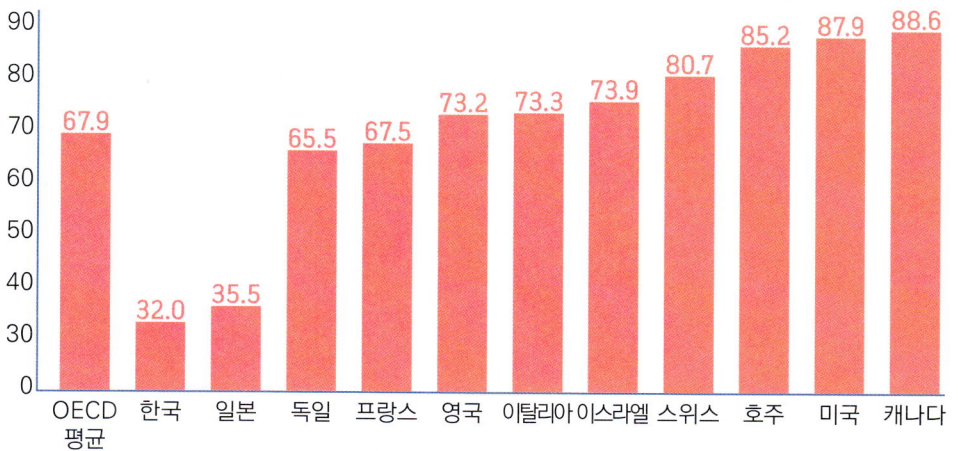

출처 : 보건복지부(2020.7.22).

국민건강보험제도는 1977년 의료보험제도로 출발하여 1988년에 현재의 이름으로 개칭되었습니다. 우리나라는 국민건강보험 가입이 의무화되어 있습니다. 그 덕에 병이나 부상으로 입원하거나 병원에 다녀도 의료비 부담은 많지 않습니다. 이 제도 때문에 우리는 감기에 걸려도 가볍게 병원에 가서 주사를 맞거나 약을 처방받을 수 있습니다.

병이나 부상으로 일을 쉬어도 산재보험 덕에 급료가 제로가 되지 않습니다. 어느 정도의 금액이 보장되어 어떻게든 생활해 나갈 수 있습니다.

우리나라와 대조적인 나라가 미국입니다. 미국에서는 나라도 회사도 건강을 지켜주지 않습니다. 미국에는 국민건강보험제도가 없으므로 병원에 다니게 되면 우리나라보다는 많이 돈이 들어갑니다. 일을 쉬면, 그것은 수입 감소로 직결됩니다.

성과 주의가 도입되고 있기 때문에 일에서 성과를 내지 못하면 부득이하게 퇴직을 당하는, 엄격한 환경에 놓여 있는 사람도 있습니다. 비만인 사람이나 흡연자는 자기 관리가 안 되는 사람으로 여겨져서 직장에서의 평가가 낮아집니다. 특히 엘리트층에서는 그 경향이 현저합니다. 일 잘하는 비즈니스맨은 건강 관리가 잘되는 것이 당연합니다. 스포츠센터에 다니거나 식사에 신경을 쓰면서 부지런히 건강 유지에 힘쓰고 있습니다.

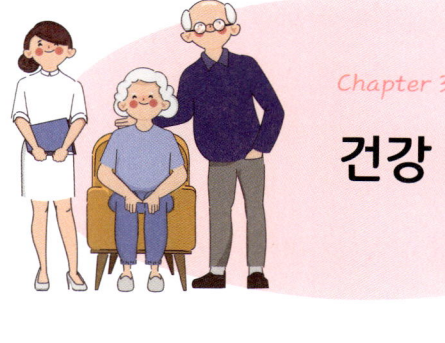

Chapter 3.

건강 관리

> 제1단계

마인드를 바꾼다

건강 관리를 시작하려면 우선 '마인드(mind)'부터 바꿔야 합니다.

마인드를 바꾸지 않은 채 갑자기 새로운 건강법에 손을 대면 오래 가지 못하고, 습관화도 되지 않습니다.

마인드를 바꾸기 위한 긴급하지 않지만 중요한 키워드는 '자산 관리'와 '자기긍정감'입니다.

| 건강 관리는 자산 관리와 같다

① 마인드를 바꾸지 않으면 오래 지속하지 못한다

건강 관리에 힘쓰지 않으면 안 된다는 것은 누구나 알고 있습니다. 하지만 그것이 오래 지속되지 않기 때문에 문제가 됩니다. 따라서 마인드부터 바꾸지 않으면 오래 지속하지 못합니다.

"마음이 바뀌어야 행동이 바뀌고, 행동이 바뀌어야 습관이 바뀝니다. 습관이 바뀌면 인격이 바뀌고, 인격이 바뀌면 운명이 바뀐다."

인생 100세 시대를 맞아 장기에 걸친 건강 관리를 성공시키려면 우선 '마인드 바꾸기'부터 시작할 필요가 있습니다. 마인드를 바꿔서 건강 관리의 필요성을 스스로 납득하면 무리없이 자연스럽게 지속할 수 있을 겁니다.

② 몸은 시간을 들여 만든 '자산(asset)'이다

자신의 몸은 자신의 저금·유가증권·토지·자택 등을 종합한 '자산'과 마찬가지로 생각해야 합니다.

자산은 그 종류가 무엇이든 한순간에 형성되는 것이 아닙니다. 착실히 저축한 돈을 기반으로 주식이나 부동산을 사고파는 과정을 반복해야 자산이 늘어납니다.

몸도 마찬가지입니다. 지금 당신의 몸은 하루아침에 만들어진 것이 아닙니다. 이 세상에 태어나 지금까지 오랜 시간 매일 운동·식사·수면 등으로 만들어진 것입니다. 매일매일 하는 이런 행동은 '몸을 만들기 위한 투자'라고 바꿔 말할 수도 있습니다.

학창 시절에 스포츠를 계속해 온 사람의 체력은 보통사람들 이상이며, 매일 직접 밥을 해먹는 사람은 감기에 잘 안 걸리는 몸이 되어 있을 겁니다. 이것은 스포츠나 식사와 같은 '투자'를 계속해 왔기 때문에 손에 넣은 '자산'입니다.

매일 건강에 신경쓰지 않고 체력을 소모하거나, 첨가물로 가득찬 가공식품만 먹어서 만들어진 몸도 역시 당신의 '자산'입니다.

③ 무작정 따라해서는 건강 관리가 되지 않는다

건강 관리는 '자산 관리'라고 할 수 있습니다. '자산 관리'란 자산의 관리·운용인데, 이것을 건강 관리에 적용하면 '자기 자신이, 자신의 몸인 자산을 주체적으로 관리·운영해가는 것'입니다. 이때 가장 신경써야 할 일이 '자신이 잘하는 것과 못하는 것을 인식하여 우선 순위를 매겨서 투자를 해 가는 것'입니다.

'자산 관리'의 기본은 자산을 늘리기 위해 전방위로 애쓰느라 피폐해지지 말고, 자기가 잘하는 분야와 잘 못하는 분야를 인식하고, 잘하는 분야쪽으로 무리하지 않고 투자를 계속해가는 것입니다.

<mark>우리는 이 '자산 관리'의 기본을 건강 관리에 응용해야 합니다.</mark>

지금 자신의 건강 상태, 적합함과 부적합함, 좋고싫음, 가치관, 삶의 방식 등을 무시하고 텔레비전에서 본 건강법을 따라하면 모처럼 시작하려고 결심한 '몸에 좋은 습관'이 지속되지 않을 수도 있습니다.

④ 자신에게 맞아야 지속할 수 있다

우리는 건강 관리를 국가대표 선수가 되기 위해 하는 것이 아니라 인생 100세를 즐겁게 살기 위한 건강 상태를 유지하기 위해 하는 것입니다.

유산소 운동을 하루에 1시간 이상하고, 매일 싱겁게 간을 한 야채가 많이 포함된 저염식을 먹고, 텔레비전 프로그램에서 이걸 먹어라 저걸 먹지 말라고 하는 모든 것을 실천할 필요는 없습니다.

사람은 각자에게 맞는 건강 관리 방식이 있습니다. 같은 40세 남성이라도 일이나 라이프스타일, 가정 환경은 모두 다릅니다. 그것에 따라 필요로

하는 체력도 식사도 달라질 수밖에 없겠지요. 같은 건강법이라도 효과가 나타나는 사람과 그렇지 않은 사람이 있습니다. 그런데도 우리는 텔레비전이나 인터넷·잡지에 넘쳐나는 건강 관련 정보에 너무 휘둘리고 있습니다.

건강 관리는 자산 관리라고 생각하면 운동에 대해서도 식사에 대해서도 무리하는 일은 없어질 겁니다. 자신의 경향을 알고, 자신에게 맞는 방법을 생각하는 쪽이 효과가 있음은 물론이고, 무리없이 계속할 수 있는 방법이기도 합니다.

'나는 영업직이니까 고객과의 회식을 피할 수 없어. 하지만 먹는 양, 마시는 양은 의식적으로 평소의 80% 정도로 할 거야.'

'나는 먹고 마시는 걸 좋아하니까 식사 제한은 하고 싶지 않아. 그대신 휴일에 15분 달리기를 시작할 거야'

이런 느낌으로도 충분합니다. 자신을 닦달하면 지속하기 어려워집니다.

건강 유지를 위한 새로운 습관을 시작하는 것이 중요하지만, 그것을 무리없이 지속하는 것이 더 중요합니다.

극단적으로 말하면 모처럼 마음먹은 생활 습관이 작심삼일이 되어도 상관없습니다. 작심삼일을 1년에 100회 해보면 됩니다. 그렇게 하면 몸에 좋은 습관을 300회 실천하는 셈이 되니까요. 그것은 큰 달성이며, 자산입니다. 여러 가지를 시도해봄으로써 좋아하는 방법이나 싫어하는 방법, 적합한지 여부도 알 수 있게 됩니다. 자신에게 맞는 방법을 찾아내는 것만으로도 진보가 있었다고 생각해도 좋습니다. 처음부터 높은 곳을 향해서는 안 됩니다.

| '자기긍정감'이 낮으면 습관화할 수 없다

① 자기긍정감은 습관화에 필수

다음으로 중요한 것은 '자기긍정감'을 잃지 않도록 사고 방식을 바꾸는 겁니다. 자기긍정감은 건강 관리의 습관화에서 꼭 필요하기 때문입니다.

최근 '자기긍정감'이라는 말을 자주 듣습니다. 자기긍정감이란 있는 그대로의 자신을 긍정하고 인정하는 감정입니다. 뛰어난 부분뿐만 아니라 자신이 약한 부분을 인정하고 용서할 수 있는 것도 자기긍정감에서 중요한 요소입니다.

자기긍정감이 부족하면 아무리 몸에 좋은 행동이라 생각하더라도 습관화시키지 못합니다.

어느 정도 자신의 존재 방식을 평가하고, 존재 의식이나 가치를 긍정하지 못한다면 아무리 좋은 행동도 체득되지 않습니다. 자신을 소중한 존재라고 생각하여야 자신의 몸을 소중히 하는 행동을 선택할 수 있습니다. 자기긍정감이 없으면 건강 관리는 안 되고, 행동도 지속되지 않는다는 것은 굉장히 명쾌한 논리입니다.

② 자기긍정감을 잃지 않는 것이 습관화 성공의 열쇠

건강 관리에 자기긍정감은 필수입니다.

자기긍정감이 낮은 사람은 높은 사람보다 대사증후군(metabolic syndrome)에 걸릴 확률이 3배 높고, 중성지방수치도 6배 높다는 연구 보고가 있습니다.

반대로 운동의 습관화나 식사 제한에 실패했다 하더라도 대부분의 사람은 매일 목욕하고, 이를 닦고, 옷차림을 단정하게 합니다. 그런 건 당연하다고 생각할 수도 있지만, 그것은 그 사람에게 최소한의 자기긍정감이 있다는 증거입니다.

일상 생활에서 최소한 옷차림을 단정하게 하는 습관이 있는 사람은 몸에 좋은 행동을 습관화할 수 있는 가능성이 충분히 있습니다. 나는 안 된다고 포기해서는 안 됩니다. 자기긍정감을 의식하고, 될 수 있는 한 잃어버리지 말고 유지해가는 것. 이것이 습관화 성공의 열쇠입니다.

자기긍정감 유지하기

자기긍정감을 잃지 않고 유지해가는 방법에는 몇 가지가 있습니다. 여기에서는 6가지 방법을 소개합니다.

1. 자신을 객관시한다

자신을 객관시하기 위해서는 자기 자신을 거리를 두고 바라보면서 '자기라는 존재를 새롭게 알아가는 것'이 중요합니다. 자신이 어떤 인간인지 모르면 자신을 소중한 존재라고 객관적으로 인식하지 못하기 때문입니다.

다음과 같이 생각하면 자기긍정감을 유지할 수 있고, 나아가 높여갈 수 있게 됩니다.

» 나는 어떤 인간인가?
» 그래도 좋은 점이 있지 않은가.

» 나의 이런 성격은 소중히 하고 싶다.

'자기 자신으로부터 거리를 둔다.', '자기라고 하는 존재를 새롭게 안다.'고 말하기는 쉽지만, 해보면 쉽지 않습니다.

① '시간축'과 '공간축'을 바꿔본다

'시간축'과 '공간축'을 바꿔 자신을 바라보는 것도 효과가 있습니다.

건강 유지를 위해 에스컬레이터 대신 계단을 이용한다고 가정합니다. 같은 행동을 '동년배 친구들이 어느 정도 하고 있는지?'와 같은 생각으로 '공간축'을 바꿔 자신을 객관시하는 방법입니다.

한편 10년 후의 자신이 지금 50세인 자신에게 건강면에서 어드바이스하는 것이 '시간축'을 바꿔서 스스로를 객관시하는 방법입니다.

<mark>자신으로부터 거리를 두고 자신을 바라보려면 '척도'가 필요합니다. 그 척도로서 시간과 공간을 이용하는 겁니다.</mark>

② 운동이나 식사에 관한 자신의 경향을 기록한다

자신을 객관시하는 방법을 알게 되었다면, 건강 관리의 중요한 요소인 운동과 식사에 관한 본인의 경향을 보다 깊이 있게 살펴봐야 합니다. 예를 들면 하루에 2~3회 하는 식사는 인간에게 꼭 필요한 행위로, 평생 계속하지 않으면 안 됩니다.

그런데 매일 하는 일이므로 한 끼 한 끼의 식사에 대해 새롭게 생각하는 사람은 별로 없을 겁니다. 그래도 자신에게 딱 좋은 무리가 없는 건강 관리를 생각할 때에는 한 번이라도 좋으니 자신의 식사에 대해 깊이 있게 알아보려는 노력이 필요합니다.

과식하기 쉬운 사람은 자신이 어떤 때 먹고 싶다는 생각이 드는지를 적어봅니다. 배가 고플 때만 그러는 게 아니라는 걸 깨닫게 될 겁니다.

불안할 때마다 과자 봉지를 여는 사람도 있지요. 딱히 배가 고프지 않은데도 DVD로 영화를 볼 때 무료함을 해소하기 위해 무언가를 씹고 싶어 하는 사람도 있을 수 있습니다. 그런 자신의 식사에 대한 버릇을 자꾸 써보는 것입니다. 스스로의 식사 경향을 아는 것이 중요하기 때문입니다.

그 결과를 바탕으로 '간식 금지', '과자 금지'와 같은 결심을 하라는 건 아닙니다.

자신의 식사 습관을 알게 되면 지금까지 무의식적으로 해온 '식사'를 의식적으로 생각하게 됩니다. 이렇게 해 두면 자기가 과식을 할 때 적은 것들을 떠올려 스스로를 객관시할 수 있게 됩니다.

2. 자신이 '좋아하는 것'에 빠져본다

① 자극에 대한 행동에는 선택의 폭이 있다

자신을 객관시하기 위해서는 '자극과 선택'에 대해 생각해 보는 것도 효과가 있습니다.

자극에 대한 행동에는 선택의 폭이 있다.

이것이 인간과 동물의 차이점입니다. 동물은 큰 소리(자극)를 내면 도망간다는 자극에 대한 행동이 어느 정도 정해져 있습니다. 그러나 인간은 어떤 자극에 대한 행동이 사람에 따라 다릅니다. 자극에 대한 행동에는 선택의 폭이 있기 때문입니다.

예를 들어 폭력 행위를 당했을 때의 행동은 같이 때린다, 도망간다, 운다 등 사람에 따라 다릅니다. 이것을 자신의 생활습관을 직시할 때 응용하는 것입니다.

회사에서 안 좋은 일이 있었다고 가정합시다. 이 자극에 대해 당신은 어떤 행동을 선택하는지 떠올려보기 바랍니다. 일을 대충한다, 과자를 막 먹는다, 토라져서 누워버린다, 일을 더 열심히 한다 등의 행동이 있을 수 있겠지만, 어떤 행동을 취할지는 사람에 따라 다릅니다.

② 행동 선택의 기준은 '선악', '손익', '호불호'

우리가 어떤 행동을 선택할 때에는 3가지 기준이 있는데, 그것은 '선악', '손익', '호불호'입니다. 그중에서 가장 우위, 즉 우리의 행동에 가장 영향을 미치는 것은 '호불호'입니다.

물론 우리는 훌륭한 성인이므로 선악에도 신경을 씁니다. 하지만 좋아하는 일을 위해서라면 악인지 아닌지가 아슬아슬한 경계에 있을 때 눈 딱 감고 해버리는 경향이 있습니다. 자기에게는 손해가 될 수도 있는 일이라도 좋아하는 일이라면 역시 실행해 버리고 마는 사람도 있겠지요.

이러한 자극에 대해 행동할 때에는 선택의 폭이 있고, 선택의 기준으로 '호불호'가 우위에 있다는 점을 건강 관리에서도 살려봅시다.

아무리 몸에 좋다고 하더라도 우리는 '불호'보다는 '호'에 해당되지 않으면 행동하지 않게 되고 지속하지 못합니다.

건강 관리도 되도록 자신이 '좋아하는' 행동을 습관으로 들인다는 관점에서 생각합니다. 그렇게 하면 '건강을 위해 무리하고 있다.', '싫어하는 행동을 하고 있다.'라는 감정이 개입되지 않아 자기긍정감을 잃지 않을 겁니다.

자신이 '좋아하는' 행동을 결정하기 위해서라도 자신이 운동이나 식사에 관해 어떤 경향을 가지고 있는지를 객관적으로 살펴보고 알아두는 것이 중요합니다.

<mark>어떤 행동이라면 계속해서 할 수 있을지. 어떤 자극을 자신에게 주면 습관화가 쉬워질 것 같은지.</mark>

이런 관점을 가지고, 습관화하고 싶은 행동을 생각해 봅니다.

3. 자신을 마음대로 하게 내버려둔다

① '자신에게 상냥하게, 타인에게 상냥하게'를 목표로 하자

'자신을 마음대로 하게 내버려두는 것'도 자기긍정감을 유지하는 효과가 있습니다.

인간의 행동은 그림과 같이 크게 4종류로 나눌 수 있습니다.

☼ 인간 행동의 종류

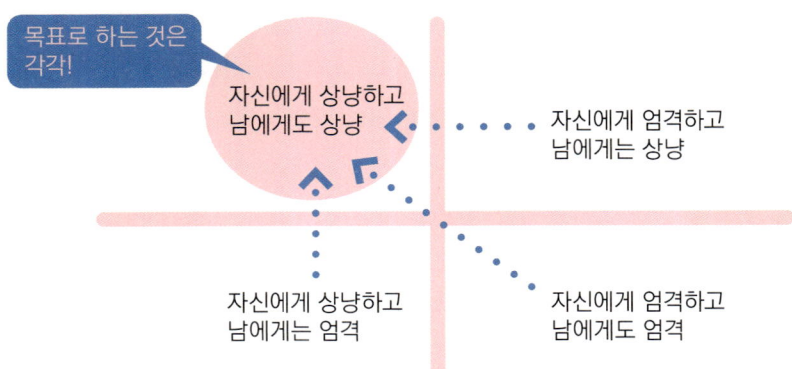

대부분의 사람은 '자신에게 엄격하고 남에게도 엄격'하거나 '자신에게 엄격하고 남에게는 상냥함'을 이상적으로 생각합니다. 본심은 '자신에게 상냥하고 남에게도 상냥한 것'이 가장 좋겠지만, 그런 삶의 방식은 무리라고 생각할 수도 있습니다.

==인생 100세 시대에는 '자신에게 상냥하고 남에게도 상냥'한 행동을 목표로 삼아야 합니다.== 그 이유는 다음과 같습니다.

인생 100세 시대에는 장기간에 걸친 자신의 건강 관리가 필요합니다. 그것은 말년에 누워서만 지내지 않고, 치매에 걸리지 않고, 노화의 스피드를 되도록 늦춰서 스스로 걷고 먹을 수 있도록 하기 위해서입니다. 이러한 건강 조건이어야 마지막까지 자기가 좋아하는 일이나 취미 활동을 계속할 수 있으며, '지금까지 살아온 보람이 있다.'고 생각할 수도 있기 때문입니다.

이런 상황을 만들려면 '긴급은 아니지만 중요한 것'을 오래 동안 꾸준히 쌓아가는 것이 필요합니다. 이것은 '긴급은 아니지만 중요한 것'의 우선 순위를 올려가는 것을 의미합니다.

이 경우 자신의 존재를 긍정하고 소중히 여기며, 스스로 뛰어난 행동을 취하지 않으면 안 됩니다. 동시에 타인을 상냥하게 대해야 합니다. 자신에게는 상냥하게 대하면서 다른 사람에게는 엄격하게 군다면 미움을 받게 될 뿐만 아니라 다른 사람들로부터 상냥한 대접을 받기 힘들게 됩니다.

100년이라는 긴 기간 동안 무리할 수는 없으므로 자신에게 알맞은 목표를 설정하고, 자신에게 상냥하게 해두는 편이 좋습니다. 자신에게 상냥하지 않으면 100년이나 살아가기는 힘들어집니다.

② 자신의 몸은 스스로 돌봐야 한다

아무리 건강하더라도 금욕적인 생활로 오래도록 자신을 옥죄는 것은 고통스러운 일입니다. 가끔은 좋아하는 과자를 먹으면서 스스로를 풀어주지 않으면 안 됩니다. 이것이 속마음이고, 모두 그렇습니다.

다른 사람을 위해 무리하지 말고, 자신의 시간을 잘 활용합시다. 다른 사람에게 상냥하게 대하듯이 자신에게도 적극적으로 상냥하게 대할 필요가 있습니다. 가끔은 자신을 풀어주는 것도 좋습니다.

모처럼 몸에 좋은 행동을 하더라도 '무리하고 있다.', '나답지 않다.'고 느낀다면, 아무리 몸에 좋아도 습관화되지 않습니다. 자신을 잘 달래면서 자기긍정감을 잃지 않고 습관화되도록 해야 합니다.

자신에게도 상냥하게, 다른 사람에게도 상냥하게.

이것은 수명이 늘어나고, 일하는 방식이 사회 전체적으로 크게 변화하고 있는 오늘날 필요한 사고 방식입니다. 긍정적이고 낙관적인 삶이 인생 100세 시대에는 잘 맞습니다. 매일이 약해져가는 몸을 스스로 돌보지 않으면 매일의 생활이 힘들게 됩니다.

옛날과는 달리 고령자라고 해서 무조건 존경받고 귀하게 대접받는 세상도 아닙니다. 일하면 일할수록 월급이 올라가던 옛날과는 다릅니다. 일의 양은 상당히 늘었지만 가사의 양은 그대로입니다. 남성과 마찬가지로 일하는 여성도 점점 늘어나고 있습니다. 고령자를 상냥하게 대접할 만큼의 여유가 사라진 겁니다.

스스로가 자신의 몸을 생각하지 않는다면 누가 생각해줄까요?

인생 100세 시대에는 자신에게 상냥하고 긍정적이지 않으면 살아가기 힘들다는 사실을 기억해두기 바랍니다.

4. 자신이 아닌 '다른 사람 탓'으로 한다

① 부정적인 것에는 '이름'을 붙인다

건강 관리에 실패한 사람이 빠지기 쉬운 함정은 실패를 자신의 의지 박약으로 연결지어 자신을 탓하는 것입니다.

실패를 자신의 탓 또는 자신의 의지 탓으로 돌려서는 안 됩니다.

그럼 어떻게 해야 할까요?

'자신의 실패를 다른 사람의 탓으로 돌리기'는 나쁘다고 생각할 수도 있습니다. 그런데 '나는 의지가 약하니까'라고 해서 습관화가 잘 될까요? 아마 그런 일은 없을 겁니다. 그러니 계속해서 다른 사람의 탓으로 돌리기 바랍니다.

실패를 '다른 사람의 탓'으로 돌리는 방법은 간단합니다.

먼저 실패나 포기와 같은 부정적인 것에 '이름'을 붙입니다. 예를 들면 실패한 일이나 싫은 일에는 '돌이'라는 이름을 붙여 둡니다. 잘못된 일이 생기거나 계획대로 못했을 때는 '돌이가 왔군', '돌이가 왔으니까 어쩔 수 없지.'라고 모든 것을 돌이의 탓으로 돌리고 넘어갑니다. 부정적인 것에 대한 생각은 그걸로 끝내버립니다. 그뿐입니다.

아무리 열심히 해도 잘 안 되거나 피하고 싶은 일은 누구에게나 있습니다. 그때 '역시 난 안 돼.'라며 하나하나 따지고 들면 자기긍정감도 점점 잃게 됩니다. 모처럼 생긴 의욕도 사라져버리고, 습관화하려던 행동도 그만둬 버리게 됩니다. 정말 아까운 일이 아닐 수 없겠지요.

　잘 해결된 일이나 좋은 습관을 소중히 하기 위해서라도 부정적인 일은 남의 탓으로 돌려 내버려둡니다. 너무 많이 생각하지 말고, '다른 사람의 탓'으로 돌려버립니다.

② 긍정적으로 생각한다
　헤매거나 고민되는 일이 있으면 긍정적으로 사물을 밝게 보는 쪽이 옳다고 생각하기 바랍니다.
　나쁜 일이 계속되면 '나한테만 나쁜 일이 생기네.', '왜 하필이면 이 타이밍에?'와 같이 생각하기 쉽습니다. 좋은 일도 나쁜 일도 모두에게 똑같이 일어나는 법인데, 나쁜 일이 계속되면 사람은 부정적으로 생각하기 쉽습니다.
　그렇기 때문에 긍정적이고 밝은 눈으로 사물을 보도록 신경쓸 필요가 있습니다. 밝은 성격이 아니더라도 자기긍정감이나 긍정적인 생각을 가지는 것은 중요합니다.

　건강 관리에서 부정적인 생각으로 자책하면 아무런 좋은 영향도 미치지 못합니다. 부정적인 감정은 버리고 모든 것의 좋은 면만을 보아야 건강 관리를 잘 할 수 있고 인생도 즐거워집니다.

5. '육아'하듯 자신을 돌본다

① 부하를 챙겨주는 마음으로 자신을 대한다
건강 관리는 회사의 관리와 매우 비슷하다고 할 수 있습니다. 사업하시는 분은 이 비유가 잘 와닿을 겁니다.
건강 관리가 잘 안 될 때는 그 '결과'를 자신의 탓으로 돌려서는 안 됩니다.
노력하려고 했던 '프로세스'를 인정하고 해결책을 생각해야 합니다. 프로세스가 아닌 결과에만 초점을 맞추면 자신이 싫어질 수도 있습니다.

회사에서 당신의 부하가 실수했을 때 "너, 실수했군!"이라며 결과를 탓하면 굉장히 느낌이 좋지 않을 겁니다. 말하는 쪽도 듣는 쪽도 뒤끝이 좋지 않습니다. 이때 결과가 아닌 프로세스에 초점을 맞추면 싫은 감정이 줄어들게 됩니다. "그건 대화 상대가 잘못되었군. 그 회사의 핵심 인물은 ○○씨니까, 다음번부터는 그 쪽으로 전화를 해보자구."
결과가 아닌 프로세스를 기반으로 하는 어드바이스만으로도 대부분의 인상이 달라지게 됩니다. 잘 안 됐을 때에는 결과의 성패보다 그때의 프로세스에 주목할 필요가 있습니다.

회사 업무와는 달리 건강 관리에서는 자신이 스스로를 관리한다는 관점이 필요합니다. 당신 자신이 상사이자 부하입니다. 실패했을 때 '도대체 왜 나는 실패한 걸까?', '안 되는 인간이다.'라고 탓하기만 해서는 아무것도 해결되지 않습니다. '방법이 잘못됐군. 주 3회가 아니라, 주 1회부터 시작해보자.', '어쩔 수 없지.', 자신의 행동도 이런 식으로 봐줍시다.

새로운 생활습관을 시작했다면 '먼저 시작해 보자. 좋아.', 3일은 계속했지만 4일째에는 해내지 못했다면 '지금까지 전혀 해오지 않았던 것을 3일씩이나 지속했잖아. 다시 시작하면 되지.'라고 스스로를 격려하면서 지속해 나가면 됩니다.

엘리베이터와 에스컬레이터를 이용하는 대신 계단으로 다니는 것이 생각보다 힘들었다면 '내려갈 때만 계단'으로 할 수도 있습니다. 자꾸 자신을 풀어주기 바랍니다.

② 높은 목표는 자기긍정감을 낮춘다
아이가 있는 사람은 건강 관리를 '자신에 대한 육아'로 생각해 보는 것이 자기긍정감을 떨어뜨리지 않는 요령입니다.

자신의 몸을 '자신의 아이'라고 생각해 봅시다. 금욕적으로 몰아붙이거나, 안 됐을 때 부정적인 말만 던지면 아이의 성격은 비뚤어져 버립니다. 어느 정도 거리를 두고, 애정을 가지고 아이를 돌본다는 느낌으로 자신의 건강을 키워가야 합니다.

이때 돌봐주면서도 너무 많이 간섭하지 않는 것이 핵심입니다. 처음에는 잘 안 되거나 실패하더라도 불안해하지 말고 지켜봅시다. 원하는 게 무엇인지 들어보고 하고 싶은 대로 하게 해줍시다. 의욕이 제로(0)는 아니니까 자신의 마음의 소리에 귀를 기울이고 거기에 따르는 것도 중요합니다. 잘 안 되더라도 노력하려고 했다는 사실과 도전 정신을 인정해주어야 합니다.

목표를 높지 않게 설정하는 이유는 높은 목표를 설정하면 실패했을 때 자기긍정감을 낮춰버리기 때문입니다. 처음부터 높은 목표를 설정해서 '화

이팅'하는 기분 자체를 꺾어버리면 본전도 찾기 어렵습니다. 높은 목표를 설정하고 싶은 마음을 꾹 누르고, 낮은 목표부터 시작합시다. 우선은 낮은 목표로 성공 체험을 쌓은 다음 그것을 계속하면서 서서히 목표를 높이면 됩니다.

③ 흡연은 자신의 아이에게 담배를 피우게 하는 것과 같다
자신의 몸을 '자신의 아이'라고 생각해야 자신을 객관시할 수 있습니다.
자신이 사랑하는 아이에게 일부러 상처주는 사람은 없을 테니까요.

그런데 담배를 피우는 사람은 '흡연을 '자신의 아이에게 상처를 주는 것과 마찬가지'라는 생각을 안 하고 있습니다. 하루에 10개비, 연간 3,000개비 이상의 담배를 피울 때 아이가 받는 간접 흡연의 피해는 아이에게 연간 10개비의 담배를 피우게 하는 것과 같습니다. 이것을 상상하지 못하기 때문에 담배를 끊지 못하는 겁니다.
자신이 담배를 피우는 옆에서 아이가 담배에 불을 붙인다면 당황해서 끊게 되지 않을까요?

6. '자신에게 딱 좋은 것'을 한다

① 우리는 이미 충분히 열심히 하고 있다
일 년 중 가장 체중이 늘어나는 시기가 언제일까요? 설과 추석 무렵입니다.
일을 며칠 동안 계속 쉴 수 있게 된 반작용으로 살이 찌게 됩니다. 반대로 말하면 우리는 그만큼 직장에서 무리하고 있고, 몸에 부담을 주고 있다고 할 수 있습니다.

　우리는 이미 충분히 열심히 하고 있습니다. 우리는 국가대표 선수를 목표로 건강 관리를 하는 게 아닙니다. 올림픽에 나가고 싶다면 운동도 식사도 전방위적으로 완벽을 목표로 하지 않으면 안 되겠지만, 우리는 그럴 필요가 없습니다. 자신의 생활에 맞게 무리하지 않는 습관을 선택하고, 그것을 유지해가면 됩니다. 그것은 누군가를 위해서가 아니라 자신을 위해서입니다.
　건강 관리 방법은 사람에 따라 다릅니다. 어떤 사람에게 효과적인 습관이 나에게도 효과가 있을 거라고 단정할 수는 없으니까요.

② '평균치의 인간'은 존재하지 않는다
　우리는 건강 검진을 받으면 자신의 수치가 정상 범위 내에 있는지에만 신경을 씁니다. 이것은 수치를 보는 방법의 잘못 때문이라고 할 수 있습니다.
　수치가 정상 범위 안에 있더라도 높은 것보다 낮은 것이 몸에 좋은 경우도 있습니다. 정상 범위 내에 있더라도 원래 낮았던 사람이 지속적으로 보았을 때 올라와 있다면 노화가 진행되고 있을 가능성이 높다고 해석해야 합니다.
　젊었을 때부터 약간 통통했고 건강 검진에서도 문제가 없던 사람이 나이가 들어도 체중에 변화가 없는 것은 좋은 현상입니다. 그런데 젊었을 때는 말랐었지만 먹는 양도 변화가 없는데 지방이 많아졌다면 대사 기능이 떨어져 있다고 볼 수 있습니다. 이 경우에는 노화가 진행되고 있을 가능성이 높습니다.

==몇 십만 명의 평균치에 기대지 말고, '나에게 있어 가장 좋은 체중은?', '나에게 필요한 체력은 어느 정도인가?'라고 자신의 기준점을 가져야 합니다.==

의사들은 수십만 명의 막대한 데이터를 살펴서 나온 결과에 의해 약을 처방하거나 치료를 합니다.

그러나 '평균치의 인간'은 존재하지 않는 법입니다. 사람은 개인차가 있고, 자라온 환경·가치관·생활 스타일·직업 등이 다르기 때문입니다. 그러므로 '건강을 위해서라면 이것!'이라고 만인에게 해당되는 듯한 이야기를 해서는 곤란합니다. '나에게 꼭 맞는 것'이 무엇인지 생각해서 그것을 선택해야 합니다.

③ 건강 관리를 '삶의 방식'으로 한다

건강 관리도 하나의 '삶의 방식'이므로 제각각이어도 문제가 없습니다. '더 늙어서 누워서 지내야 하는 상태나 치매가 되지 않도록 하고 싶다.', '끝까지 내 발로 걷고, 내 입으로 식사하고 싶다.'가 목표라면 너무 금욕적이지 않은 건강 관리로 충분합니다. 80세가 되어도 등산을 할 수 있는 몸이 되고 싶다면 거기에 맞는 건강 관리를 생각하면 됩니다. 그것이 '삶의 방식'이며, '자신에게 딱 좋은 것'입니다.

예를 들어 엘리베이터나 에스컬레이터 이용을 완전히 그만두고 계단을 이용하기로 결정했다고 가정합시다. 바로 습관화되는 사람도 있겠지만, 숨 차는 정도나 체력 소모를 필요 이상으로 의식하거나, 지쳐버려서 오히려 부정적인 기분이 되어버리는 사람도 있을 수 있겠지요.

건강에 좋을 것 같은 습관이라도 부정적인 감정을 일으킨다면, 계단오르내리기에 계속 집착할 필요는 없습니다. 그런 습관은 집착하지 말고, 버려도 됩니다. 자신에게 보다 잘 맞는 긍정적으로 취할 수 있는 습관을 찾아봅시다.

==자기답게, 그리고 긍정적으로 취할 수 있는 습관을 주체적으로 선택하세요.==
당신의 '삶의 방식'으로 연결되는 건강 관리이기 때문입니다.

병을 치료할 때나 건강 관리를 할 때에도 <u>스스로 결정하지 않으면 행복해질 수 없습니다</u>. 건강 관리는 주체적이고 자율적이어야 하기 때문입니다.

무엇이든 다른 사람의 의견은 받아들이고, 거기에 스트레스를 느끼기보다 스스로 결정하는 쪽이 행복을 느끼게 되겠지요. 그 행복한 느낌은 당신이 자신의 시간을 살아가고 있다는 증거입니다.

제2단계

자신을 알고, 어떻게 살고 싶은지를 생각한다

'마인드 바꾸기'에 성공했다면 건강 관리의 제2단계인 '자신을 알고, 어떻게 살고 싶은지를 생각한다.'로 들어갑니다.

건강 검진 결과나 스마트워치(smart watch) 등을 활용해서 자신의 몸에 관한 데이터를 모아 봅시다.

몸이 지금 어떤 상태에 있는지를 파악하고, 10년 내지 20년 후의 목표를 설정해 갑니다.

개별·연속적·동적 데이터를 모은다

① 건강 검진 결과를 버리지 않는다

여기에서는 실제로 좋은 습관을 생각하고 계속해서 실천할 수 있는 방법을 소개합니다.

이것은 '이것만이라도 하면 건강해진다.'는 구체적인 건강법은 아닙니다. 어떤 습관을 생각하고 계속할지는 당신의 직업·라이프스타일·성격 등에 맞게 스스로 결정할 필요가 있습니다. 당신이 자신의 미래에 어떤 모습으로 있고 싶은지를 생각하고, 거기에 맞을 수 있는 방법을 행하지 않는다면 의미가 없기 때문입니다.

1만 명이 있다면 1만 가지 건강 관리 방법이 있습니다. 그렇기 때문에 '이것만이라도 하면 된다.'는 특정 건강법은 추천하기 어렵습니다.

건강 관리의 제2단계인 '자신을 알고, 어떻게 살고 싶은지를 생각한다.'는 자신의 현재 상태를 정확하게 파악하지 못했다면 시작할 수 없습니다. 자신의 현상태를 알지 못하면 자신에게 어떤 운동이나 식사가 필요한지 알 수 없기 때문입니다.

먼저 자신의 몸에 관한 개별 데이터, 연속적 데이터, 동적 데이터를 모읍시다. 건강 검진 결과는 버리지 말고 모아둡니다. 건강 검진 결과를 스마트폰으로 찍어 가지고 다니는 것도 좋은 방법입니다.

② 동적 데이터를 축적하면 '기능'을 알 수 있다

건강 검진 결과는 '정적 데이터'이므로 '동적 데이터'도 모을 필요가 있습니다. 동적 데이터는 예를 들면 보행 속도·악력 등입니다. 이것은 혈압이나 혈당 같은 마커와는 달리 우리 몸의 '기능'을 나타내는 동적 데이터입니다. 예를 들어 보행 속도는 근력이나 심폐 기능이 어느 정도인지에 따라 달라지는 수치이기 때문입니다.

보행 속도를 알기 위해서는 집에서부터 가장 가까운 역까지의 거리를 재고, 그곳까지 걸어서 가는 시간을 알면 산출할 수 있습니다. 물론 가장 가까운 역부터 회사까지 가는 보행 속도여도 상관없습니다. 이것을 매일 계속하면(연속적) 작년보다 보행 속도가 떨어졌다든지, 최근 3년간 전혀 변화가 없다든지 등으로 자신의 신체 기능이나 노화 정도를 알 수 있게 됩니다.

악력은 성인이 되면 좀처럼 잴 기회가 없을지도 모르지만, 피트니스센터나 병원에서 잴 수 있다면 정기적으로 측정해 봅시다.

혈당은 가볍게 측정할 수는 없지만, 혈압이나 심박수(맥박)는 매일 시간대를 정해 측정해 보시기 바랍니다. 이른 아침이나 취침 전의 안정시혈압뿐만 아니라 운동 전에 1회, 운동이 끝난 후에 회복도를 보기 위해 1회와 같은 식이 좋겠지요. 혈압계가 있다면 심박수도 동시에 잴 수 있으므로 보통 때의 혈압과 심박수가 어느 정도인지를 파악해 둡시다. 계속하면 자신의 혈압 변동 경향을 알 수 있게 됩니다.

③ 보행 속도나 악력으로 '수명'을 알 수 있다
==보행 속도나 악력으로 자신의 수명을 알 수 있다고 하면 깜짝 놀라겠지요.==
악력이 있는 사람은 없는 사람보다 심근경색·뇌경색·호흡계통질환·폐렴·골절 등으로 사망할 위험성이 무려 절반 정도 내려간다는 연구 결과가 있습니다.

보행은 심폐 기능·근력·평형 감각을 총동원하는 기능이므로 수명과 크게 관계가 있습니다. 보행 속도는 대부분 30~40대를 피크로 하여 조금씩 내려가므로, 자신의 보행 속도를 평소부터 파악해 두면 자신이 얼마나 노화했는지를 감각적으로 알 수 있습니다.

영국의 한 대학교 연구진들은 약 47만 명을 대상으로 평소의 보행 속도와 체질량지수·체중·허리둘레 등을 모두 측정한 후에 평균수명을 조사한 결과 보행 속도와 수명 사이의 연관성을 발견할 수 있었다고 합니다.

보행 속도가 빠른 사람의 기대수명은 남성 85.2~86.8세, 여성 86.7~87.8세로 체질량지수와 체중 상태와 관계없이 모두 가장 높게 나타났습니다. 그리고 걸음이 느리고 저체중에 속하는 사람에게서는 남성 64.8세, 여성 72.4세로 걸음이 빠른 사람과 비교했을 때 현저히 낮은 수치를 보였습니다(출처 : https://blog.naver.com/jiwou. 〈다리건강상식〉).

한편 혈압이나 심박의 변화로부터 치매 위험성을 읽어낼 수도 있습니다.

나이를 먹으면 운동해서 올라간 혈압이나 심박수가 좀처럼 원래대로 되돌아오지 않는 사람이 있습니다. 이런 분은 70~80대가 되면 치매가 될 확률이 높기 때문에 주의합시다.

운동을 하면 혈류량이 증가하기 때문에 혈압이나 심박수가 올라가는 건 인간의 생리 현상입니다. 그런데 모세혈관이 노화에 의해 줄어들면 몸의 일부분만 감소하는 것이 아니라 전체적으로 감소하게 됩니다. 이런 사람은 운동을 해서 모세혈관을 늘리는 것이 좋습니다. 혈압이나 심박수를 자세하게 측정해 두어도 이런 것들을 알 수 있습니다.

계단을 오르내릴 때의 숨찬 증상, 과음했을 때 숙취의 빈도나 술이 깨는 방식, 기억력 등도 자신의 신체 기능이나 노화의 정도를 평가하는 기준이 됩니다. 숨이 찬 것은 운동부하에 어느 정도 견딜 수 있는지를 단적으로 나타냅니다. 숙취의 빈도나 술이 깨는 방식은 알코올의 처리 기능을 나타냅니다. 이것들은 건강 진단이나 기구로 측정할 수 없으므로 스스로의 감각으로 자기 나름대로 수치화해 보거나 수첩에 적어두는 것이 좋겠습니다.

다음과 같은 감각은 우리의 신체 기능이 어느 정도 노화되어 있는지를 마커보다도 명확하게 나타냅니다.
» 이전에는 계단을 뛰어서 올라가도 아무렇지 않았는데, 작년쯤부터는 숨이 차다.
» 술을 마시면 꼭 그렇다고 말해도 될 정도로 다음 날 숙취가 있다.
» 술 마실 때 마지막 기억이 없어져서 어떻게 집에 왔는지가 기억나지 않는 경우가 늘었다.

| 스마트워치로 자신의 신체 데이터를 파악한다

① 매일 측정하여 평소의 수치를 안다
자신의 몸에 관한 데이터를 모아서 기록할 때에도 스마트폰이 편리합니다. 스마트폰에는 타이머나 스톱워치 기능이 있으며, 하루에 걷거나 달린 거리나 걸음 수·수면 시간 등을 측정·기록할 수 있는 건강 관련 어플리케이션이 잘 갖춰져 있습니다.
손목시계형 스마트워치처럼 '웨어러블 디바이스(wearable devices)'를 이미 가지고 있다면 반드시 적극적으로 활용해 보시기 바랍니다. 아쉽게도 스마트워치로 혈당치는 측정하지 못하지만, 혈압이나 심박수 측정 기능은 있습니다. 그러나 의료기기로 인가받지 않은 스마트워치의 혈압 측정 기능에는 물음표가 붙습니다.

한편 이러한 웨어러블 디바이스가 가지고 있는 커다란 가능성을 무시할 수 없습니다. 생활습관을 개선하기 위해서는 행동의 변화가 무엇보다 중요하기 때문입니다. 수치의 정확도도 중요하지만, 웨어러블 디바이스나 건강계 어플리케이션을 이용하면 우리가 의욕이 생길지의 여부, 행동이 변화될지의 여부가 좀더 중요합니다.

조금 부정확한 수치라고 하더라도 그것을 보고 '오늘은 이만큼 노력했군.', '내일도 계속해야지.'라고 생각하고 실제 행동이 바뀌는 데 가치가 있습니다. 웨어러블 디바이스나 어플리케이션이 행동 변용의 계기가 될 수도 있다면 계속 이용해야 합니다.

② 수치가 약간 부정확해도 행동 변화의 계기가 된다
수치나 측정 결과가 약간 부정확하더라도 건강에 도움이 됩니다.

혈압을 매일 측정하여 연속적인 데이터를 축적해 두면 생각지도 못한 타이밍에서 수치의 변동(추운 곳에 가면 수치가 크게 올라가는 등)이나 특정 습관과 관련된 수치의 특징(운동 후에 통상의 혈압수치로 돌아오는 것이 늦는 등)을 아는 데 도움이 됩니다.
수십만 명을 대상으로 한 아침의 안정시혈압을 비교하는 조사라면 정확하게 측정된 혈압수치가 꼭 필요합니다. 하지만 자신의 생활습관과 수치를 관련짓거나, 자신의 수치만 계시적으로 비교한다면 값싼 혈압계라도 괜찮습니다. 하루에 여러 번 측정하는 혈압수치로 자신의 취약한 부분이나 숨겨진 병을 발견할 수 있을 가능성도 있기 때문입니다.

혈압을 1년에 1회 건강 검진 시에 재는 것보다 집에서 매일 측정하는 '가정 혈압 측정'쪽이 데이터로서 의미가 있습니다. 하루에 1회밖에 측정하지 않더라도 1개월이면 30개의 데이터가 얻어지기 때문입니다. 1년이면 360개나 되는 데이터가 됩니다. 연간 정해진 시간대(아침에 일어나 아침을 먹기 전)에 측정하면 계절별 혈압의 기준을 아는 데 도움이 됩니다.

어쩌면 '나는 추운 시기가 되면 혈압이 올라가는 것 같다.'라고 자신의 체질을 알게 될 수 있을지도 모릅니다. 그렇게 되면 추운 겨울 아침의 급격한 행동을 피하게 되겠지요. 결과적으로 추위에 혈압이 급상승하고, 급성 질환을 일으킬 만한 사태를 피하는 일로 이어질 수도 있습니다.

혈압뿐만 아니라 심박수(맥박) 측정도 권장합니다. 심박수는 정확하게 측정해주는 스마트워치들이 있습니다. 24시간의 심박수가 기록되어 있으면 자신의 심박수가 올라갈 때의 특징이 보이기 시작해서 꽤 재미있습니다.

==가정용 혈압계·스마트워치·스마트폰 등을 이용해서 자신의 몸과 관련된 데이터를 모으시기 바랍니다.==

정확성은 차치하고, 최신 웨어러블 디바이스로 자신의 몸에 대해 아는 것이 재미있다고 생각하는 사람은 적극적으로 사용해볼 가치가 있습니다. 데이터를 모아줄 뿐 아니라 자신의 몸이나 건강 상태에 항상 주목하는 습관도 생깁니다.

③ 'IoT 다이어트'의 가능성

누구나 수치로 자신의 건강 상태를 알 수 있으면 그것을 개선하거나 유지하기 위한 행동을 하고 싶어지게 됩니다. 수치로 보이면 의식을 갖거나 억지력 효과도 있기 때문입니다.

24시간 혈압이나 24시간 혈당을 가볍게 잴 수 있는 웨어러블 디바이스가 생활화되면 혈압수치나 혈당수치의 변동을 실시간으로 알 수 있게 됩니다. 실시간으로 눈에 보이는 수치만으로도 생활습관병 개선을 위한 큰 해결책이 될 수도 있습니다. 장래에는 'IoT(Internet of Things, 사물인터넷) 다이어트'가 실현될지도 모릅니다.

피부에 센서를 투입하여 지속적으로 혈당수치를 측정하는 장치가 있습니다. 이것은 당뇨병환자들의 혈당수치를 연속해서 측정하기 위한 것으로 병에 걸리지 않은 사람이 부담 없이 할 수는 없습니다.

자신의 행동에 따라 실시간으로 변하는 혈당수치를 알 수 있게 되면 자연스럽게 '점심으로 인스턴트 음식과 과자를 먹지 말자.'는 생각을 하게 됩니다. 실시간으로 수치가 올라가고 내려가는 것을 알게 되면 혈당수치를 당뇨병 수준까지 급상승하게 하는 음식에는 일부러 손을 댈 기분은 들지 않게 될 겁니다. 나중에는(혈당수치를 측정하지 않아도) 팔에 패치를 붙여두는 것만으로 식사 중에 의식이 패치로 향하게 되어 '과식은 하지 말자.'고 자연스럽게 생각하게 될지도 모릅니다.

이렇게 퍼스널한 수치가 나오는 웨어러블 디바이스(wearable devices ; 몸에 부착 또는 착용하여 사용하는 전자장치)는 다이어트의 필요성을 납득시키는 도구가 되기도 하고, 과식의 억지력이 될 수도 있습니다.

가볍게 혈당수치를 측정할 수 있게 되면 '먹는 순서를 바꾸는 것만으로도 다이어트'에 성공하는 일도 꿈이 아니게 될지도 모릅니다.

'베지터블 퍼스트(vegetable first)'라는 말을 들어본 적 없으신가요?

식사할 때 식이섬유가 많은 채소를 먹은 다음 고기나 생선 같은 단백질을 먹고, 마지막으로 밥이나 빵 같은 탄수화물을 먹는 식사법입니다. 처음에 채소를 먹으면 당질 흡수가 억제되어 혈당 상승을 억제한다고 합니다. 살이 찌는 원인이 되는 혈당 상승을 억제할 뿐만 아니라 소량의 식사로도 만족감을 얻을 수 있기 때문에 결과적으로 다이어트로 이어진다는 식사법입니다. 식사 제한보다 간단하기 때문에 이미 실천하고 계시는 분들도 있을 겁니다.

가까운 미래에 건강에 관한 동적·연속적 데이터를 손쉽게 취득할 수 있게 되면 데이터는 좀더 개별화되어갈 겁니다.

지금까지는 1만 명, 10만 명 단위의 데이터를 모아서 약을 투여하고, 거기서 유의미한 차이가 조금이라도 있으면 '이 약은 효과가 있다.'고 보급시켜가는 의료였습니다.

이제는 개별·연속적·동적 데이터를 개개인이 간단히 얻을 수 있게 되어 자신의 건강 관리에 활용하는 시대가 되었습니다.

그것을 의료팀과 공유해서 병원에서의 치료나 건강 지도에 활용하는 장면도 나오게 될 겁니다. 지금은 데이터가 개별화되고, 의료도 개별화되어가는 추세입니다.

건강 검진 결과를 실시간으로 본다

① 정상 범위 내에서 진행되는 노화를 찾는다

연 1회 또는 2년에 1회 실시하는 건강 검진에 의한 수치는 '마커(marker)'의 집합체입니다. 이 마커는 절대 무의미한 수치가 아닙니다. 보는 방법을 달리하면 건강 관리에도 활용할 수 있습니다.

건강 검진 결과 자신의 수치 옆에 '정상치'라고 써져 있으면 일단은 안심이라고 생각하지 않으십니까? 정상치를 넘으면 병원에 가서 정밀 검사를 받게 되지만, 정상치라면 문제가 없다고 생각하게 됩니다.

그런데 앞으로는 정상 범위 내라면 괜찮을 것이라는 생각은 해서는 안 됩니다. 측정치가 정상 범위 내에 들어와 있는지의 여부로 일희일비하는 것은 의미가 없습니다. 건강 검진 전에만 술을 안 마시고, 끝나면 다시 술을 마시기 시작하는 것도 무의미합니다.

그것보다 매년 건강 검진의 결과를 보존해 두고 시간대별로 보는 것이 훨씬 도움이 됩니다. 즉 시간의 경과에 따라 수치가 어떻게 변화하고 있는지를 보아야 합니다.

하나하나는 단순한 마커지만, 그것이 축적되면 유의미한 어떤 데이터가 되므로 건강 관리에 활용할 수 있습니다.

건강 검진 결과를 받으면 다음 항목을 주의해서 보시기 바랍니다.
- 체중
- 혈압
- 간기능
- 혈당치
- 헤모글로빈 A1c(당화혈색소)
- 중성지방수치
- LDL(나쁜)콜레스테롤
- HDL(좋은)콜레스테롤

이러한 항목의 수치를 계속해서 살펴봅니다. 작년과 비교해서 어떤지? 과거 5년간의 주기적인 변화는 어떻게 되는지?

몸의 각 기관은 전신에 이어져 있어서 일부분에만 노화가 일어나지는 않습니다. 노화가 일어나고 있다면 그것은 전신에 영향을 미칩니다.

그렇기 때문에 '작년이나 재작년과 비해 수치에 변화가 보인다.', '하나라면 그런대로 괜찮지만, 몇 가지 수치가 동시에 올라가고 있다.'고 할 때는 전신의 노화가 진행되고 있을 가능성이 높습니다.

혈압의 변동은 운동이나 스트레스에 대한 기능 상태, 혈당의 변동은 식사 처리의 기능 상태를 나타냅니다. 나이가 들어감에 따라 기능이 저하되는 것은 일반적인 현상입니다. 기능이 저하되면 수치의 변동이 커집니다.

수년간의 건강 검진 결과 또는 24시간 혈압 변동을 비교해 보았을 때 변동의 폭이 커져 있다면 노화가 진행되고 있다고 여기고, 자신에게 맞는 건강 관리를 생각해야 합니다.

동년배 사람들과 비교하는 것도 좋지만, 먼저 자신의 수치를 계속해서 주시해야 합니다. 몇십만 명 분의 데이터에서 얻어낸 정상치보다 10년간 자신의 건강 검진 수치가 어떻게 움직이고 있는지를 중요시하기 바랍니다. 자신의 체형이나 컨디션의 변화는 자신이 가장 잘 알기 때문입니다.

'정상치보다 체중이 조금 오버되어 있지만, 자신에게는 이 정도가 베스트. 더 이상 살이 빠지면 쉽게 피곤해진다.'고 알고 있다면 약간 통통해도 큰 문제는 없다고 여기고, 그것을 유지하시기 바랍니다.

반대로 '체중이 늘면서 계단을 올라갈 때 숨이 차게 되었다.'고 느낀다면 건강 검진에서의 체중이나 BMI 수치가 정상 범위 내에 있더라도 체중을 줄이는 식사로 바꾸거나, 운동을 시작하는 것이 좋습니다.

비만인 사람이 모두 당뇨병에 걸리는 것은 아닙니다. 살이 쪘더라도 당뇨병에 걸리지 않는 사람은 얼마든지 있습니다. 자동차에 비유한다면 대형차가 반드시 연비가 나쁘다고는 할 수 없는 것과 마찬가지입니다. 비만하더라도 당대사가 좋고, 혈당치가 상승하지 않는 사람도 있습니다. 중시해야 할 일은 본인의 신체 기능 상태입니다.

수치는 여러분의 생각보다 실제는 좀더 개별적입니다. 반복해서 말씀드리면 '평균치인 인간'은 존재하지 않습니다. 자신에게 맞는 베스트 수치를 찾고, 그것을 유지하는 방법을 생각해 보기 바랍니다.

> 제3단계

자신에게 꼭 맞는 것을 습관화한다

건강 관리의 제3단계인 '자신에게 꼭 맞는 것을 습관화한다.'에서는 자신의 현재 상황과 장래에 어떻게 있고 싶은지를 바탕으로 그것을 수행할 수 있는 '자신에게 꼭 맞는 습관'을 생각해 봅시다.

자신의 몸이나 건강 상태에 시선을 돌려 사소한 습관을 시작으로 천천히 초조해 하지 말고 습관화를 목표로 실천해 갑시다.

'마음챙김'으로 자신의 몸에 관심을 둔다

여기에서는 스스로 자신에게 시선을 향하게 하는 '계기'를 소개합니다.

지금까지 자신의 몸이나 건강을 생각하지 못한 사람에게 갑자기 건강 관리부터 하라는 게 아니라, 먼저 자신의 몸이나 건강 상태에 시선을 돌리는 습관을 들이라는 겁니다. 달리기나 식사 제한과 같은 본격적인 건강 관리를 시작하기 전에 '마음챙김(mindfulness)'의 습관화를 권유합니다.

1. 마음챙김이란

'명상'을 하면서 부교감신경의 기능을 향상시키고 마음을 콘트롤할 수 있는 것이 마음챙김(mindfulness)입니다. 이 말은 불교 경전에 쓰인 팔리

 팔리어(Pali語) | 중기 인도·아리아 등에서 사용되던 언어의 하나임. 실론·미얀마·샴 등에 있는 남방 소승불교의 성전에 쓰인 말.

(Pali)어로 삼빠잔나(Sampajanna)인데, 그 뜻은 '명확한 이해'입니다.

2. 마음챙김 명상의 목표

'스트레스 사회'라고 불리는 현대는 물건도 정보도 흘러넘칩니다. 이런 사회를 살아가는 현대인들은 눈앞에 닥친 일을 이것저것 해 가면서 그 속에서 과거의 기억을 떠올리거나 미래 계획까지 세우느라 머릿속이 아주 바쁩니다. 여러 일들을 동시에 하는 멀티태스크(multitask)는 '일을 잘 해내고 있는 느낌'은 있지만 뇌에는 스트레스가 됩니다.

마음챙김(mindfulness) 명상의 목표는 '지금, 여기'에 집중하는 것입니다. 사람은 항상 머릿속으로 여러 가지 일을 생각합니다. 여기에는 미래의 불안·초조·걱정 등과 같은 부정적인 생각 외에도 일을 어떻게 진행할지, 오늘밤 뭘 먹을지 등도 포함됩니다.

또 과거에 대한 후회나 누군가에게 들었던 말이 신경쓰여서 견딜 수 없는 경우도 있습니다. 이처럼 과거나 미래에 관한 여러 생각을 하면서 혼자서 중얼거리기도 합니다. 이렇게 혼자서 이야기하는 상태는 마음챙김이 아닌 상태입니다. 머리가 이리저리 바쁘게 일해서 쓸데없는 스트레스를 만들어내기도 합니다.

하루에 몇 분이라도 좋으니 '지금, 여기'에 집중하는 마음챙김 상태를 만들어 봅시다. 마음챙김 상태가 어떤 것인지를 안다면 자신의 마음을 콘트롤하기 쉽고 자율신경이 안정될 겁니다.

마음을 '지금, 여기'로 향하게 합시다. 그것을 의식적으로 실천합시다. 머릿속에서 '저걸 해야 하는데'라고 너무 골똘히 생각한 나머지 어디에서부터 손을 대면 좋을지 모르게 되었을 때에 할일을 포스트잇이나 수첩에 써서 우선 순위를 정한 다음 하나씩 지워가는 것도 '지금, 여기'에 집중하는 행동입니다. 머릿속이 바빠서 마음이 흐트러지면 의식을 먼저 '지금, 여기'에 집중합시다.

3. 마음챙김의 이점

불안한 시대를 살아가고 있는 우리의 정신적 피폐를 해결하고, 마음의 평안을 찾게 해주는 새로운 가이드인 마음챙김의 이점은 다음과 같습니다. 예를 들면 불면증 환자의 수면 개선, 암 환자의 행복감 증대, 학생들의 혁신력과 창의력 향상, 스트레스 감소 등입니다.

마음챙김의 이점을 정리하면 다음 표와 같습니다.

마음챙김의 이점

심리적·인지적·신체적 건강 영역에서 마음챙김 수행의 중요한 이점을 확인해 준 연구는 수 없이 많습니다.

심리적 이점		인지적 이점	
	행복감 증가		주의력 증가
	(자신과 타인에 대한) 자비심 증가		기억력 증가
	삶의 만족도 증가		창의력 증가
	관계의 질 개선		혁신력 증가
	업무 만족도 증가		딴생각 감소
	삶의 의미 증가		문제 해결력 증가
	스트레스 감소		성적 향상
	우울 감소		
	불안감 감소		

신체적 이점	면역 기능 개선
	고혈압 개선
	만성 통증 감소
	치명적 염증을 예방하도록 돕는 후성유전학적 조절력 강화
	콜레스테롤 수치, 혈압, 심장 기능 등 심혈관 기능의 개선
	스트레스 호르몬인 코르티솔 수치 감소
	수면의 질 향상
	주의력, 기억력, 감성 지능, 자비, 공감과 관련된 뇌 영역의 피질 비후
	(DNA 가닥 끝을 수리하고 보호하여 젊음과 건강을 유지하고 노화를 늦추는 효소인) 텔로머레이스(telomerase) 수치 증가
	뇌의 신경 통합이 증가하여 최적의 기능 수행 가능

출처 : 박미경 역(2022). 《마음챙김》. ㈜로크미디어.

4. 마음챙김 명상법

마음챙김은 우리에게 힘든 시기를 이겨낼 수 있는 힘을 줄 뿐만 아니라, 삶에 내재된 기쁨을 찬미하게 해줍니다. 마음챙김 명상을 배우면 집중력을 향상시키고, 스트레스를 줄이며, 창의성을 배우게 됨으로써 더욱 활기찬 생활을 맞이할 수 있게 됩니다.

① 장소

주위가 산만하지 않고 방해할 사람이 없는 곳(조용한 방, 나무 밑 등)이면 됩니다. 그리고 마음을 진정시킬 수 있는 물건(꽃, 멋진 장소의 그림이나 사진, 예술 작품, 촛불)들을 테이블 위에 올려 놓습니다.

② 자세

불교에서 수행할 때 하는 자세인 다음과 같은 '좌선 자세'가 최선이겠지만, 이런 자세를 취할 수 없으면 스스로 마음에 드는 자세를 취하면 됩니다. 마음챙김의 명상에 '잘못된 것'은 없습니다.

☼ 좌선 자세

| 눈
눈은 반만 뜨는 것이 원칙이다. 완전히 뜨면 보이는 사물이 방해가 되고, 감으면 망상이 더욱 심해지기 때문이다. 좌선 중 눈동자는 움직이지 않는다.

| 입
일자로 다물고, 혀는 입천장에 가볍게 댄다.

| 턱
살짝 아래로 당긴다.

| 아랫배
부드럽게 풀어준다. 허리띠도 풀고 압박하지 않는 옷을 입는다. 좌선 중에는 모든 신체 부위 중 단전만 움직이며, 정신을 여기에 집중한다.

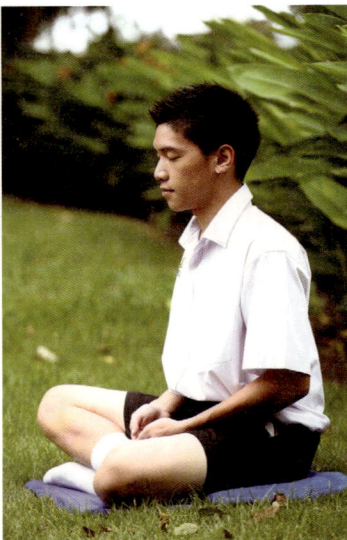

| 머리
뒤통수가 천정을 찌르는 듯한 기분을 자연스럽게 갖는다.

| 어깨
양어깨가 수평이 되게 하여 힘을 빼서 버드나무 가지 같이 부드럽게 한다.

| 허리
앞뒤좌우로 기울지 않도록 한다.

| 방석
엉덩이를 뒤로 좀 내민듯한 기분으로 앉고, 방석은 엉덩이에 높이 깐다.

③ 시간

먼저 주어진 환경에 편안함을 느껴야 명상을 시작할 수 있으므로 잠시 휴식하여 몸이 환경에 익숙해지게 합니다.

처음에는 5~10분 명상을 하고, 익숙해지면 점점 시간을 늘립니다.

④ 호흡

명상 시에는 복식호흡이 좋습니다. 이때 코로 3초 들이쉬고, 입으로 6초 내쉽니다(1:2의 비율). 공기가 허파로 들어가서 기도와 입으로 나오는 과정을 느끼면 마음챙김 명상이 되어 마음을 진정시켜주는 작용을 합니다.

호흡에 집중하는 그 자체만으로 이미 마음챙김 명상이 진행된다고 할 수 있습니다.

⑤ 명상 시의 마음가짐

　명상을 처음 시작하면 주위 환경의 영향과 잡념을 떨치기 쉽지 않습니다. 일상 생활에서 받은 스트레스 기분나빴던 일, 미래에 대한 걱정 등 감정의 소용돌이가 휘몰아치면서 명상을 하는 자신이 어색하게 느껴질 것입니다.

　이때 중요한 것은 자신만의 시간을 가지면서 자신의 감정에 귀를 기울이고 자세를 바로 잡아 몸과 마음이 최대한 편안함을 느끼게 해야 합니다.

효과적인 마음챙김 명상을 위한 도움말

- 현재 내가 있는 곳이라면 그곳이 어디라도 마음챙김 명상을 수행할 수 있다.
- 먹을 때나 걸을 때뿐만 아니라 몸에 통증이 있을 때에도 마음챙김 명상을 할 수 있다.
- 마음챙김 명상을 연습할 때는 자신의 생각이나 감정에 빠져들지 말고 항상 호흡과 현재에 집중해야 한다.
- 진정되는 음악, 자연의 소리, 백색 소음(영에서 무한대까지의 주파수 성분의 같은 세기로 골고루 분포되어 있는 잡음. 출력이 무한대이므로 실제로는 존재하지 않는다.) 등을 들으면 마음챙김 명상 시에 도움이 된다.
- 한꺼번에 너무 많이 하려 하지 말고, 먼저 보이는 것에 집중한 다음 순서대로 떠오르는 생각을 추가한다. 이때 변화는 자연스럽게 받아들인다.
- 최고의 효율을 올리는 마음챙김 명상은 몸과 마음을 동시에 의식하면서 수행하는 방법이다.
- 마음챙김 명상에는 잘못된 방법이 없을 뿐만 아니라 연습하는 만큼 향상된다.

5. 마음챙김이 정착된 후에도 성공 체험이 지속될 수 있도록 연구한다

자신의 몸이나 건강에 시선을 돌리는 '마음챙김'이 습관화되면 본격적으로 생활습관을 개선하고 그것의 습관화를 진행합니다.

'반 년만에 10킬로 감량한다.', '매일 30분 달린다.' 등 내세우고 싶은 목표나 이상으로 여기는 습관이 있겠지만, 처음부터 높은 목표를 세워서는 안 됩니다.

높은 목표로 인한 실패는 습관화를 가로막는 가장 좋지 않은 패턴입니다. 마음챙김에 의해 높아지고 유지되어온 '자기긍정감'을 갑자기 떨어뜨리기 때문입니다. 좋은 순환을 만드는 성공 체험도 얻을 수 없습니다.

시작하는 동안에는 약간 부족하더라도 '이거라면 틀림없이 가능하다.'고 생각될 정도의 낮은 목표를 설정합시다. '매일 30분 달린다.'라면 '하루에 10분 달린다.'로, '반 년에 10킬로 감량한다.'라면 '1개월에 1킬로 감량한다.'는 식으로 설정하여 계속해서 수정해가면 성공 체험을 거듭하게 되어 자기긍정감을 유지할 수 있습니다.

다음은 성공 체험을 통한 자기긍정감을 높일 수 있는 방법입니다.

» 낮은 목표를 달성한 다음 조금씩 목표를 높여가면 자기긍정감을 유지하고 자신이 생각하는 행동을 습관화할 수 있습니다.
» 다이어트를 목표로 한다면 운동보다 식사로 살을 빼는 것이 단기적으로는 효과가 있습니다.
» 우선 식사 제한부터 해서 성과를 낸 다음 성공 체험을 쌓아가면 좋을 겁니다.

» '나는 못할지도 몰라'라고 생각하면 정말 못하게 됩니다.
» '나는 할 수 있어'라는 기분을 어떻게 유지시켜갈지를 중요하게 여기기 바랍니다.

| 운동으로 모세혈관밀도를 늘리고, 인지 능력을 향상시킨다

① 모세혈관밀도가 높은 사람은 젊어 보인다.

건강 관리의 구체적인 방법은 뭐든지 상관없습니다. 자신의 현재 상황과 '나중에 어떻게 살고 싶은지'를 역산해서 생각합니다. 먼저 생활습관의 토대가 되는 운동이나 식사에 관한 행동을 다시 살펴보면 좋을 겁니다.

그중에서도 운동은 근력 유지뿐만 아니라 모세혈관밀도를 늘리고 인지 능력을 개선하는 효과가 있습니다. 전혀 운동을 하지 않는 사람은 단시간의 가벼운 운동부터 꼭 시작해 보기 바랍니다.

나이가 들어도 젊어 보이는 사람은 겉모습도 어려보일 뿐만 아니라 실제 건강 상태도 좋고 오래 사는 경향이 있습니다.

거기에는 다음과 같은 이유가 있습니다.

» 딱 봐도 어려 보이는 사람은 피부에 윤기가 있으며 자세가 좋습니다. 그 까닭은 모세혈관밀도가 높기 때문입니다.
» 걸을 때 보폭이 넓고, 걷는 스피드도 같은 세대의 사람보다 빠른 것은 근력이 있을 뿐만 아니라 밸런스 감각이 쇠퇴하지 않았다는 증거입니다.
» 밸런스 감각이 좋은 사람은 모세혈관밀도가 높기 때문에 인지 능력도 확실히 갖추고 있습니다.

치매가 있는 사람은 뇌의 모세혈관밀도뿐만 아니라 전신의 모세혈관밀도도 낮을 거라고 생각됩니다. 몸의 기능은 모두 이어져 있기 때문입니다.

모세혈관은 전신 혈관의 99%를 차지하고 있으며, 심장이나 콩팥뿐만 아니라 전신에서 나이를 먹음에 따라 줄어든다고 합니다. 모세혈관밀도가 저하되면 혈액 순환이 나빠지고, 혈압이나 혈당의 변동이 커집니다. 치매·시력 저하·난청 등으로도 이어집니다.

모세혈관밀도를 유지하면 건강 상태가 좋아진다고 합니다. 나이보다 젊게 보이는 사람의 모세혈관밀도는 사실 운동으로 늘어났다는 사실이 밝혀졌습니다. 또한 운동은 신경세포나 해마(hippocampus)의 사이즈를 커지게 한다는 연구 보고도 있습니다. 해마는 인간의 뇌 안에서 '기억'을 담당하는 부분입니다.

② 모세혈관밀도가 저하되면 '고속도로 대정체'로 이어진다

운동이 건강에 좋다는 사실은 누구나 알고 있습니다. 그런데 운동을 하면 모세혈관밀도가 어떻게 늘어나며, 왜 건강으로 이어지는 걸까요? 그것을 이해하기 위해 혈관을 '고속도로'와 '일반도로'로 나눠서 생각해 봅시다.

굵은동맥과 정맥은 도로에 비유하면 몇 차선이나 되는 넓은 '고속도로'입니다. 한편 모세혈관은 좁은 '일반도로'로 볼 수 있습니다. 전신의 혈관이 노화되어 있지 않다면 아무런 문제도 없습니다. 일반도로나 고속도로 모두 깨끗하게 포장되어 있어 사고도 일어나지 않은 상태이기 때문입니다.

혈압이 갑자기 올라가는 것은 고속도로에서 사고가 발생하여 차가 급하게 정체되는 현상과 비슷합니다. 정체를 피하기 위해서는 일반도로로 내려

가면 되겠지만, 모세혈관밀도가 저하되면 내려가야 할 일반도로도 정체됩니다. 그렇게 되면 일반도로도 봉쇄되어 정체가 발생한 고속도로와 같은 상태가 됩니다. 인간의 몸으로 말하면 동맥이나 정맥이 막혀서 혈압이 급격히 올라가 컨디션 악화를 초래하는 사태에 해당됩니다.

겨울철이 되면 고령자의 욕실 사망 사고가 늘어나는데, 이것은 마치 '고속도로의 대정체'와 같은 현상이라고 할 수 있습니다. 고령자는 전신의 모세혈관밀도가 저하되어 있습니다. 그런 사람이 갑자기 욕실에 들어가면 모세혈관의 혈액이 도망갈 장소가 없어져 혈압이 급격히 올라가게 됩니다. 이런 이치를 알고 있으면 겨울의 욕실 사망 사고는 피할 수 있습니다.

평상시의 최고혈압이 높은 편인 150mmHg인 사람이 있다고 가정합시다. 일반적으로 혈압 200mmHg로 죽지는 않겠지만, 사망에 이르는 혈압을 알기 쉽게 200mmHg라고 가정합시다.

혈압 150mmHg인 사람이 추운 겨울 욕실로 가서 혈압이 갑자기 200mmHg로 올라가면 죽음에 이르기까지 50mmHg밖에 여력이 없게 됩니다. 혈압이 120mmHg인 사람이라면 80mmHg의 여력이 있습니다.

혈압이 급격히 올라가는 행동을 하면 여력이 있는 사람쪽이 살 수 있는 확률이 올라갑니다. 이 때문에 고혈압인 사람에게 혈압을 낮추라고 의사들이 말하는 겁니다.

한편 다음과 같은 생각도 할 수 있습니다. 혈압의 변동에 개의치 않는 120mmHg인 사람과, 혈압이 올라가지 않도록 자기 관리하고 있는 150mmHg인 사람이 있을 때, 후자가 오래 살 가능성도 있는 게 아닐까라고 생각할 수 있습니다. 여력은 120mmHg인 사람쪽이 더 있지만, 급격하게 혈압이 떨어지지 않도록 신경쓰는 것도 중요하기 때문입니다.

혈압이 급격하게 변동할 수 있는 행동을 항상 피할 수 있다고 단정할 수는 없으므로 평소에 운동으로 모세혈관밀도를 늘려두는 것이 중요합니다.
근력을 유지하고, 보행 기능을 떨어뜨리지 않기 위해 운동을 꼭 습관화해야 합니다. 모세혈관밀도를 저하시키지 않고, 치매를 예방하기 위해서라도 운동은 꼭 필요합니다.

③ '눈뜨고 한 발 서기'부터 무리하지 말고 시작한다
운동을 하지 않던 사람이 갑자기 운동을 하려면 어려울 겁니다. 무엇을 하면 좋을지 잘 모르는 사람도 있겠지요.
이때 추천하는 운동이 '눈뜨고 한 발 서기'입니다. 양손을 허리에 대고, 두 눈을 뜬 상태에서 한 발 서기 자세를 유지하기만 하면 됩니다.
나이에 따라 '이 정도 가능하면 합격'같은 기준은 있지만, 우선은 20초부터 도전해 보기 바랍니다. 올린 발을 바닥에 대거나, 고정시킨 다리가 흔들리면 거기서 끝냅니다. 이때 넘어지지 않도록 주의하기 바랍니다.
눈뜨고 한 발 서기 자세를 20초 유지하지 못하는 사람은 '숨겨진 뇌경색'과 '인지 능력 저하 위험이 높다'는 연구 결과가 있습니다. 숨겨진 뇌경색이란 뇌경색이 발작(말하는 것이 불분명하다, 수족 마비 등)되지 않았음에도 불구하고 CT(컴퓨터단층촬영)나 MRI(자기공명화영상) 검사에서 발견되는 뇌경색을 말합니다.
눈뜨고 한 발 서기가 안 된다는 것은 근력이 저하되어 있고, 밸런스 능력이 쇠퇴했다는 것을 뜻합니다. 전신이 노화해서 모세혈관밀도도 줄어들었기 때문에 뇌질환이나 인지 능력 저하가 일어나는 겁니다.

☼ 노인의 눈뜨고 한 발 서기 기준

단위 : 초

	연령	1등급	2등급	3등급	4등급	5등급
남자	65~69	104.5 이상	34.1~104.4	10.7~34.0	5.1~10.6	5.0 이하
	70~74	78.3 이상	24.2~78.2	10.1~24.1	5.5~10.0	5.4 이하
	75~79	37.4 이상	17.2~37.3	7.1~17.1	2.6~7.0	2.5 이하
	80세 이상	41.8 이상	23.2~41.7	6.1~23.1	3.1~6.0	3.0 이하
여자	65~69	57.9 이상	27.1~57.8	8.3~27.0	4.1~8.2	4.0 이하
	70~74	53.2 이상	25.1~53.1	9.1~25.0	3.5~9.0	3.4 이하
	75~79	33.1 이상	16.9~33.0	5.1~16.8	1.9~5.0	1.8 이하
	80세 이상	28.5 이상	12.1~28.4	5.1~12.0	2.1~5.0	2.0 이하

출처 : 국민체육진흥공단(2018). 노인스포츠지도사 연수 교재.

표는 연령별로 눈뜨고 한 발 서기 시간의 평균값입니다.

이것으로 밸런스 감각이나 근력 수준을 알 수 있을 뿐만 아니라 질병의 위험까지 알려주기 때문에 잘 안 되었을 때 받게 되는 충격은 큽니다. 그만큼 이 한 발 서기 체크가 행동 변용의 계기 중 하나로 되어 있습니다.

그런데 평균치를 충족시키지 못하더라도 실망할 일은 아닙니다. 매일 하면 밸런스 감각이나 근력이 조금씩 향상되어 한 발 서기를 유지할 수 있는 시간이 늘어납니다.

▍뇌의 신경세포 네트워크는 연령대별로 강화된다

① 9가지 인자를 제거하면 치매의 3분의 1을 예방할 수 있다

치매 예방에서 모세혈관밀도 유지 외에도 빠뜨려서는 안 되는 것이 있습니다. 그것은 '뇌의 신경세포 네트워크 강화'입니다. 네트워크를 강화하기 위해서는 연령대별로 해야 할 일들이 다릅니다.

치매 중에서 가장 환자 수가 많은 '알츠하이머형치매'의 원인은 뇌에 아밀로이드 베타(Amyloid beta)와 타우(tau) 단백질의 축적으로 인한 아세틸콜린 감소로 보고 있습니다. 그것에 의해 뇌의 신경세포가 조금씩 사멸해서 감소함으로써 알츠하이머형치매가 된다고 합니다.

일단 이런 이상단백질이 축적되면 원래대로 돌아가기는 어렵다고 합니다. 뇌의 상태를 원래대로 되돌리는, 즉 알츠하이머형치매를 낫게 하는 일이 불가능하다고 하면, 우리는 어떻게 해야만 할까요? 그것은 예방밖에 없습니다.

'치매 예방은 가능하긴 한 걸까?'라고 생각하는 사람도 있을 겁니다. 2017년 치매 예방에 관한 의학 논문*이 발표되었습니다. 세계적으로 권위 있는 의학 잡지 《란셋(The Lancet)》에 게재된 논문은 치매에 관여하는 9가지 인자를 제거하면 치매의 3분의 1은 예방할 수 있다고 보고하였습니다.

---

* Livingston G., Sommerlad A., Orgeta V., Costafreda S. G., Huntley J., Ames D., Ballard C., Banerjee S., Burns A., Cohen-Mansfield J., Cooper C., Fox N., Gitlin L. N., Howard R., Kales H. C., Larson E. B., Ritchie K., Rockwood K., Sampson E. L., Samus Q., Schneider L. S., Selbaek G., Teri L., Mukadam N.(2017), Dementia prevention, intervention, and care. *Lancet*. Dec 16;390(10113):2673-2734.

그 9가지 요인은 다음과 같습니다.

» 유소년기의 질낮은 교육
» 난청
» 고혈압
» 비만
» 흡연
» 우울
» 운동 습관 없음
» 사회적인 고립
» 당뇨병

연령대별 치매 예방 대책

유소년기

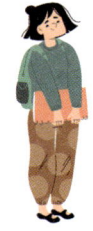

- 질 낮은 교육

중년기 (45~64세)

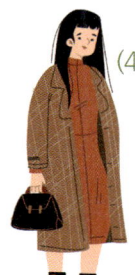

- 난청
- 고혈압
- 비만

고령기 (65세 이상)

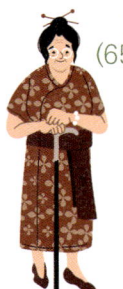

- 흡연
- 우울
- 운동 습관 없음
- 사회적인 고립
- 당뇨병

※ 위의 9가지 인자를 연령대별로 중점적으로 제거한다.
※ 논문에 의하면 9가지 인자의 제거에서 가장 중요한 것은 유소년기의 질 좋은 교육이다.

뇌의 신경세포 네트워크의 기초는 어린아이일 때 만들어집니다. 한창 일할 중년기(45~64세)에는 난청·고혈압·비만에 대한 대책을, 고령기(65세 이상)에는 흡연을 피하고 과도한 운동을 하지 않으면서 우울증·사회적 고립·당뇨병에 대한 대책을 마련해야 합니다.

이렇게 연령대별로 치매 인자를 제거하면 뇌의 신경세포 네트워크가 충실해집니다. 네트워크가 충실해지면 뇌에 약간의 이상이 생겨도 남은 네트워크를 써서 인지 기능을 유지할 가능성이 높습니다. 즉 일상 생활을 지장 없이 할 수 있게 됩니다.

② 고혈압·당뇨병·흡연·비만은 뇌에 대미지를 준다

조금 이변이 생겨도 남은 신경세포 네트워크를 잘 활용하면 일상 생활에 지장을 받지 않는다는 것을 설명하겠습니다.

거짓으로 당신이 치매가 되어 집에서 서울 역까지 가는 경로를 알 수 없게 되었다고 가정합시다. 지하철을 타면 갈아타지 않고 갈 수 있기 때문에 이전에는 지하철을 자주 이용했습니다. 그런데 지하철로 가는 방법이 아무리 해도 생각나지 않는 날이 있었습니다. 그럴 때 지하철을 떠올리는 일에 집착해서 다른 이동 수단을 생각하지 못하게 되는 것이 치매환자의 상태입니다.

'서울 역에 간다.'는 목적 달성을 우선한다면 약간 불편하더라도 버스나 택시 같은 대체 수단을 생각해낼 수 있다면 괜찮습니다. 이때 중요한 것은 신경세포 네트워크를 어느 정도 충실하게 만들 수 있는 가입니다.

배우의 이름도 마찬가지입니다. 유명한 배우인데 갑자기 이름이 생각나지 않는 경우는 누구에게나 있습니다. 그런데 이름이 생각나지 않더라도 괜찮습니다. 그 배우가 출연한 드라마나 영화, 그때 같이 출연한 배우를 생각하면서 마지막으로 배우의 이름을 기억할 수 있게 된다면 일상 생활에 아무런 지장이 없습니다. 이때 뇌의 인지 기능은 유지되고 있다고 할 수 있습니다.

뇌의 신경세포 네트워크가 제대로 기능하고 있을수록 치매 예방이 잘 됩니다. 또 치매가 되었다고 하더라도 갑자기 인지 기능이 쇠퇴할 가능성이 낮습니다.

앞에서 소개한 9가지 인자는 모두 신경세포 네트워크를 감소시키는 요인입니다.

고혈압·당뇨병·흡연·비만은 뇌에 스트레스나 대미지를 줍니다. 뇌를 비롯한 체내의 모세혈관량·수분량이 저하된 상태가 되는 원인이겠지요. 알츠하이머형치매환자는 뇌의 혈관밀도가 저하되어 있음을 알 수 있습니다.

한편 당뇨병은 알츠하이머형치매의 원인 물질로 의심되는 아밀로이드 베타가 쉽게 축적되어 질병의 진행을 빠르게 할 가능성이 있습니다.

난청이나 우울증도 뇌의 신경세포를 감소시킵니다. 주위와 커뮤니케이션이 잘 안 되면 결과적으로 집에만 있게 되고, 머리를 쓸 일이 줄어듭니다. 그러면 뇌의 신경세포 네트워크가 약해져서 치매가 될 수 있습니다.

비록 유소년기에 받은 교육의 질이 높았더라면 좋았을 것이라고 해도 아무 도움이 되지 않습니다. 그러나 치매를 막기 위해서는 지금부터 할 수 있는 일들도 있습니다.

당신이 지금 45~64세로 현직에 있다면 식사에 신경쓰고, 과도한 운동에 주의하며, 고혈압·비만·난청의 위험을 줄일 필요가 있습니다. 운동은 혈관 밀도를 증가시킨다는 사실이 밝혀졌으며, 치매 예방법으로서도 유력시되고 있습니다.

난청도 될 수 있는 한 예방합시다. 난청의 원인은 나이를 먹는데만 있지 않습니다. 큰 소리로 텔레비전을 보거나 음악을 듣는 것, 소음이 있는 장소에 장시간 있는 것, 과도한 스트레스 등은 난청의 원인이 됩니다. 이상하다고 느껴지면 재빨리 치료하는 것이 중요합니다.

③ 행복과 건강에 영향을 미치는 인간 관계

65세 이상이 되면 담배를 끊고, 우울증·운동 부족·사회적 고립·당뇨병 대책 등에 힘을 쏟읍시다.

뇌의 신경세포 네트워크를 유지하려면 사람과의 연결이 중요합니다. 우울증이나 사회적 고립을 막기 위해서라도 밖으로 나가 커뮤니티에 참여하고, 다른 사람들과 교류를 가집시다.

사람은 커뮤니티에 참가하지 않으면 운동량이 현저히 떨어집니다. 스포츠 커뮤니티가 아니더라도, 밖으로 나가 친구와 커뮤니케이션을 하면 몸을 움직이게 할 뿐만 아니라 뇌기능도 활성화시킵니다. 몸을 많이 움직이지 않더라도 장시간 통화도 인지 기능에 자극을 준다고 합니다.

혈압과 염분의 관계를 알아두자

① 인체는 소금을 먹도록 진화되어 있지 않다

건강 관리를 '식사'의 한 단면으로도 생각해 봅시다. 그런데 '인간의 몸은 소금을 먹어도 아무렇지 않도록 진화되어 있지 않다.'는 겁니다.

인류가 수렵 채집하던 구석기 시대에는 식재료인 수렵물이나 식물에 소금을 뿌려 먹지 않았습니다. 소금을 뿌린 식사를 하게 된 것은 겨우 4000년 전의 일. 우리의 몸은 200만 년이라는 긴 시간 동안 고기·생선·식물에 원래부터 함유되어 있는 염분을 섭취하고, 그것을 체내에서 유지하도록 진화해왔습니다. 그렇기 때문에 음식물이 원래 함유하고 있는 염분이 아닌 정제된 소금을 섭취하면 혈압이 올라가게 됩니다.

인간의 몸에 필요한 염분의 양은 정해져 있습니다. 그것보다 체내로 들어오는 염분이 많으면 콩팥은 농도가 짙은 오줌을 만들어 평소보다 많은 염분을 체외로 내보냅니다. 물을 많이 마신 날에는 염분이 적은 대량의 오줌을 만듭니다.

콩팥은 체내의 '항상성'을 담당하는 장기입니다. 체내의 혈액을 모아 여과하고, 몸에 필요한 성분을 재흡수한 다음 불필요한 염분이나 노폐물을 오줌과 함께 배출하고 있습니다. 콩팥의 '필터' 작용에 의해 체액 조성이나 이온 밸런스를 항상 일정하게 유지하여 큰 변동이 일어나지 않도록 날마다 조정하고 있습니다.

② '당질 제한'은 염분을 과다 섭취하게 될 위험성도 있다

필요 이상의 염분을 섭취하면 생활습관병이 악화됩니다. 콩팥은 큰 부담으로 인하여 점점 노화됩니다.

WHO에서는 1일 염분 섭취량을 5그램으로 권고하고 있습니다. 그러나 한국인은 1인 평균 12그램을 섭취하고 있습니다. 따라서 염분 섭취를 줄이는 방향으로 식사를 고칠 필요가 있습니다. 특히 우리나라 사람들은 일상적으로 된장이나 간장을 사용하기 때문에 자기도 모르는 사이에 염분을 많

이 섭취하기 쉽습니다.

조미료의 염분 함유량은 간장→소스→케첩→마요네즈 순으로 적어집니다. 아무데나 간장을 뿌려 먹는 사람이 있는데, 그것은 그만둡시다. 간장이 아니면 안 되는 것들 이외에는 다른 조미료로 바꿀 수는 없는지 생각해 보시기 바랍니다. 식초를 사용하면 소금보다 간을 싱겁게 하면서도 만족감을 얻을 수도 있습니다.

지금 유행하는 '당질(탄수화물) 제한' 때문에 염분을 너무 많이 섭취하고 있지는 않은지에 대해서도 주의가 필요합니다.

당질 제한에서는 쌀밥이나 빵 같은 당질을 섭취하지 않는 만큼 반찬을 많이 먹어도 된다고 하는 방식이 있습니다. 그런데 반찬에는 소금이나 조미료가 쓰입니다.

쌀밥에 소금을 쳐서 먹는 사람은 없습니다. 또한 쌀밥이나 빵에 포함된 탄수화물은 몸에 필요합니다. 반찬을 듬뿍 먹는 것보다는 소금이나 조미료를 치지 않고도 먹을 수 있는 쌀밥을 먹는 것이 좋습니다. 무엇이든 극단이나 무리는 좋지 않습니다.

이처럼 혈압과 염분은 밀접한 관계가 있습니다. 이것을 바탕으로 식사 습관을 다시 살펴보시기 바랍니다. 하루에 2~3끼 된장국을 먹는 사람은 한 끼만 된장국을 먹거나, 식사를 싱겁게 하거나, 간장을 다른 조미료로 바꾸고 식초로 맛을 내 봅시다. 당질 제한은 그만두고, 반찬도 밥도 먹을 수 있는 양만큼만 먹습니다. 할 수 있는 일은 여러 가지 있습니다.

지금 바꾸지 않으면, 미래는 바뀌지 않습니다. 목표를 낮춰서 가능한 것부터 바로 시도해 보세요. 잘 안 된다면 다른 방법을 찾아봅시다.

③ 혈압강하제에 '이뇨제'가 들어 있지는 않은지

이와는 반대로 염분이 부족하면 생명이 위험해질 수 있다는 사실도 알아 둡시다.

혈압강하제(강압제)를 복용하고 있는 사람은 그 속에 '이뇨제'가 들어 있는지 안 들어 있는지 알아봐야 합니다.

복용중인 혈압강하제에 이뇨제를 넣은 약도 있습니다. 이뇨제가 들어 있는 혈압강하제를 먹으면 소변과 함께 염분이 배출되어 혈압을 낮추는 효과를 기대할 수 있기 때문입니다.

이뇨제가 들어 있는 혈압강하제를 복용하고 있다면 여름에는 주의해야 합니다. 혈압강하제에 들어 있는 이뇨제 때문에 땀을 흘려 염분을 잃고 있음에도 불구하고 오줌과 함께 염분이 배출되어 탈수 증상에 빠질 수도 있기 때문입니다. 특히 냉방을 싫어하는 고령자는 그냥 있어도 콩팥이 노화해가기 때문에 본래 필요한 염분까지 이뇨제와 함께 배출될 수도 있으므로 주의해야 합니다.

자신이나 가족이 혈압강하제를 먹고 있다면 이뇨제가 들어 있는지 여부를 확인해 둡시다. 처방받은 약의 이름은 알면서도, 그것이 어떤 약인지 자세히 알려고 하는 사람은 많지 않습니다. 의사나 약사에게 맡겨두기만 하고, 먹는 약의 이름도 모르는 사람도 있습니다.

그러나 환자도 의료 문맹률을 낮추지 않으면 병원이나 약에 의존하고, 때로는 탈수 증상이나 부작용의 위험성에 노출된 채 100년을 보내기도 합니다. 상용하는 약이 있다면 그것이 어떤 약인지는 알아두어야 합니다. 모르면 불편함이 나타났을 때 무엇이 원인인지 모르고, 약이 원인일지도 모른다는 생각조차 할 수 없게 됩니다.

인생 100세 시대는 약에 대해서도 '알아두는 것'이 중요합니다.

혈압과 수면의 관계를 알아두자

① 고혈압의 원인이 수면 부족일 수도 있다

건강 검진에서 혈압을 측정해서 정상 범위보다 높으면 당신은 어떻게 생각합니까?

'큰일이네, 드디어 나도 고혈압인가?', '병원까지 걸어왔으니까 혈압이 올라간 거겠지.'와 같은 식으로 생각하는 사람이 많은 건 아닐까요. 의사도 환자의 혈압이 평소보다 계속 높으면 혈압강하제 처방을 고려하기 시작할지도 모릅니다.

여기서 꼭 알아두었어야 할 일이 있습니다. 그것은 '혈압이 올라갔다면 수면 부족을 의심해 본다.'는 겁니다.

의식하는 사람이 별로 없을 수도 있지만, 혈압과 수면은 밀접한 관계가 있습니다. 제대로 잠을 못자면 자율신경이 쉬지 못하여 흥분 상태가 되어 버립니다. 그렇게 되면 혈관이 수축하고, 심박출량이 많아져 고혈압이 되어 버립니다. 이 때문에 수면무호흡증후군이 될 수도 있습니다.

수면 부족으로 혈압이 오를지 어떨지는 개인차가 있으므로 우선은 가정에서 하는 혈압 측정을 습관화하여 자신이 수면 부족으로 혈압이 올라가는 유형인지, 그렇지 않은지를 알아둡시다.

현대 의료는 '3분 진료'이므로 "최근 수면 부족이 아닙니까?"하고 일상생활까지 파고들어 물어봐주는 의사는 많지 않습니다. 혈압이 높다는 것을 알게 되었을 때 의사에게 약을 추가로 받을 것이 아니라 "최근 일이 바빠서 잠을 잘 못 잤는데, 그래서 혈압이 높은 걸지도 몰라요."라고 스스로 대답하는 것이 이상적입니다.

혈압이 높고 게다가 수면 부족이라면, 우선은 약에 의존하지 말고 스스로 생활습관을 개선해 보기 바랍니다. 한동안 계속해도 혈압이 정상치로 떨어지지 않으면 혈압강하제를 처방받거나 수면무호흡증후군일 가능성을 고려해야 합니다.

잠이 잘 안 온다면 '수면 유도제를 먹어야지'라고 생각하는 사람이 있을지도 모르지만, 운동을 하면 푹 잘 수 있는 사람도 있습니다. 우선은 약에 의존하지 않는 방법을 생각해 봅시다.

일을 지금보다 빨리 끝내고, 자기 전 1~2시간은 블루 라이트(blue light)를 내보내는 스마트폰이나 컴퓨터를 만지지 말고, 적당한 강도의 운동을 하도록 신경쓰고, 혈압이 높을 때에는 심호흡을 하는 등 이완 방법을 알아둡니다. 식사 개선과 마찬가지로 갑자기 어마어마한 것들을 하려고 애쓸 필요는 없습니다. 무리하지 않는 범위에서 시작하기 바랍니다.

② '우울한 월요일(블루 먼데이)'에 신경쓴다

수면 부족은 일상 생활의 퍼포먼스만 떨어뜨리는 게 아닙니다. 수면 부족이 계속되고 고혈압이면 뇌경색이나 심근경색과 같은 심혈관계통의 급성 질환 위험성도 증가됩니다.

뇌경색이나 심근경색은 월요일 오전 중 특히 오전 10시 정도에 많다는 사실을 아십니까. 그것도 30~60대의 직장인에게 일어나기 쉽다는 것이 밝혀졌습니다.

월요일 오전 중에 일어나는 심혈관계통 급성 질환의 원인은 '고혈압'입니다. 혈압은 24시간 살펴보면 변동이 있습니다. 안정시혈압이 정상치임에도 불구하고, 그 이외의 시간대에 고혈압인 사람을 '가면 고혈압'이라고 합니다. 이 가면 고혈압인 사람이 월요일 오전 중에 직장의 스트레스로 급격히 혈압이 올라가면 뇌경색이나 심근경색을 일으킬 위험성이 있다고 합니다.

금요일 밤이 되면 급격히 에너지가 생겨서 주말에는 제대로 놀 수 있는데, 일요일 밤부터 우울해져버립니다. 그런 '블루먼데이증후군(blue monday syndrome, 우울한 월요일)' 기미가 있는 사람은 특히 신경써야 합니다.

기분이 급격히 오르락내리락거리는 듯한 불규칙적인 생활을 피하고, 주말과 평일이 시작되는 월요일에 차이가 없도록 합니다. 수면을 충분히 취하고, 세심하게 혈압을 잽니다. 스트레스를 잘 받지 않도록 긴장감을 풀고 자신에게 맞는 마음챙김 명상법(mindfulness ; 집중하고 있는 마음의 상태) 등을 실천하시기 바랍니다.

월요일의 업무가 너무 과도해지지 않도록 월요일의 업무량을 조정할 필요도 있습니다.

다이어트에서 참는 것은 금물. 낮은 목표에서 시작한다

① 싫은 것은 오래 가지 않는다

건강 관리를 생각하여 다이어트를 계획하고 있는 사람도 있을 겁니다. 이때 한 가지 주의점이 있습니다. 그것은 '절대로 참는 것이 필요한 다이어트를 하지 않았으면 좋겠다.'는 겁니다.

우리는 자신에게 맞지 않거나 싫은 것은 절대로 계속할 수 없습니다. 아무리 몸에 좋다고 하더라도 잘 안 맞거나 싫은 것은 계속할 수 없는 법입니다.

다이어트에서 요요를 겪는 것도 같은 이치입니다. 너무 참아야 하는 무리한 다이어트를 하면, 그 반동으로 목표 체중에 도달한 후 살쪘을 때의 식생활로 돌아가버릴 수도 있습니다.

다이어트 성공 후에도 목표 체중을 유지하려면 다이어트를 했던 시기의 절반 정도의 식사 제한은 유지해야 합니다.

다이어트를 시작한다면 '목표 체중에 도달한 후 어떻게 해서 그것을 유지해갈 것인지'까지를 포함한 계획을 세워야 합니다.

지금까지 전혀 식사에 신경을 쓰지 않았는데, 너무 참아야 하는 다이어트 계획을 세우면 대부분 좌절하게 됩니다. 이렇게 되면 쓸데없이 자기긍정감을 잃어버려 모처럼 불타오른 의욕까지 잃게 됩니다.

② 살찌는 행동 10가지를 적어본다

건강 관리를 하고 싶은 기분을 우선 소중히 여기기 바랍니다. 그런 다음 무리 없는 계획을 세울 것을 권장합니다.

다이어트 계획을 세울 때에는 요령이 있습니다.

먼저 자신이 살찌는 원인이라고 생각되는 행동 10가지를 적어봅니다. 그다음 가장 나쁘다고 생각되는 행동부터 1부터 10까지 순서대로 번호를 매깁니다.

다이어트에 성공하고 싶다면, 가장 살찌는 행동부터 순서대로 그만두면 되겠다고 생각하겠지요. 그러나 그것은 좌절의 원인이 됩니다. 가장 살찌기 쉬운 행동은 즐겁고, 포기하기 싫은 습관인 경우가 많으니까요.

그 행동을 장기간 정말 계속해서 그만둘 수 있을까요? 아무래도 무리하고, 그런 생활은 따분할 따름입니다. 따라서 그만두어도 고통스럽지 않은 행동부터 바꿔봅니다. 그렇게 생각하고 실행하여야 건강 관리를 지속할 수 있습니다.

참는 일이 필요할수록 무리한 식사 제한을 해도 계속하지 못하게 된다는 사실은 저 자신의 경험으로부터 실감하고 있습니다.

저는 마음껏 먹고 마시면 적정 체중 57~58킬로가 62킬로까지 늘어버립니다. 그러나 좋아하는 맥주나 밥을 좀 덜 먹으면 간단히 적정 체중으로 돌아올 수 있다는 것을 압니다.

그렇다고 해서 맥주와 밥을 평생 안 먹는 생활을 하고 싶냐고 묻는다면 대답은 '노우'입니다. 자신이 좋아하는 술이나 식사를 즐기지도 못하는 생활은 재미도 없고, 그런 무리를 계속해서 할 수 있다고 생각하지 않습니다.

그렇기 때문에 맥주를 마신 날에는 밥을 먹지 않고, 밥을 먹으면 맥주는 조금만 마시는 식으로 무리하지 않는, 이 정도라면 할 수 있다고 여겨지는 규칙을 스스로 만들어 실천할 필요가 있습니다.

③ 높은 목표는 한 번에 도전하지 않는다

비만을 해소하고 싶어하는 사람에게 '살찌는 원인이라고 생각되는 행동을 10가지'를 적고 번호를 매기게 한 다음
"가장 나쁜 행동을 그만두실 수 있습니까?"
라고 물어봅니다.

이때 "할 수 있다."고 즉답을 하더라도 "진짜로 가능합니까?"라고 거듭 확인하면
"······역시 무리일지도 모르겠네요. 두 번째, 아니 세 번째 행동이라면 그만둘 수 있을지도 모르지만······"
이라고 대답하는 사람도 있습니다.

이때 다음과 같이 충고할 수 있습니다.
"첫 번째와 두 번째 행동은 한 번에 그만두려고 하지 마십시오. 높은 목표를 한 번에 도전해서 실패하면 다이어트를 하겠다는 마음까지 소용 없는 것으로 만들 수 있으니까요. 좀더 낮은 목표부터 시작해 보시겠습니까?"

건강 관리를 계속해서 적정 체중을 유지하는 것이 일시적인 일이 되어서는 안 됩니다. 인생 100세 시대에 죽기 직전까지 인생을 즐기고 싶다면, 무리하지 말고 쭉 계속할 필요가 있습니다. 그렇기 때문에 다이어트에 무리는 금물입니다.

'다이어트를 위한 습관화 수칙'으로 성공 체험을 쌓자

다음은 '다이어트를 위한 습관화 수칙'입니다. 이것은 다이어트를 원하는 사람들이 원활하게 습관화할 수 있는 요령입니다. 건강 관리에서 좌절을 되도록 줄이고, 무리 없이 습관화를 지향할 것을 목표로 하고 있습니다.

문제가 일어나면 이 20가지 방법을 보면서 해결에 도움이 될 것 같은 행동을 해보시기 바랍니다. 습관화를 위해서는 목표를 높게 설정하지 말고, 실천한 행동에는 표시를 하고, 무리해서 자기긍정감을 잃지 않도록 합시다.

다이어트를 위한 습관화 수칙

01 일찍 자고 일찍 일어나는 생활 리듬을 지키자.
02 배가 늘어지면 마음도 늘어진다.
03 계단 걸어서 오르내리기는 근력 향상의 파트너이다.
04 탄수화물(당질)을 섭취하여 뇌에 영양과 포만감을 채우자.
05 식사는 천천히, 세 끼는 꼬박꼬박 챙기자.
06 음식을 잘 씹어 식사 유발성 열생산을 늘리자.
07 누워서 뒹굴기와 낮잠은 비만의 적이다.
08 쇼핑갈 때는 걸어서 가고, 카트를 사용하지 않는다.
09 운동으로 마음과 몸을 릴랙스하여 과식의 원인이자 암의 근원인 스트레스를 방지한다.
10 비만의 3종 세트인 '빨리 먹기', '왕창 먹기', '다 먹어치우기'를 하지 않는다.

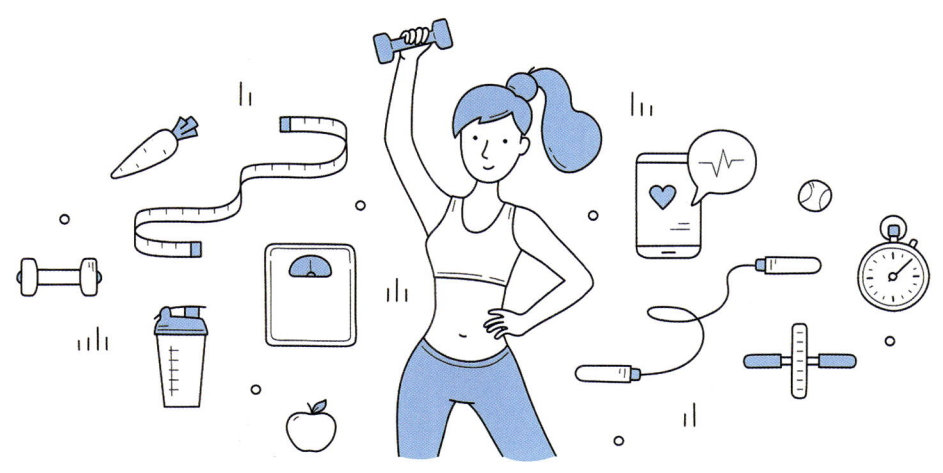

11 쾌변, 쾌면, 잘 웃기는 다이어트의 친구이다.
12 한 걸음 더 걷기, 한 계단 더 걸어오르기는 운동 다이어트이다.
13 지방질이 적은 식단으로 바꾸자.
14 식전 또는 식사 중에 과일을 먹자.
15 하루에 만 보 걷기(300kcal)가 안 되면 30분 빨리 걷기(100kcal)를 하자.
16 하나에 운동, 둘에 운동, 셋·넷에 운동, 다섯에도 운동. 부지런히 몸을 움직여 쓸데없는 살을 없애자.
17 '1,000보만 더 걷자.' 한 정거장 앞에서 내려서 걷자.
18 통화가 길 때는 스쿼트 운동을 하자.
19 운동은 친구(동료, 가족, 반려동물 등)와 즐겁게 하자.
20 운동 부족이었던 주말에는 도시락을 들고 야외로 가자.

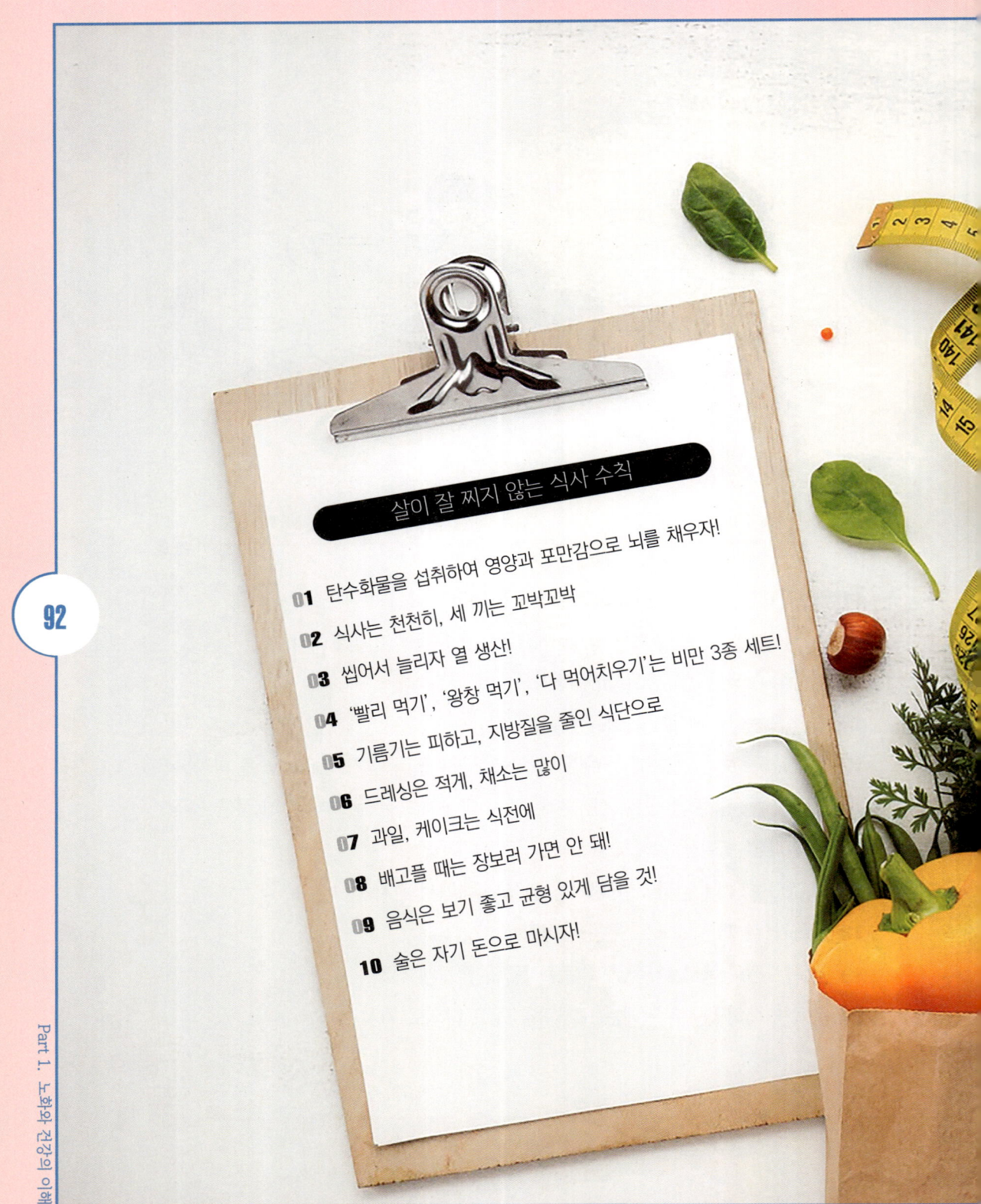

살이 잘 찌지 않는 식사 수칙

01 탄수화물을 섭취하여 영양과 포만감으로 뇌를 채우자!
02 식사는 천천히, 세 끼는 꼬박꼬박
03 씹어서 늘리자 열 생산!
04 '빨리 먹기', '왕창 먹기', '다 먹어치우기'는 비만 3종 세트!
05 기름기는 피하고, 지방질을 줄인 식단으로
06 드레싱은 적게, 채소는 많이
07 과일, 케이크는 식전에
08 배고플 때는 장보러 가면 안 돼!
09 음식은 보기 좋고 균형 있게 담을 것!
10 술은 자기 돈으로 마시자!

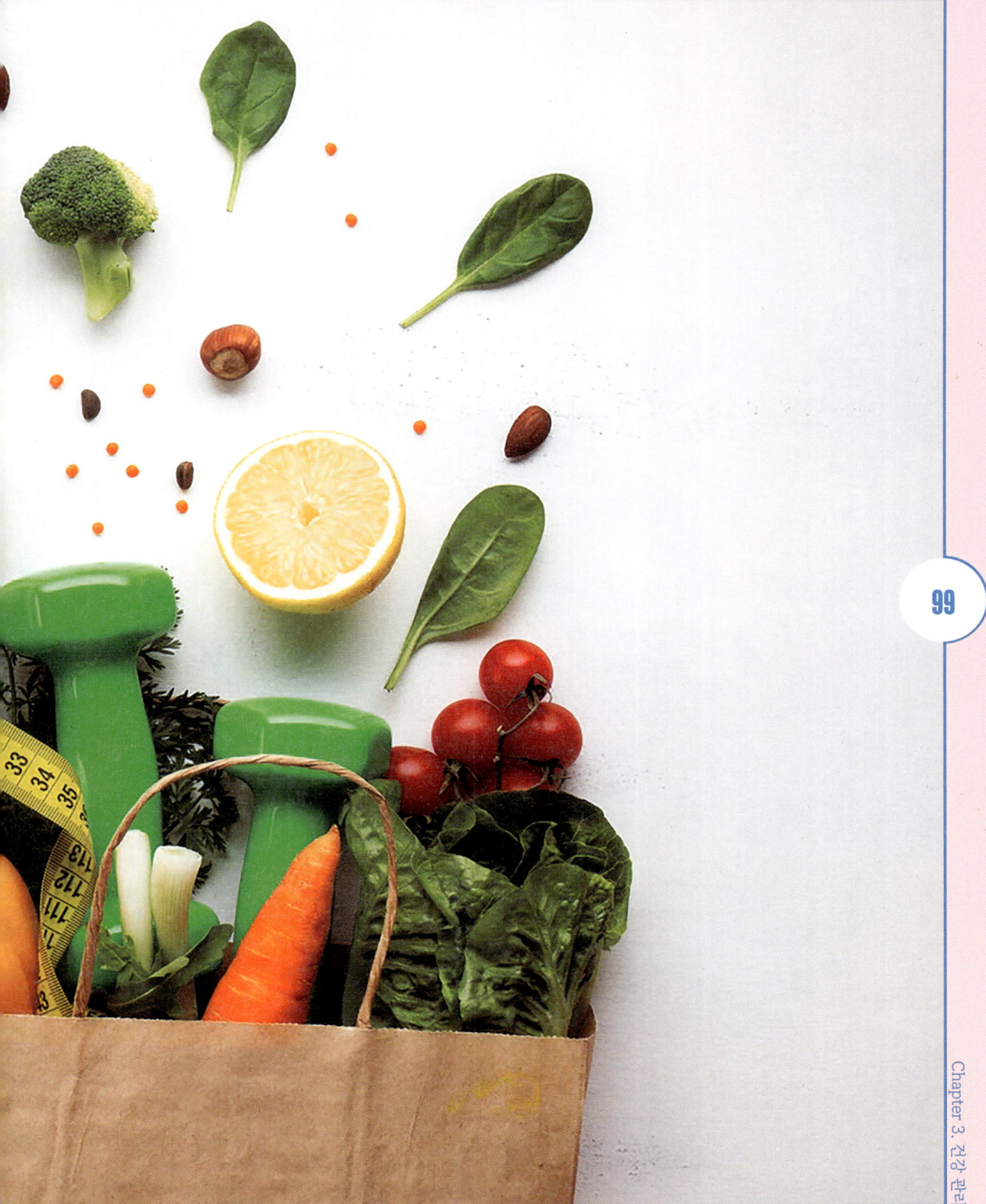

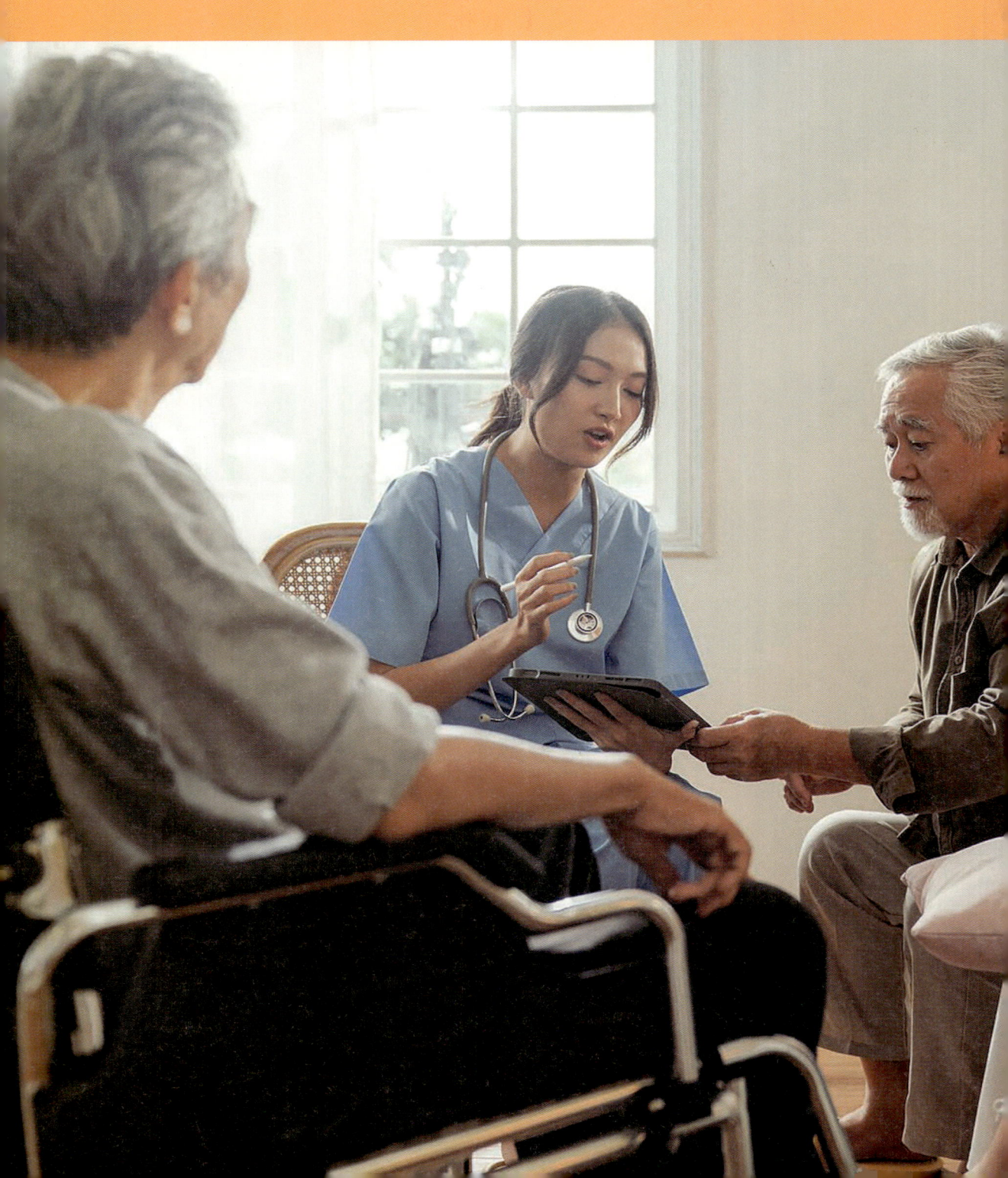

미병 개선으로 건강 증진

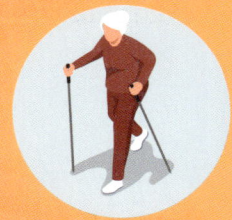
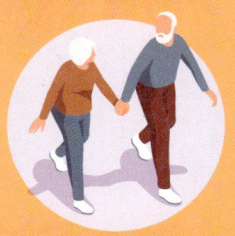
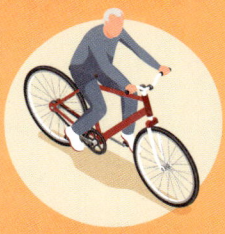
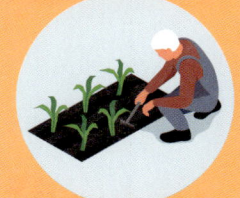
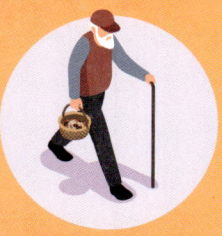
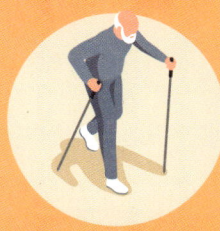

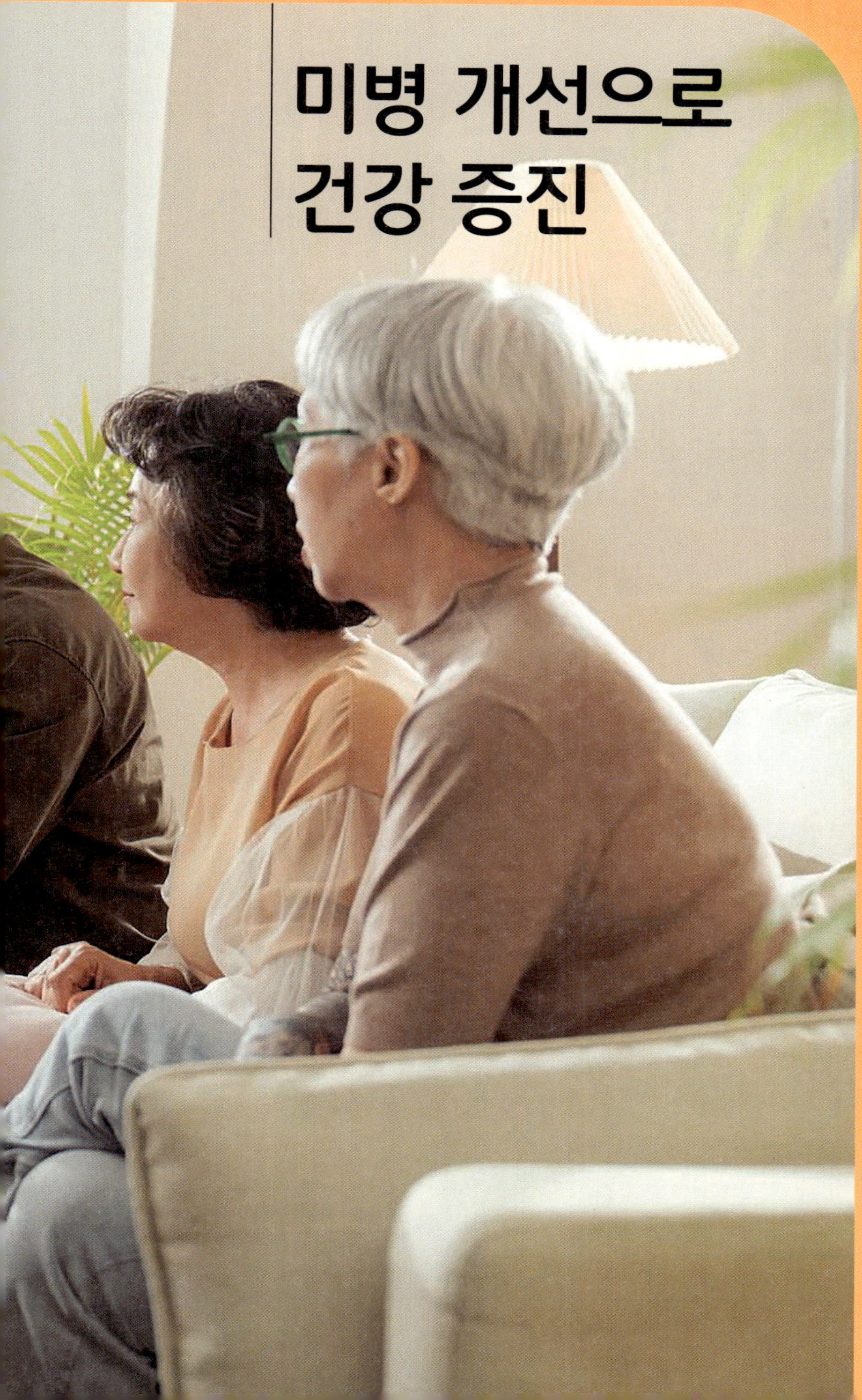

Part 2.

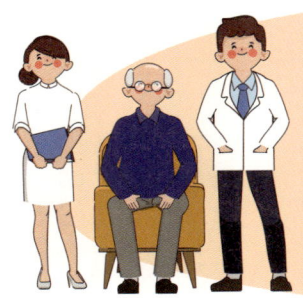

Chapter 1.

미병이란

'머리가 아프다.', '잠이 잘 안 온다.', '마음이 차분해지지 않는다.' 등 병원에 갈 정도는 아니지만 매일 고민하게 되는 '왠지 몸이 안 좋은 상태'가 아닙니까?

한의학에서는 이렇게 병에 걸린 것도 건강한 것도 아닌 상태를 '미병(未病)'이라고 부릅니다.

미병을 방치해 두면 큰 병으로도 이어집니다. 특히 현대 생활에는 미병을 일으키는 원인이 많습니다. 미병이란 어떤 상태인지, 자신의 마음과 몸 상태를 아는 것부터 시작해 봅시다.

미병은 건강과 병 사이

'머리가 아프다.', '몸이 무겁다.', '잠이 잘 안 온다.', '계속 허리가 아프다.', '어깨가 뭉친다.', '피부가 거칠거칠하다.', '의욕이 생기지 않는다.' 등

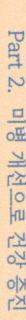

과 같이 병원에 갈 정도는 아니지만, 몸 상태가 안 좋아서 늘 고민하게 되는 '왠지 모르게 몸이 안 좋은 상태'는 아닙니까?

일시적인 현상이 아니라 계속해서 '왠지 모르게 몸이 안 좋고, 언제 병에 걸려도 이상하지 않은 상태'로 있다면 한의학에서 말하는 '미병' 상태입니다.

미병(未病)이란 말의 뜻은 '아직 병에 걸리지 않은 상태' = '건강과 병 사이'를 의미합니다.

애초부터 사람의 몸이나 마음은 '건강'하든지 '병'에 걸려 있든지의 명확한 경계선은 없습니다. 그러므로 '건강과 병 사이'라고 하면 약간 이해하기 어려울지도 모르겠습니다.

미병이란 '건강하다고도 할 수 없고, 병에 걸렸다고도 할 수 없는 상태'라고 할 수 있습니다.

'여기까지가 건강한 상태고, 여기까지가 병에 걸린 상태'라고 명확하게 구분되지 않습니다. 따라서 지금부터 병에 걸릴지도 모르고, 건강해질지도 모르는 상태입니다.

미병을 개선하지 않은 상태로 있으면 점점 병에 가까워집니다. '왠지 모르게 컨디션은 안 좋은 상태'이긴 하지만, 드러누운 것도 아니고 매일 일은 할 수 있으니까 '이 정도면 괜찮겠지.', '이유도 모르게 컨디션이 안 좋으면 미병이라고 하지만, 결국 아직 병에 걸린 건 아니잖아? 그렇다면 아직 안심이야.'라고 우습게 생각할 수도 있습니다.

하지만 미병 영역에 있는 한 언제, 어디서 병에 걸리게 돼도 이상한 일은 아닙니다. '왠지 모르게 안 좋은 몸 상태'를 방치해 두고 있는 상태는 조금씩 어떤 병에 가까워지고 있는 상태라고 할 수 있습니다.

뿐만 아니라 아무리 건강에 자신이 있는 사람이나 어떠한 불편함도 없이 건강 그 자체라고 생각하고 있는 사람도 날마다 자기도 모르는 사이에 '병'으로 한 발 한 발 가까워져가고 있는지도 모릅니다.

현대는 '미병의 시대'

현대 사회에는 평소대로 생활하더라도 '왠지 모르게 안 좋은 몸 상태'나 '병에 걸리게 될 함정'이 여기저기 숨어 있습니다.

예를 들면 다음과 같습니다.

» 운동하지 않는 생활
» 인간 관계 등으로 인한 스트레스에 계속해서 시달리는 생활
» 수면 부족이 이어지는 생활
» 밸런스가 결여된 식생활

이러한 것들은 모두 우리 현대인들은 피하기 어렵습니다.

도대체 어떻게 해서 이런 생활이나 사회가 '왠지 모르게 안 좋은 몸 상태'나 '병'의 원인이 되는 걸까요?

편리한 삶의 대가인 미병

세탁기, 청소기, 전자레인지 등이 당연하게 된 세상. 직접 손을 쓰지 않아도 자동으로 집안이 청소되는 청소 로봇까지 등장했습니다. 사무실에서 하는 일은 컴퓨터 작업이 대부분입니다. 마트나 은행에 가지 않아도 인터넷으로 쇼핑이나 입금이 가능하고, 스마트폰이 있으면 언제·어디서든지 가족이나 친구와 대화할 수 있습니다.

아주 교통 사정이 나쁜 산간벽지에 살지 않는 한 이동도 자유로우며, 출퇴근이나 통학 시간이 1시간이나 2시간 걸리는 경우도 드뭅니다. 이것은 굉장히 평범하고 당연한 현대인의 생활입니다. 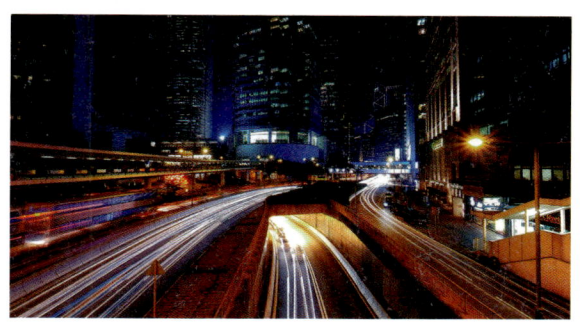 이렇게 편리한 세상이 되면 될수록 우리의 생활은 편리해집니다.

그러나 몸과 마음은 조금도 편해지지 않을 뿐만 아니라 의외로 심신의 '왠지 모를 불편함'을 호소하는 사람이 오히려 늘고 있는 것이 현실입니다.

하루 종일 책상 앞에 앉아서 업무를 보거나 컴퓨터 앞에서 두뇌 노동에 시달리다 보면 하루가 끝날 때쯤에는 몸의 피로도는 심하지 않지만, 머리나 눈의 피로, 목이나 어깨결림, 부종 등 '왠지 모를 불편함'은 최고조에 달해 있지 않나요?

하룻밤 자고 다음 날 아침에는 피곤함이 싹 사라져 있다면 더할 나위 없이 좋겠습니다. 그러나 적게 잡아도 3명 중 1명은 '밤에 잠이 잘 오지 않는다.', '밤에 몇 번이나 깬다.', '숙면감이 느껴지지 않는다.' 등의 수면 장애를 가지고 있다고 합니다. 자고 일어나도 피로가 풀리지 않아 아침부터 축 쳐진 컨디션을 호소하는 사람이 많은 것도 납득이 갑니다.

이런 증상들은 모두 '미병' 상태에 있다는 증거입니다. 이런 생활을 계속하는 동안 정신을 차려보면 여러 가지 불편함을 갖게 됩니다.

'왠지 모를 불편함'을 갖게 되는 미병은 가혹한 육체 노동으로 몸을 망가뜨리는 대신 현대인이 지불하게 된 '대가'라고도 할 수 있습니다.

'미병'의 가장 큰 원흉은 스마트폰

출퇴근 시간, 기다릴 때, 가사를 하는 사이사이…… 그런 약간의 틈새 시간에 무심코 스마트폰을 만지는 사람이 적지 않습니다.

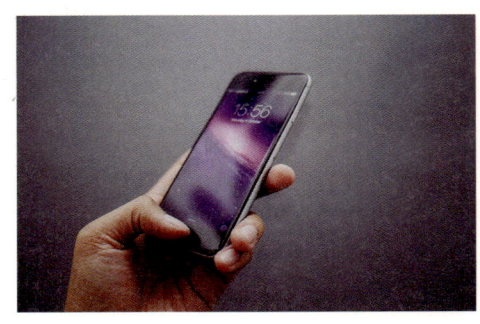

스마트폰을 장시간 사용하면 안정 피로, 목·어깨결림, 자세 불량 등과 같은 악영향이 있으며, '미병'으로 이어지기 쉽습니다.

'스마트폰 어깨'라고 하는 스마트폰 과다 사용으로 자세가 나빠지는 증상도 있습니다. 이로 인해 혈류가 나빠지거나, 자율신경을 무너뜨리는 등 건강 면에 미치는 악영향은 헤아릴 수 없습니다.

최근 '급성 내사시(사물을 볼 때 눈동자가 안쪽으로 몰리는 현상)'가 되는 사람이 많아지고 있습니다. 그 주요 원인이 스마트폰 과다 사용이라는 사실이 지적되었습니다. 특히 눈의 발달이 충분히 이루어지지 않은 10세 미만의 아이들은 약시나 평생 낫지 않는 장애로 이어져버릴 수도 있으므로 좀더 주의가 필요합니다.

'스마트폰 과다 사용'은 몸에 여러 가지 불편함을 일으킬 뿐만 아니라 경우에 따라서는 마음의 불편함인 우울증도 일으킵니다.

마음과 몸에 영향을 주는 의외의 것들

'현대는 스트레스 사회'란 말은 오래전부터 쓰이고 있습니다.

스트레스는 마음의 상태에 큰 영향을 줍니다. 큰 스트레스 때문에 우울증이 되어 병원의 신경정신과를 찾는 사람, 향정신약을 복용하는 사람의 수는 매년 늘고 있습니다.

이런 기분 장애를 일으키는 '스트레스'는 일·가사·육아로 받는 압박감이나 직장·가정 등에서의 인간 관계가 원인인 경우가 많다고 합니다.

현대 사회는 항상 변화에 대한 대응이 요구되고 있습니다. 또한 삶의 선택지가 넓어져서 가치관이 다양화된 만큼 직장이나 가정 안에서도 서로 부딪치기 쉽고, 스트레스를 받기 쉬운 환경이 되기 쉽습니다.

그밖에도 일상 생활에서 무의식적으로 받고 있는 '압박감'이 미병 상태로 가는 스위치가 되고 있습니다.

다음의 표는 '스트레스의 종류'입니다. 예를 들면 물리적 스트레스의 하나인 미세먼지는 최근 진절머리가 날 만큼 상당한 스트레스가 되고 있습니다. 이러한 스트레스의 원인을 의식해서 될 수 있는 한 스트레스를 피할 수 있도록 신경쓰는 것이 중요합니다. 이것이 미병을 방지하는 첫 번째 포인트입니다.

☼ **스트레스의 종류**

물리적 스트레스	더위, 추위, 날씨, 미세먼지, 습도, 소음, 진동, 악취, 꽃가루, 방사선, 외상 등
화학적 스트레스	산소(활성산소), 화학약품, 식품첨가물 등
생리적 스트레스 (신체적 혹은 생리적)	염증, 세균, 바이러스감염, 공복, 피로, 발열, 통증, 생리적 욕구 등
심리적 스트레스	분노, 불안, 슬픔, 초조함, 증오, 열등감 등
사회적 스트레스	가정·직장·이웃과의 인간 관계, 업무적인 문제, 사회적 역할, 차별, 사회 질서의 혼란 등

미병의 해소

| **'병'이나 '병이 있는 부위'가 아닌 '병의 원인'을 근본적으로 해소한다**

'미병'은 부분적으로 치료해서는 해소되지 않습니다. 예를 들어 두통이 있으면 머리 상태를 진찰하여 통증을 없애주는 것이 부분적인 치료입니다.

몸의 일부에 이상이 있거나 어떤 증상이 일어났더라도 그것은 '마음이나 몸의 상태에 문제가 있기 때문에 일어나고 있는 증상의 하나'로 볼 수 있습니다. 다시 말하면 병 그 자체보다 병을 일으키는 마음과 몸의 상태를 개선하는 것이 중요합니다.

예를 들어 두통이 일어났을 때 두통약이나 진통제를 먹으면 일시적으로 통증은 줄어들겠지요. 하지만 다시 두통을 일으키는 현상이 반복됩니다. '두통을 일으키는 마음과 몸의 상태'를 탐구하고 그 상태를 개선하여 '두통을 일으키지 않는 마음과 몸'으로 만들어 두통을 낫게 하는 것이 중요합니다. 두통 그 자체가 아닌 바로 '두통의 원인'을 근본적으로 해소하는 것이 중요합니다.

| 병의 '치료'가 아니라 '병에 걸리지 않는 마음과 몸 만들기'를 목표로 한다

'두통이 있으면 이 약을 먹는다.', '설사를 한다면 저 약을 먹는다.'와 같이 일률적으로 대처해서는 안 됩니다.

'심신의 상태'는 사람마다 다릅니다. 자신의 마음과 몸의 상태를 종합적으로 생각해서 어떤 대처법이 적절한지를 스스로 찾아내는 것이 가장 이상적입니다.

또한 같은 '두통' 증상을 나타내더라도 사람에 따라 치료법이 달라집니다(한의학에서는 이것을 '동병이치(同病異治)'라고 합니다). 반대로 다른 증상을 나타내더라도 몸과 마음이 같은 체질이라면 같이 대처할 수도 있습니다(한의학에서는 이것을 '이병동치(異病同治)'라고 합니다).

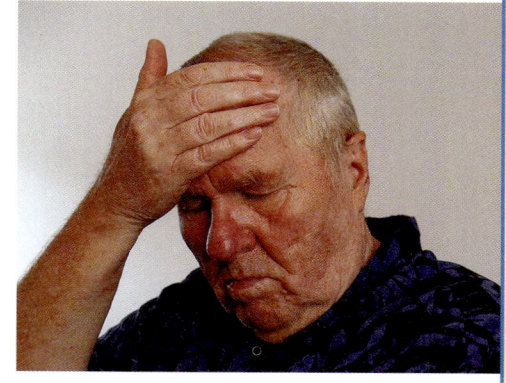

'미병→건강'은 그러데이션(gradation ; 일정한 질서를 갖추어 변화하는 것)처럼 연속적으로 변화해 간다고 했습니다. 현재의 상태가 어느 단계에 있는지, 미병

이나 병의 진행 단계를 살펴보고 대처법을 임기응변으로 바꿔갑니다.

미병에 있는 마음과 몸의 상태를 한의학에서는 몇 가지 패턴으로 분류합니다. 그중 대표적인 것인 '허(虛)와 실(實)', '한(寒)과 열(熱)'이나 '기(氣), 혈(血), 수(水)'의 개념입니다. 예를 들어 '두통'을 가지고 있는 사람도 지금 마음과 몸의 상태가 '기체(氣滯)', '기역(氣逆)', '수독(水毒)'의 어디로 분류되는지에 따라 대처법이 달라집니다.

다시 말하면 '어떤 병인지(병명)를 문제삼는 것이 아니라 '불편함이나 증상을 일으키는 심신의 상태'를 문제삼습니다. 그리고 그러한 것들을 개선함으로써 불편함을 해소해 갑니다. '병에 걸려도 이상하지 않은 심신의 상태'를 근본적으로 '병에 걸리지 않는 심신의 상태'로 만듭니다. 그 결과 불편함도 해소됩니다.

이것이 '병을 치료하는 것이 아닌 미병을 치료하는' 한의학의 중요한 생각 중 한 가지입니다.

'선천적인 힘'으로 미병을 개선한다

한의학에는 또 한 가지 놀라운 개념이 있습니다. 그것은 의학의 힘으로 병을 치료하는 것이 아니라, 어디까지나 '그 사람의 선천적인 힘'으로 병을 치료하고, 병에 걸리지 않는 심신의 상태로 만드는 겁니다.

인간은 마음과 몸이 나쁜 방향으로 가려고 할 때 그것을 좋은 방향으로 되돌아오게 하는 선천적인 힘을 가지고 있습니다. 예를 들어 다쳐서 피가 날 때에도 아주 상처가 깊지 않다면 그냥 내버려두더라도 피가 멈추고 상처도 낫습니다. 감기에 걸려 열이 날 때 약을 먹지 않아도 며칠 충분히 안정을 취하면 결국 열은 내리고 회복됩니다.

이렇게 그냥 내버려둬도 상처나 병이 낫는 까닭은 그 사람의 선천적인 '자연치유력'이나 '면역력'이 발휘되기 때문입니다.

한편 사람에게는 자신의 몸 상태를 적절하게 유지하는 능력도 있습니다. 더울 때에는 체온이 너무 많이 올라가기 전에 자동으로 땀이 나게 해서 체온을 낮춰주는 것이 바로 그것입니다. 이것은 환경이 변화해도 몸의 상태를 일정하게 하려는 '항상성(homeostasis)' 작용 때문입니다.

<mark>그러므로 '왠지 모를 불편함'의 개선, 병이나 상처의 치유 모두 스스로의 힘으로 할 수 있습니다. 의사나 약은 거기에 단순히 '도움'을 줄 따름입니다.</mark>

'인간의 힘이 얼마나 놀랍습니까?'

미병의 개선은 예상의학이다

미병의 치료를 병을 막아주는 '예방의학'이라고 생각하는 분도 있을 겁니다. 하지만 '미병의 치료를 예방의학'이라고 보는 사고 방식에는 약간의 오류가 있습니다.

예방의학은 '인플루엔자에 걸리지 않기 위해 예방 접종을 맞자.'라든가 '암에 걸리지 않기 위해 금연합시다.'와 같이 병에 따라 수만 명에게 하는 일률적인 대처 방안입니다.

한편 한의학은 병명이 아닌 몸이나 마음의 상태로부터 어프로치합니다. 그리고 일률적으로 생각하지 않고 각자의 심신 상태에 따라 커스터마이즈

(customize ; 개인이나 기업의 환경에 맞도록 하드웨어나 소프트웨어의 기능을 수정하는 것)해서 생각하는 겁니다.

사람마다 각각 현재의 심신 상태로부터 '이대로라면 다음에는 OO와 같은 증상이 나타나게 될지도 몰라.'라고 예상하고, '그 증상을 일으키지 않는 심신의 상태로 만든다.'가 미병의 개선입니다. 이렇게 해서 미병을 치료하고, 몸과 마음을 최적의 상태로 되돌리고, 장래에 일어날 수 있는 여러 가지 병의 발증을 막는 것이 미병 개선의 최종 목표입니다.

==미병에 대처하는 사고방식은 예방의학이 아닌 '예상의학'이라고도 합니다.==
'예상의학'. 이것은 실로 핵심을 잘 살린 좋은 표현이라고 하겠습니다. 그러므로 이것을 읽고 있는 당신도 자기 자신의 마음과 몸의 상태를 파악하고, 자신에게 맞는 생활습관을 염두에 두는 것이 좋을 겁니다.

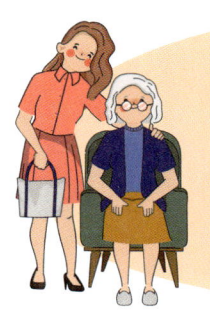

Chapter 2.

미병 개선을 위한 행동

<mark>미병을 개선하는 지름길은 일상 생활의 개선입니다.</mark> 여기에서는 그중에서도 특히 중요한 9가지 행동수칙을 해설합니다.

행동수칙이라고 해도 어려운 것은 아닙니다. 생활 속에서 아주 당연한 것들을 의식하는 겁니다. 무언가 한 가지라도, 아주 작은 것이라도 괜찮으니까 오늘부터 행동을 바꿔봅시다. 그 행동이 당신의 장래를 크게 바꿔줄 겁니다.

'건강부채'를 쌓지 말고 '건강저금'을 쌓자

| 나쁜 생활습관은 '건강부채(청구서)'를 쌓고,
좋은 생활습관은 '건강저금'을 쌓는다

미병을 방치해 두면 다음과 같은 결과로 이어집니다.

» 우리의 몸은 건강에 좋지 않은 행동을 하지 않더라도 많든적든 나이가

들면 '노화'가 진행됩니다.
- » 노화에 의해 '건강자산'은 조금씩 줄어듭니다. 나아가 나쁜 생활습관을 지속하면 '건강부채'가 늘어나면서 자산이 점점 줄어드는데, 이것이 '미병' 상태입니다.
- » 그대로 가면 점점 '병'에 가까워지지만, 깨닫게 된 시점에서 생활습관을 개선하면 그만큼 '건강저금'을 쌓을 수 있게 되고, 그 저금으로 부채를 갚을 수 있게 됩니다.
- » 부채가 적을 때에는 자산으로 부채를 갚는 것이 그렇게 어려운 일은 아닙니다. 그러나 부채가 쌓이고, 그 금액이 많아질수록 갚기 어려워집니다. 즉 부채가 많아질수록 건강한 상태로 되돌아가기 어려워져 병에 가까워지게 됩니다.
- » 그렇게 되면 결국 '파산'할 수밖에 없습니다. 고액의 건강부채로 인한 파산은 큰병 내지 '죽음'으로 이어집니다.

젊었을 때 상처 입은 유전자는 대대손손 전해진다

많은 사람들이 '젊었을 때는 무리할 수 있지만, 나이가 들면 무리할 수 없게 된다.'고 말합니다. 예를 들면 20대 때에는 하룻밤쯤 새도 아무렇지 않지만, 30대 후반부터 40대 정도가 되면 밤샌 다음 날에는 퍼포먼스가 크게 떨어집니다. 50대 절반을 지나면 아예 밤새는 것 자체를 못하게 될 수도 있습니다.

그런데 정말 젊었을 때 무리해도 영향이 없는 걸까요?

젊은사람들은 지금 자신의 체력이라면 '약간 무리해도 괜찮다.'고 생각할 수도 있습니다. 본인의 머리는 그렇게 생각하고 있더라도, 몸 깊숙이 있는 세포들은 큰 영향을 받습니다. 생활습관·환경이 세포에 주는 스트레스는 수명이나 심각한 병에 걸릴 위험 요소를 좌우할 정도로 영향을 미칩니다.

게다가 더 무서운 사실은 세포에 주는 스트레스에 의해 유전자의 DNA가 상해를 입는 것입니다. 그 상해를 입은 DNA가 그대로 아이들에게 전달되면 그 아이에게 병이 발생하게 될 위험 요소를 높일 수도 있다는 사실이 최근 연구에서 밝혀졌습니다.

영국의 브래드퍼드대학교(University of Bradford) 연구팀의 연구에 의하면 아버지가 담배를 피우면 아버지 본인의 DNA가 먼저 손상된다고 합니다. 그리고 손상된 DNA가 그대로 아이들에게 유전되어 소아암(암이나 백혈병) 등에 걸리게 될 위험을 높인다는 사실을 보고하고 있습니다.

또한 캐나다의 한 연구자는 실험 쥐를 이용한 실험에서 담배 연기가 정자의 세포 DNA를 변이시키는데, 그 돌연변이가 부모로부터 아이들, 아이들로부터 손자들에게로 이어진다는 연구 결과를 보고하였습니다.

흡연자 중에는 '아이가 태어나면 담배를 끊어야겠다고 생각했지만, 아직은...' 이렇게 생각하는 사람도 적지 않을 겁니다. 그러나 흡연 때문에 자신의 DNA가 손상되고, 그것이 장래 태어날 아이들에게 전달된다면 아이가 태어나서부터 금연하는 것은 이미 늦었습니다.

나쁜 생활습관은 본인뿐만 아니라 장래 태어날 아이들이나 손주 등 다음 세대에도 영향을 미칠 가능성이 있다는 사실을 알아야 합니다. 따라서 나이에 상관없이 불규칙한 생활, 엉망진창인 생활을 피하고, 쓸데없는 스트레스를 받지 않는 생활을 합시다.

미병 개선을 위한 행동수칙

생활을 되돌아보고 생활습관을 개선하여 '심신의 상태'를 최적 상태로 되돌립시다. 그렇게 하면 미병의 개선으로 '왠지 모를 불편함'이 해소되어 장래 병으로 되지 않습니다.

이것을 지금부터 목표로 삼기 바랍니다. 미병 개선을 위한 심플한 9가지 행동수칙을 소개합니다. 각 행동수칙에 보다 자세한 내용도 덧붙일 테니 좀더 이해하고 싶으신 분은 참고하기 바랍니다.

행동수칙 1 몸의 소리를 듣는다

몸의 소리에 귀를 기울이십니까?

왠지 모르게 몸이 무겁고, 머리가 무겁고, 밤에 잠이 안 오고, 쉽게 피곤해지고…. 많은 분들이 이런 증상 중 하나둘씩은 가지고 있을 겁니다.

이러한 '왠지 모를 불편함'은 병원에 갈 정도는 아니지만, 일이나 가사의 퍼포먼스를 저하시켜 생활 전반의 질을 떨어뜨립니다. 또한 이런 불편함 속에 병이 숨겨져 있기도 하므로 방치해 두면 병에 걸릴 수도 있습니다. 절대로 그냥 둬서는 안 됩니다.

이러한 불편함을 개선하기 위해서는 우선 자신의 불편함이 어디에서 왔는지를 제대로 알아야 합니다. 서양의학에서는 병으로 진단하지 않더라도 한의학에서는 문제로 여기는 증상도 있습니다. 예를 들면 비가 오면 머리가 무거워지거나 아픈 사람은 p.112에서 설명한 한의학에서 말하는 '수독

(水毒)' 상태에 있습니다.

이 수독에 대한 대처법은 다음과 같습니다.
» 몸에서 쓸데없는 수분을 빼낸다. 구체적으로 차가운 음식을 먹지 말고, 땀을 내는 운동을 해서 체내의 쓸데없는 수분이 빠져나가기 쉽게 하는 것도 효과적인 방법 중 하나입니다.
» 알코올은 체내에 물이 차게 하므로 섭취하지 않는다.
» 평소의 생활습관을 조금씩 바꾸기만 해도 물을 채우기 어려운 몸으로 만들 수 있습니다.

이러한 증상을 느끼면 먼저 일상생활을 올바르게 합시다! 만약 이러한 노력으로도 개선되지 않는다면 약을 먹는 것도 하나의 옵션이 됩니다.
'왠지 모르게 불편한 증상'은 몸이 내보내는 미병의 위험 신호. 몸의 소리를 잘 듣고 그 신호를 캐치하면 그대로 두지 말고, 불편함이 어디로부터 오는지를 확실하게 해두어야 합니다.

1 자신의 몸 상태는 스스로 알고, 남에게 맡기지 않는다

누구나 '자신의 몸은 자신이 가장 잘 알고 있다.'고 생각하고 있을지도 모릅니다. 자기 나름대로 평소부터 몸의 소리를 듣는 것이 무엇보다 중요합니다.

그렇다 하더라도 자각 증상이 없는 채 진행되는 병도 있고, 자각 증상이 나타났을 때에는 꽤 심각한 상태이어서 완치가 불가능하거나 한 발 늦은 경우도 있습니다. 따라서 자신의 몸에 대한 객관적·과학적 정보를 얻는 것도 중요합니다.

정기적으로 건강 검진을 받는 것이 가장 일반적인 방법이겠지요. 혈액 검사나 CT검사 등으로 자신의 감각만으로는 잘 모르는 몸의 상태를 수치나 비주얼로 상세하게 파악할 수 있습니다.

한편 정기적으로 건강 검진을 받으면 자신의 몸의 소리를 듣는 '정확도'를 높일 수 있습니다. 게다가 검진 결과를 기반으로 생활습관을 고쳐 다음 검진에서 결과가 좋아졌다면 그만큼 좋은 습관을 지속할 수 있는 동기 부여가 되기도 합니다.

정기 건강 검진 외에도 집에서 매일 혹은 하루 간격으로 체온·혈압·체중·체지방률 등을 재서 기록해 두면 예상하지 못했던 수치가 나타났을 때 '이거 큰일이군.' 하고 느껴서 생활습관 개선의 계기가 되거나 병의 징조를 알아차리는 일로 이어질 수도 있습니다.

이처럼 '자기 나름대로 몸의 소리를 듣는 법'을 찾아가면 많은 도움이 됩니다.

2 한 방울의 피로 암을 안다

실제로 병에 걸리지 않으면 자신의 생활을 고치려는 생각을 하지 않는 사람이 많습니다.

'리퀴드 바이옵시(liquid biopsy, 액체생검)' 기술을 알고 계십니까? 이것은 암을 검사하는 획기적인 최신 기술 중 하나입니다. 지금까지의 암 검사, 예를 들면 위 내시경이나 CT검사 등은 환자의 부담이 클 뿐

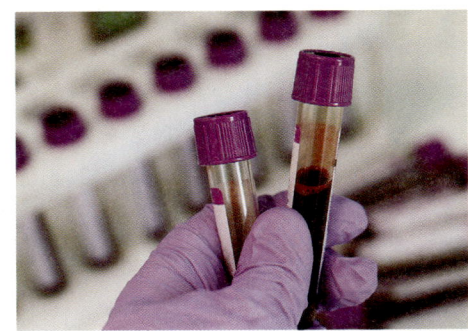

만 아니라 눈으로 확인할 수 있을 정도로 암이 성장하지 않으면 검출이 불가능합니다.

그런데 리퀴드 바이옵시는 단 한 방울의 피로 10종류 이상의 암을 검출할 수 있어서 환자의 부담이 적을 뿐만 아니라, 실제 암 증상이 나오기 전의 눈에 보이지 않는 단계에서도 진단이 가능합니다.

우리 몸속에는 암세포가 될 수 있는 이상유전자가 매일 3,000개 정도 생겨난다고 합니다. 이것을 몸에 있는 여러 가지 기구에서 수복(修復)하므로 바로 영향이 나타나지는 않습니다. 예를 들어 암세포가 생겼다 하더라도 면역력이 높으면 암을 발증시키지 않고 끝내버립니다.

그러나 면역세포로부터 도망쳐 살아남은 암세포가 방치되면 언젠가 악영향이 나타납니다. 이것은 몇 년 후라는 긴 시간에 걸쳐 조금씩 진행되므로 암이 발견될 때에는 이미 늦은 경우가 됩니다.

리퀴드 바이옵시로는 체내에 존재하는 암세포가 미량이라고 하더라도 그 흔적을 검출할 수 있기 때문에 장래적인 암 발병 위험을 조기에 발견할 수 있습니다.

3 최신 의료 정보를 이용하여 '자신이 자신의 주치의'가 되자

만약 당신이 리퀴드 바이옵시에 의해 어떠한 암의 발병 위험이 있다고 진단받는다면 어떨까요? 아무것도 하지 않고 지금의 생활을 계속한다면 암이 발병될 가능성은 굉장히 높겠지요.

그러나 장래 암이 될 위험성이 있다는 사실을 미병 상태로 보고 생활을 바꿔간다면 암에 걸릴 위험을 최소한으로 억제시킬 수 있습니다. 이것이 바로 '건강해질 것인지, 병에 걸릴 것인지의 갈림길'입니다.

현재는 DNA를 분석해서 암 이외에도 여러 가지 병의 발병 위험을 예측할 수 있는 서비스도 나와 있습니다. 앞으로 점점 사전에 자신의 발병 위험을 느낄 수 있는 기회가 늘어나게 될 겁니다. 그런 세상이 되면 될수록 미병에 대한 생각은 중요해집니다. 왜냐하면 '건강해질 것인지, 병에 걸릴 것인지의 갈림길'을 좀더 정확하게 알 수 있게 되기 때문입니다.

리퀴드 바이옵시 등 최첨단 과학에 의해 얻어진 기술과 오랜 세월에 걸쳐 쌓아온 선조들의 미병 지식을 결합시키면, 우리들의 건강에 대한 생각, 대처 방법, 그리고 행동은 크게 바뀔 겁니다.

정기적으로 실시되는 건강 검진에서도 '콜레스테롤 수치가 높다.'는 간단한 검사 결과뿐만 아니라 '대장암이 될 가능성 0%' 등 장래적인 병의 위험을 상세하게 알 수 있게 되면, 그러한 예측으로부터 자신의 생활을 바꿔 실제로 병에 걸리기 전에 대처할 수 있게 될 겁니다. 병원에 다니지 않고 병을 치료하는, 즉 '자신이 자신의 주치의'가 되는 겁니다.

그런 시대가 되려면 좀더 시간이 걸릴지도 모르겠습니다만, 눈앞에 위험을 직면하기 전까지라도 몸은 어떠한 소리를 낼 겁니다. 그 소리에 똑바로 귀를 기울이고 '자신이 자신의 주치의'라는 의식을 가지고 미병을 개선하기 위해 노력하는 것이 중요합니다. 우선 하기 쉬운 것부터 조금씩 생활습관을 고쳐보기로 합시다.

행동수칙 2   쾌면을 하자

수면은 '궁극적 휴식'이지만, 자는 동안 몸도 뇌도 계속 쉬고 있는 것만은 아닙니다. 우리는 하룻밤의 수면 중에도 '논렘수면'이라고 하는 깊은 잠과 '렘수면'이라고 불리는 얕은 잠을 몇 번이고 반복한 후 잠에서 깨게 됩니다.

논렘수면은 '뇌의 휴식 타임'이지만, 체내에서는 몸의 성장(성장기), 손상된 세포의 수복, 새로운 세포를 만들어내는 일(신진대사) 등이 일어나고 있습니다.

한편 렘수면은 '몸의 휴식 타임'으로 긴장된 근육이 풀려 몸은 완전 휴식 상태에 들어가지만, 대뇌에서는 기억이나 정보 데이터의 정리가 행해지고 있습니다.

'쾌면'이란 매일매일의 활동 상황에 따른 밸런스로, 논렘수면과 렘수면이 각각 충분히 이루어지는 수면입니다. 이와 동시에 논렘수면은 필요 충분한 잠의 깊이에 도달함으로써 마음과 몸의 휴식이나 수복, 뇌의 정보 정리가 제대로 이루어진 수면입니다.

쾌면을 하지 않으면 대미지를 입은 심신이 충분히 수복되지 않기 때문에 생활습관병이나 우울증에 걸릴 위험도 높아집니다. 그런데 실제로 많은 분들이 쾌면은커녕 좀처럼 잠들지 못하는 문제로 고민하고 있는 실정입니다. 그 주요 원인은 불규칙한 생활·과도한 스트레스 등에 의한 자율신경의 혼란이나 잘 때 '수면 호르몬'이 충분히 분비되지 않기 때문입니다.

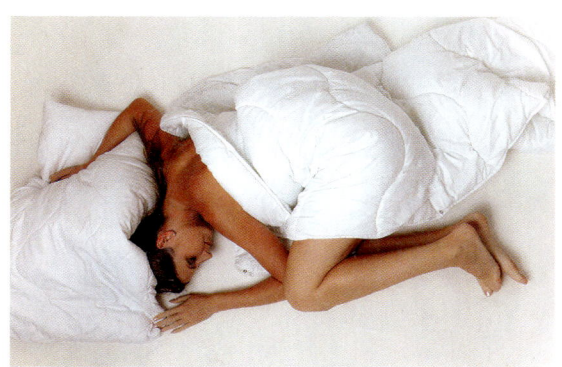

하루의 활동을 끝내면 목욕, 릴랙스 호흡법(p.166), 기타 자기 나름대로의 방법 등으로 스스로를 '릴랙스' 상태로 두어야 합니다. 또한 액정 화면이나 조명 기구에서 방출되는 빛은 수면 호르몬의 분비를 억제하므로 자기 1시간 전부터 스마트폰 보기를 그만두고, 방의 조명을 낮추는 것이 좋습니다. 그리고 아침부터 규칙적인 생활을 시작하여 체내 리듬을 정리합시다.

1 대미지를 입은 마음과 몸은 잘 때 수복된다

많은 사람들이 '잠에 대한 고민'을 합니다.

'밤에 잠이 잘 안 와요.', '밤에 몇 번이나 잠에서 깨요.', '잠이 얕게 들어서 숙면감이 없어요.', '아침에 눈이 잘 안 떠져요.'

'수면 장애'가 있는 사람이 매년 증가한다고 합니다. 그러나 늘 바쁘고 무언가에 쫓기고 있거나, 계속해서 스트레스에 노출되어 있다면 수면 장애에 빠지는 것이 너무나도 당연합니다. 밤에 원활하게 잠이 들고, 깊게 잠들기 위한 필수 조건을 충족하지 못하기 때문입니다.

2 쾌면의 필수 조건

지금부터 쾌면(기분이 좋아질 만큼 달게 자는 잠)의 필수 조건과 그것을 충족시키기 위해 유의해야 할 생활습관이나 대책을 말씀드리겠습니다.

쾌면의 필수 조건 1 - '부교감신경'에 스위치가 들어와 있을 것

스트레스 사회를 살아가는 현대인은 자율신경의 밸런스가 무너지기 쉽습니다. 이것이 수면 장애를 부르는 큰 원인 중 하나입니다.

자율신경은 생명 유지나 심신의 적절한 상태 유지를 위해 24시간 내내 우리의 의식이나 의사와는 관계없이 내장이나 장기의 기능, 대사, 체온 조절 등을 콘트롤하고 있습니다. 더울 때에는 체온을 낮추기 위해 땀을 흘리고, 음식을 먹으면 침(타액)과 소화액을 내보내 소화·흡수를 촉진시킵니다. 우리가 이렇게 하자거나 저렇게 하자고 생각하지 않아도 자율신경이 알아서 해주고 있습니다.

또 사람들 앞에서 연설할 때나 혼자서 좋아하는 사람을 우연히 만났을 때에 긴장해서 참고 싶어도 참지 못할 만큼 심장이 두근두근 뛰는 것도 사실 자율신경의 작용입니다.

자율신경에는 '교감신경'과 '부교감신경'의 2가지가 있습니다. 교감신경에 스위치가 들어오면(즉 교감신경이 우위에 있으면) 부교감신경은 오프(off)되고, 부교감신경에 스위치가 들어오면 교감신경이 오프(off)됩니다. 두 신경은 올라갔다 내려갔다 하는 시소 관계에 있습니다.

그런데 일생생활에서는 기본적으로 교감신경이 온(on)되고, 부교감신경이 오프(off)됩니다(p.125). 한낮, 일·가사 등의 활동을 하는 시간, 긴장하고 있을 때 등에는 교감신경의 스위치가 온(on)이고, 잘 때나 릴랙스하고 있을 때에는 부교감신경의 스위치가 온(on)입니다. 전자의 상태를 '활동 모드' 또는 '긴장 모드'라 하고, 후자의 상태를 '릴랙스 모드'라고 할 수도 있습니다.

수면은 '궁극의 릴랙스 상태'이긴 하지만, 자율신경이 릴랙스 모드 즉, 부교감신경이 온(on)되지 않으면 원활한 수면이 이루어지지 않습니다.

그런데 현대인은 '이제 자야지'라고 할 때 타이밍 좋게 '부교감신경 스위치 온(on)' 상태로 되기 어렵습니다.

하루의 업무나 가사 등을 저녁 때나 밤에 마치면 스위치가 그때까지의 활동 모드로부터 릴랙스 모드로 바뀌어서 그대로 잠들 때까지 릴랙스 모드가 지속된다면 매끄럽고 편안하게 잠을 자게 될 겁니다. 이것이 이상적이지요.

그러나 걱정되는 일들이 머릿속을 떠나지 않을 때, 우울하거나 불쾌한 기분에 사로 잡혀 있을 때에는 좀처럼 잠이 들지 않습니다. 이것은 완전히 '교감신경 스위치가 온(on) 상태'에 있기 때문입니다.

어쨌든 현대인은 업무·가정·기타 일들로 격무나 스트레스에 계속 시달리게 되고 생활 자체도 불규칙해지기 쉽습니다. 이렇게 해서 마음이나 몸은 점점 피곤해지고, 자율신경은 긴장 모드(교감신경)에 스위치가 계속해서 들어가 있는 상태가 됩니다. 그렇기 때문에 좀처럼 스위치가 부교감신경쪽으로 가지 못하여 자율신경의 밸런스가 무너지면서 혼란스러워집니다.

심신의 피로를 치유하고, 무너진 자율신경을 콘트롤하려면 궁극의 릴랙스 상태인 수면이 필요합니다. 그렇지 못하면 자율신경이 무너진 탓에 잠이 안 오고, 수면 장애를 안게 되는 일종의 악순환에 빠질 수밖에 없습니다.

여기서 탈출하기 위해서는 자기 나름대로의 릴랙스법이나 '행동수칙 9 잘 쉬자'(p.179)에서 해설하는 릴랙스 호흡법 등에 의해 부교감신경으로 스위치가 바뀌는 타임을 만드는 것이 중요합니다.

☼ 교감신경과 부교감신경

	교감신경의 스위치 ON (긴장 모드)	부교감신경의 스위치 ON (릴랙스 모드)
심신의 상태	· 활동 시(업무나 운동 등) · 집중하고 있을 때 · 긴장하고 있을 때 · 흥분·긴장 상태일 때 · 위험한 상태, 위기 상황에 있을 때 · 스트레스를 느끼고 있을 때	· 수면 시 · 휴식하고 있을 때 · 릴랙스하고 있을 때 · 식사나 간식을 먹고 있을 때 · 술을 마시고 있을 때(다만 적당한 양의 범위 내에서)
심장	심박수가 높다	심박수가 낮다
혈압	상승한다	하강한다
혈관	수축한다	확장한다
근육	긴장한다	풀어진다
호흡	얕아진다, 빨라진다	깊어진다, 느려진다
타액(침)	감소한다, 농도가 짙어진다	늘어난다, 농도가 옅어진다
소화관	소화액 분비를 억제한다	소화액 분비가 진행된다
땀샘	땀이 진해진다	땀이 옅어진다
동공	확대한다	축소한다

쾌면의 필수 조건 2 - '잠 호르몬'이 많이 분비될 것

쾌면 시에는 '잠 호르몬'이라고도 불리는 '멜라토닌(melatonin)'이 분비됩니다. 체내의 멜라토닌은 저녁 무렵부터 서서히 증가하기 시작하므로 밤이 되면 그 작용으로 점점 졸리게 됩니다. 그리고 잠이 들 무렵에는 상당한 양이 분비됩니다.

그런데 멜라토닌이 잠드는 데 필요한 만큼 충분히 분비되지 않으면 밤이 늦어도 눈은 깨어 있고, 자리에 누워도 좀처럼 잠이 오지 않게 됩니다. 아무리 릴랙스 환경을 만들어도 멜라토닌이 충분하지 않으면 잠이 오지 않게 되는 겁니다.

멜라토닌 부족의 가장 큰 원인은 '빛'. 빛에는 멜라토닌 분비를 스톱시키는 기능이 있습니다. 특히 스마트폰·컴퓨터·태블릿·텔레비전 등의 액정 화면에서 방출되는 '블루라이트'에는 강한 각성 효과가 있습니다. 잠들 때까지 스마트폰을 손에서 놓지 못하는 사람은 쾌면을 위해 오늘부터 그 습관을 바꿔봅시다.

쾌면의 필수 조건 3 - 취침 시에 심부체온이 떨어져 있을 것

하룻밤 사이에 주기적으로 반복되는 '얕은잠(렘수면)'과 '깊은잠(논렘수면)'. 그런데 깊은 잠이 이루어지지 않거나 충분한 깊이에 이르지 못하면 아무리 수면 시간이 길더라도 숙면감을 얻을 수 없거나, 눈을 떴을 때 개운하지 않게 됩니다.

충분히 깊은 잠을 자기 위해서는 쾌면의 필수 조건 1, 2 외에도 '심부체온(내장이나 뇌 등 몸의 내부온도)'이 충분히 내려가야 합니다. 평소에는 자리에 누워도 잠들기 직전에는 발이나 손이 따뜻합니다. 이것은 몸이 심부체온을 낮추려고 피부 표면으로부터 열을 방출하고 있기 때문입니다. 이러한 콘트롤 기능은 자율신경이 정상적으로 일하고 있기 때문에 작동됩니다.

3 쾌면 매뉴얼

다음은 콘트롤 기능을 돕고, 잠이 들려는 시간에 딱 맞게 심부체온이 스무스하게 내려갈 수 있도록 하는 효과적인 대책입니다.

① '쾌면'은 아침에 일어나서부터 시작된다 : 아침해를 맞으며 수면 호르몬을 교체하자

아침에 눈을 뜨면 먼저 커텐을 열고 아침해를 쪼입니다. 아침 햇빛을 눈

의 망막이 캐치하면 잘 때 분비되었던 수면 호르몬인 '멜라토닌'의 생성·분비가 스톱되고, 각성과 활동 호르몬인 '세로토닌(serotonin)'의 생성·분비가 촉진됩니다.

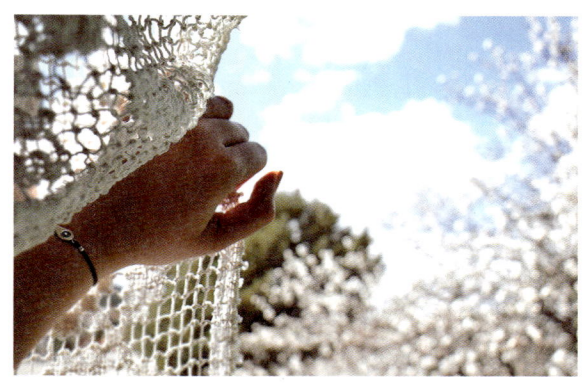

세로토닌은 낮에 활발하게 활동하기 위해 빠뜨릴 수 없는 호르몬이지만, 실은 눈을 뜨고부터 14~16시간 정도 지나면 멜라토닌으로 변화하기 시작합니다. 즉 수면 호르몬인 멜라토닌은 세로토닌이 변화해서 만들어집니다. 낮에 세로토닌의 생성·분비량이 많으면 많을수록 잠이 들 때 멜라토닌의 양도 늘어나게 됩니다.

그리고 흐리거나 비오는 날의 빛은 맑은 날만큼 강하지 않지만, 빛의 힘으로 세로토닌의 분비가 촉진되는 것은 틀림없습니다. 실내 조명으로도 다소 효과가 있습니다.

한편 아침에 빛을 쪼이면 몸이나 마음이 '아침 모드'로 바뀝니다. 아침에는 아침에 맞는, 낮에는 낮에 맞는, 밤에는 밤에 맞는 심신 상태가 되려고 하는 자연계에 합치된 체내 리듬이 생겨 자율신경도 조절하기 쉬워집니다.

그리고 '아침을 먹는 것'도 체내 리듬을 조절하는 효과가 있습니다. 아침 식사로는 '트립토판(tryptophane)'이라고 하는 아미노산이 포함된 음식을 추천합니다.

트립토판은 사실 세로토닌의 '원료'가 됩니다. 저녁 식사 때 제대로 섭취해 두면 낮에 많은 세로토닌이 생성되므로 그만큼 밤이 되면 충분한 양의 멜라토닌이 만들어집니다. 트립토판은 육류·어패류·유제품·계란·대두·청국장과 같은 콩류나 그 가공 식품 등 단백질이 포함된 식재료 외에 참깨·호두·땅콩 등에도 풍부하게 함유되어 있습니다.

② 저녁에는 격렬한 운동이 좋지 않다 : '기분 좋은 피로'를 유도하는 운동을 실시하자

저녁 이후에 하는 격렬한 운동은 교감신경을 자극하고 수면을 방해하는 원인이 되므로 피하도록 합시다. 한편 자기 전 3~5시간 전의 걷기와 같은 가벼운 운동에 의한 '기분 좋은 피로'는 스무스한 수면이나 깊은 잠을 유도합니다.

한편 심부체온은 하루 사이에 변화하지만, 그중에서도 저녁 시간대에 가장 높아집니다. 이 시간대에 운동을 해서 좀더 체온을 높여두면 그 반동으로 막상 자려고 할 때 심부체온이 쉽게 내려가게 됩니다.

③ 카페인은 잠들기 5시간 전까지, 술은 4시간 전까지, 식사는 3시간 전까지

카페인의 효과에는 개인차도 있지만, '잠들기 전에 커피를 마셔도 잠이 잘 온다.'는 사람도 카페인을 섭취하면 깊은 잠을 못 자게 될 가능성이 있습니다. 될 수 있으면 잠들기 5시간

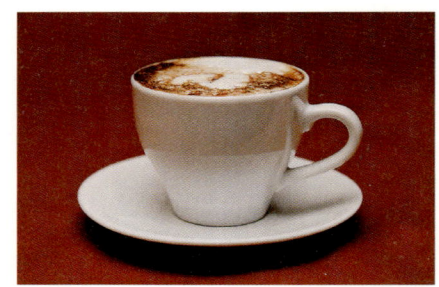

전 이후에는 카페인이 포함된 음식물을 섭취하지 않는 것이 좋습니다.

또한 잠들기 3시간 전 이후에 식사를 하면 잠을 잘 때에도 위(위장)가 운동하기 때문에 숙면을 취할 수 없을 뿐만 아니라 소화 불량을 일으켜 다음 날 아침 위가 더부룩해집니다.

야근 등으로 할 수 없이 야식을 할 때에는 저녁에 가벼운 식사나 간식을 먹고, 밤에는 소화가 잘 되는 음식을 아주 가볍게 섭취하면 좋겠지요.

적절한 양의 술은 긴장을 풀어주고 릴랙스 효과도 있습니다. 기분 좋게 마시는 동안 꾸벅꾸벅 졸다가 잠들어버리는 경우도 있습니다.

그러나 술을 마시고부터 3시간 정도 지나면 알코올 성분이 분해되어 '아세트알데히드(acetaldehyde)'가 생성됩니다. 아세트알데히드에는 심박수나 체온을 높이는 성분이 있어서 교감신경으로 스위치가 들어가게 됩니다. 그래서 밤중에 갑자기 눈이 확 떠지게 되고, 그 후 좀처럼 잠이 들지 않게 되거나, 운좋게 잠이 들더라도 숙면을 막아서 결과적으로 수면 부족이 됩니다.

밤에 술을 마실 때에는 잠들기 4시간 정도 전까지, 아무리 늦어도 3시간 전까지가 이상적입니다. 무엇보다 '잠이 잘 안 오니까' 한 잔하면서 잠이 들려고 하는 것은 좋지 않습니다. 서서히 주량이 늘어 알코올의존증에 걸리기 쉬워진다는 것이 전문가들의 연구 조사에서도 밝혀졌습니다.

④ 잠들기 30분~1시간 전의 목욕은 잠이 잘 들게 하고, 깊은 잠에 빠지게 한다

목욕은 아주 편안함을 줄 뿐만 아니라 수면으로 이어지는 릴랙스 효과가

있으며, 자율신경의 교란을 개선하고 혈류를 좋게 하여 수면을 원활하게 합니다.

쾌면을 위한 목욕의 베스트 타이밍은 자기 30분~1시간 전.

목욕으로 심부체온을 올려두면 그 반동으로 30분~1시간 후에 심부체온이 급격히 낮아져 깊은 수면에 들기 쉽게 됩니다.

그밖에 릴랙스 효과를 높이기 위한 목욕의 포인트는 '행동수칙 5 목욕을 하자'(p.151)에서 확인해보기 바랍니다.

⑤ 스마트폰·컴퓨터·태블릿·TV는 자기 1시간 전까지 보고, 침실 조명에도 신경쓰자

낮에 많은 세로토닌이 생성·분비되었더라도, 세로토닌이 멜라토닌으로 변화해서 분비되는 시간대 또는 지금부터 자려고 할 때에 멜라토닌 분비를 스톱시키는 일들을 해버리면 아무것도 남는 게 없게 됩니다.

강한 각성 작용이 있는 블루 라이트를 방출하는 스마트폰·컴퓨터·TV 등은 침대로 들어가기 2시간 전까지, 아무리 늦어도 1시간 전까지만 봅시다.

게다가 액정 단말과 마찬가지로 블루 라이트를 방출하는 LED 조명을 침실의 조명으로 사용하지 않는 것이 좋습니다. LED 조명은 눈을 감고 있거나 자고 있는 동안에도 피부가 빛을 느껴 멜라토닌 분비가 많든적든 정체되어 잠이 들거나 수면의 깊이에 영향을 미칩니다.

될 수 있으면 잠들기 1시간 전 정도부터 조명의 밝기를 떨어뜨리고, 잘 때에는 조명을 끄는 것이 좋습니다. 깜깜한 방에서 오히려 잠이 잘 안 오는 분은 직접적으로 빛이 비추지 않는 간접 조명을 사용하거나, 조명 기구와

본인 사이에 칸막이를 두는 등의 노력을 해봅시다.

⑥ 하루를 매듭짓는 '릴랙스 타임'으로 스위치를 부교감신경으로 바꿔보자

바쁜 하루를 마치고 조금이라도 빨리 잠들고 싶어 침대로 뛰어들더라도, 몸안에서 부교감신경의 스위치로 바꿀 준비가 되어 있지 않으면 좀처럼 잠이 들지 않게 됩니다. 결국 '조금이라도 빨리' 침대로 뛰어든 의미가 없어져버립니다.

그 '조금의 시간'을 '부교감신경으로의 스위치 온'을 위해 사용합시다. 이때에는 가벼운 스트레칭이나 요가 등도 효과적입니다. 시간도 별로 많이 들지 않고 누구나 가볍게 할 수 있으며 효과도 좋은 방법이 있습니다. 그것은 '릴랙스 호흡법'입니다. 그 구체적인 방법은 '행동수칙 6 의식적으로 호흡을 하자'(p.159)에서 설명하니 참고하시기 바랍니다.

4 쾌면의 양

'쾌면을 취합시다.', '수면은 양보다 질'이라고들 하는데, '양은 적어도 될까요?' 전혀 그렇지 않습니다.

하룻밤의 수면 중에 반복되는 깊은잠(논렘수면)과 얕은잠(렘수면)의 추이를 표시한 그림(p.132)을 보면 잠에 들면 먼저 깊은 논렘수면으로 들어가 깊은 잠이 들기 시작하는 순간 서서히 얕아져서 렘수면이 됩니다. 그리고 시간이 좀 지난 후 다시 논렘수면에 들어갑니다. 이것이 반복되면서 전체적으로는 서서히 잠의 깊이가 얕아지게 되어 최후 렘수면을 거쳐 눈을 뜨게 됩니다.

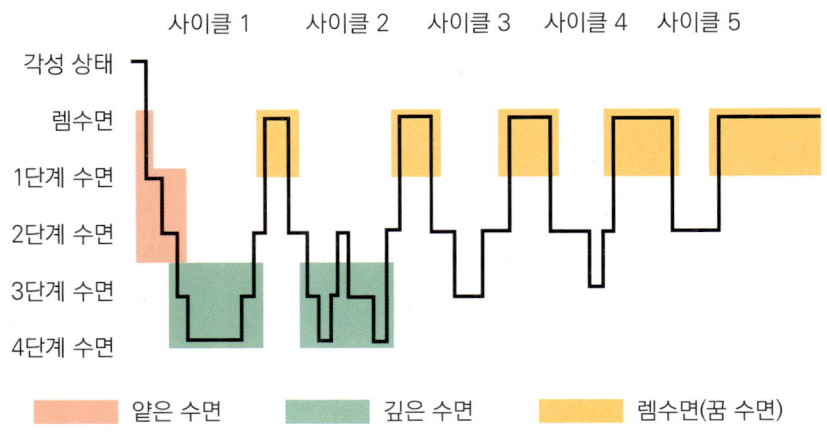

일반적으로는 논렘수면과 렘수면의 원 세트를 '수면의 주기' 혹은 '수면 사이클' 등으로 부릅니다.

■ 수면의 주기

수면 사이클은 사람에 따라 다르며, 같은 사람이라도 나이 등에 따라 달라집니다. 게다가 그날 심신의 활동 상황이나 뇌에 들어온 정보량 등에 따라서도 논렘수면이나 렘수면 중 하나, 혹은 둘 다 '시간 연장'이 될 수도 있어서 매일매일 약간씩 변화가 있습니다. 성인은 대략 평균 90분 정도이며, 개인차에 의해 60~120분의 폭이 있다고 합니다.

그리고 논렘수면, 렘수면의 원 세트 수면 사이클이 하룻밤에 4회 혹은 5회 돌아가는 것이 베스트입니다. 수면 사이클이 평균 90분인 사람이라면, 수면 시간을 6시간 혹은 7시간 반 취하는 것이 좋다는 계산이 나옵니다.

한편 수면 사이클이 하룻밤에 3회 이하가 되면 이른바 '수면 부족'이 되어 마음과 몸에 영향을 미칩니다. 너무 짧은 수면은 논렘수면·렘수면 모두 충분히 취하지 못하게 되어 결국 '질'도 저하됩니다.

아무리 수면 시간이 충분하더라도 부교감신경으로 스위치 온이 되지 않거나, 멜라토닌 부족, 심부체온이 내려가지 않는 등의 원인으로 논렘수면일 때 충분한 깊이에 도달하지 못하면 숙면감을 얻을 수 없게 되고, 개운하게 잠에서 깨지 못하게 되는 등 애매한 수면이 되어버립니다. 양은 충분하지만 질이 부족한 경우입니다.

깊은 논렘수면을 취하지 못하면 아래의 표처럼 논렘수면 사이에 뇌나 체내에서 행해지는 손상된 세포의 수복·재생이나 면역력 강화, 기억 작업 중에서도 '싫은 기억의 소거' 등이 충분히 이루어지지 않게 됩니다. 피부의

☼ '렘수면'과 '논렘수면'의 특징

	렘수면 (몸을 쉬게 하는 잠)	논렘수면 (뇌를 쉬게 하는 잠)
특 징	얕은 잠. 뇌의 각성 상태를 계속시키는 수면	깊은 잠. 4단계의 깊이가 있다. 3~4단계 깊이의 잠은 수면 전반에 집중. 이때에는 몸도 뇌도 휴식하며, 약간의 소리 등의 자극에는 깨지 않는다.
근육이나 몸의 상태, 체내에서의 작용	근육의 긴장이 풀어지고, 몸이 휴식한다. 몸에 힘이 들어가지 않는다.	몸을 지지할 정도의 근육 긴장이 유지된다. 깊은 논렘수면 시에는 성장 호르몬 분비가 촉진되며, 성장·손상된 세포의 수복 내지 재생이 이루어진다. 면역 기능이 활성화하고, 면역력이 강화된다.
자율신경의 작용	자율신경을 콘트롤하기 힘들며, 맥박·호흡·혈압 등이 불규칙하게 변화한다.	교감신경이 휴식하고, 부교감신경 우위가 된다. 맥박·호흡·혈압은 안정. 심부체온을 저하시켜 뇌의 온도를 낮추기 위해 열을 방산하고, 땀을 낸다.
머리 속에서의 기억 작업	기억·정보의 정리가 행해진다. 기억을 원활하게 떠올리듯이 뇌의 데이터 처리 작업이 행해진다.	'싫은 기억'의 소거(망각)가 행해진다. 여러 가지 기억을 서로 연결시키는 통합 작업과 몸이나 감각에 의존하는 기억의 고정 작업이 행해진다.

턴 오버도 진행되지 않고, 면역력도 저하되며, 마음의 리프레시가 되지 않아 '우울'을 불러일으킬 우려도 생기는 등 미용이나 심신의 건강에도 여러 가지 나쁜 영향을 미칩니다.

현재는 자신의 수면 중 상태의 변화(렘수면·논렘수면의 주기나 잠의 깊이)를 알 수 있는 어플리케이션이나 전용 웨어러블 타입(wearable type)의 단말 등도 있습니다. 이러한 것들을 사용하여 자신의 수면 주기를 알아보거나 쾌면을 취하고 있는지 체크하여 쾌면 생활에 도움이 되게 합시다.

행동수칙 3 먹거리에 신경쓰자

매일매일의 식생활에 어느 정도 신경을 쓰고 계십니까?

우리의 몸은 우리가 매일 먹는 음식으로 이루어집니다. '먹거리에 신경쓰자.'는 것은 '입으로 들어가는 음식이나 먹는 방식을 연구하고, 음식이 자신의 몸을 만든다고 의식하는 것'입니다.

==균형잡힌 세 끼의 식사뿐만 아니라 '잘 씹는 것'도 중요합니다.==

잘 씹어서 먹으면 침(타액)이 많이 분비되므로 침에 포함된 소화 효소인 '아밀라아제(amylase)'에 의해 음식 중의 전분이 분해되어 음식의 맛을 보다 잘 느낄 수 있게 됩니다. 그러나 잘 씹지 않으면 아밀라아제에 의한 분해가 불충분하기 때문에 맛이 살짝 부족하게 느껴집니다. 그래서 소스나 간장 등의 조미료로 간을 더하게 됩니다.

또 잘 씹지 않고 빨리 먹으면 머리 속의 만복중추가 자극받기 전에 음식을 섭취하게 되어 과식하기 쉽습니다. 잘 씹으면 염분 섭취도 줄일 수 있고, 또한 식사량을 적절하게 조절할 수 있어 효과적인 대사증후군(metabolic syndrome) 대책이 됩니다.

나아가 침에는 제균·살균 기능도 있어서 잘 씹어서 침의 분비량을 늘리면 외부에서 침입해 오는 병원균 등을 배제하거나, 충치나 치주병을 예방하는 효과도 있습니다.

좋은 자세로 음식을 한 숟가락 입에 넣고 30회 이상 씹는 것이 가장 이상적입니다. 또한 일하면서 먹지 말고, 릴랙스 모드에서 즐겁고 맛있게 식사를 하면 침의 분비량이 증가하여 소화도 촉진됩니다.

오늘, 내일, 그리고 장래의 건강을 위해서라도 매일 '먹거리'에 신경써 봅시다.

1 음식으로 몸을 보양하자

증상이나 몸의 상태에 맞게 식재료를 조합시킨 식사를 하자는 것이 '약선(藥膳 ; 약이 되는 음식)'입니다. 이것은 병의 치료법이나 건강법의 일환으로 취급됩니다. '무엇을 먹는가'가 몸을 만들고 건강을 지키는 데 얼마나 중요한지를 뜻합니다.

약선 중에서 병 치료의 일환으로 하는 식사법을 '식료(食療 ; 음식물의 다양한 성미와 작용에 따라 각 장부에 작용하여 치료 효과를 얻는 식이요법)', 일반적인 병의 예방 및 건강법으로 하는 식사법을 '식양(食養 ; 음식물의 품질·성분·분량 등을 조절하여 질병 예방이나 치유를 촉진하는 방법)'이라고 부릅니다.

몸 만들기, 건강 만들기, 미병 개선을 위해 '우리집 식탁에도 약선 레시피'를 고민해 보시기 바랍니다. 그런데 무언가로 어수선하고 바쁜 생활을 하는 우리들의 식탁에는 '약선 레시피'보다 '시간 단축 레시피'가 더 현실적일지도 모르겠습니다.

그러나 본격적으로 약선을 도입하지 않더라도 늘 약간의 노력을 더하여 식단을 꾸리는 것만으로도 미병 개선으로 이어지는 '약선적 식사'를 할 수 있을 겁니다.

여기에서는 주로 '혈류를 좋게 하고, 냉증을 개선하고, 자율신경을 조절'할 수 있는 시간 단축 레시피나 외식할 때도 하기 쉬운 '약선적 사고 방식' 및 현대인의 식생활에서 빠지기 쉬운 함정 등을 설명합니다.

① '몸을 따뜻하게 하는 식재료', '차갑게 하는 식재료', '제철 식재료'를 의식한다

동양 사상 및 한의학에서는 '중용(中庸)'을 중시합니다. '중용'이란 간단히 말하면 '치우치지 않는 것, 즉 극단이 아닌 온당한 것'을 의미합니다. 중용의 기초가 되는 것이 '음양 사상'입니다.

이것은 세상의 모든 것들을 '음'과 '양'으로 나눈 다음, 그 '음'과 '양'의 어느 한 쪽으로 치우치지 않고 밸런스를 갖추는 것, 즉 중용을 이상적인 상태로 보는 사상입니다.

식재료에도 '음(성)인 식재료'와 '양(성)인 식재료'가 있습니다. 전자는 '몸을 차갑게 하는(식히는)' 성질이 있으며, 후자는 '몸을 따뜻하게 하는' 성질이 있다고 합니다.

식양(食養)에서는 "체내에 열이 몰리기 쉬운 더운 계절에는 '음의 식재료'를 써서 열을 발산시키고, 몸이 차가워지기 쉬운 추운 계절에는 '양의 식재료'를 써서 몸을 따뜻하게 해야 한다."고 주장합니다.

한편 계절의 춥고 더움뿐만 아니라 사람의 체질·마음과 몸의 상태를 고려하여 어떤 식재료를 쓰는 것이 좋을지 판단합니다.

'한(寒)'은 음성으로, '열(熱)'은 양성으로 분류됩니다. 한증인 사람은 양의 식재를 많이 취하고, 열증인 사람은 음의 식재료를 많이 취하여 '밸런스를 갖추는 것이' 기본입니다.

미병 상태에 있는 사람은 혈류가 나빠져 있거나 자율신경이 무너져 교란을 일으킨 경우가 많습니다. 한의학적으로는 '기·혈·수'의 순환이 나빠져 있거나, 부족해져 있는 상태에 있습니다. 음·양으로 말하면 '음'의 상태입니다.

기·혈·수의 순환을 좋게 하려면 교란을 일으킨 혈류나 자율신경을 개선시켜야 합니다. 이를 위해서는 몸을 따뜻하게 하는 '양의 식재료'를 많이 섭취하고, 몸이나 마음을 '중용'의 상태로 가져가야 합니다.

특히 '수'의 순환이 나빠져 있는(수독) 사람은 몸을 따뜻하게 하는 '양성'의 식재료를 섭취하면서 이뇨 작용이 있는 식재료도 섭취하는 것이 좋습니다. 이뇨 작용이 있는 식재료에는 '음성'인 것이 많지만, 여기에서는 뒤에서 말씀드릴 '한 가지 노력'이 더해집니다.

그럼 '음의 식재료'와 '양의 식재료'에는 어떤 것들이 있을까요?

식재료의 음양은 '겉모습'이나 '원산지' 등으로부터 어느 정도 판별할 수 있습니다. p.144에 음·양의 식재료의 특징과 구체적인 예를 정리해두었습니다.

기본적으로는 온난한 지역이 원산지인 식재료와 온난한 시기에 수확하는 식재료는 '음', 한랭한 지역이 원산지인 식재료와 한랭한 시기에 수확하는 식재료는 '양'으로 보아도 됩니다.

사람의 몸은 1년을 지나면서 계절의 변화나 살고 있는 토지·기후의 지배를 받아 각각의 계절·토지·기후에 맞는 몸 상태가 됩니다. 또한 계절별과 토지·기후별로 수확할 수 있는 식재료에는 각각의 계절 및 토지·기후 중에 병에 걸리지 않고 지내기 위해 필요한 성분·영양이 포함되어 있습니다. 이러한 음식들을 먹으면 각각 다른 계절 및 토지·기후에서도 몸과 마음의 건강을 유지할 수 있습니다.

더운 계절이나 토지·기후에서는 더위에 쓰러지지 않도록 되도록이면 에너지 소비를 억제하고 열을 발산시켜 '몸을 차게 하는 음식'을 섭취합니다. 반대로 추운 계절이나 토지·기후에서는 추위에 지지 않도록 되도록이면 에너지 생산을 높여 체온을 유지할 수 있도록 '몸을 따뜻하게 하는 음식'을 섭취합니다.

'제철 음식을 먹으면 병에 걸리지 않는다.'라는 옛말이 있습니다. 계절에 맞는 '제철' 식재료에는 그 계절에 맞는 몸이 되게 하기 위한 성분·영양이 듬뿍 들어 있기 때문입니다. 예를 들면 봄은 1년 중에서도 신진대사가 가장 활발하므로 체내에 쌓인 불필요한 물질·노폐물을 해독하여 배출하는 간이나 콩팥을 풀가동시킵니다.

봄에 제철을 맞이하는 머위 줄기·두릅·죽순·봄양배추·유채꽃 등의 봄채소는 '쓴맛'과 '은은한 매운맛'이 있는 것이 특징입니다. 이 쓴맛과 매운맛의 성분 안에는 간과 콩팥의 기능을 도와주는 성분이 있습니다. 예를 들면 쓴맛의 근원이 되는 '알칼로이드(alkaloid)'에는 콩팥의 여과 기능을 향상시키고, 노폐물 배출을 촉진하고, 신진대사를 활성화시키는 기능이 있습니다. 봄양배추·브로콜리·유채꽃 등의 아브라나과(科) 채소의 '부드러운 매운맛'의 근원인 '글루코시놀레이트(glucosinolate)' 성분은 콩팥의 해독 기능을 강화합니다.

한편 양배추의 품종은 봄~여름에 수확하는 말랑말랑하고 부드러운 봄양배추와, 가을~겨울에 수확하는 단단하고 딱딱한 겨울양배추의 2가지가 있습니다. 그런데 봄양배추는 몸을 차갑게 하

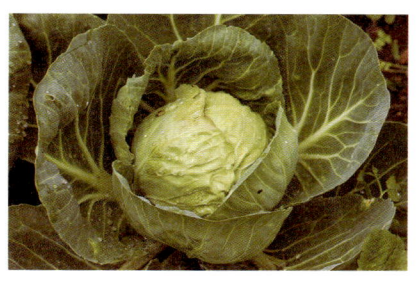

는 기능이 있는 '음의 식재료'이고, 겨울양배추는 몸을 따뜻하게 하는 기능이 있는 '양의 식재료'입니다. 봄양배추와 겨울양배추의 차이는 p.144에 있는 '음·양의 식재료'에서 본 각각의 특징과도 합치됩니다.

이처럼 수확 시기에 따라 음·양이 달라지는 것도 '자연'이 행하는 일입니다. 신기하고 절묘한 자연의 힘을 느낄 수 있습니다.

② 약간의 노력으로 평소부터 '몸을 따뜻하게 하는 식생활'을

냉증이 있는 '한증(寒症)'인 사람 중에서 체력이 약한 '허증(虛症)' 타입인 사람은 평소부터 양성 식재료로 조리한 음식을 많이 섭취하여야 합니다.

그렇다고 해서 주방에 양성 식재료를 항상 충분히 쌓아 놓을 수는 없죠. 냉장고에 피망·토마토·오이·시금치 등 음성 식재료만 들어 있는 경우도 있습니다.

양성 채소의 대표격인 당근·우엉·연근 등 근채류를 사 놓지도 않았고, 바빠서 일부러 다시 한 번 마트에 가기도 어렵습니다. 하지만 약간의 노력을 더하면 음성인 식재료를 몸을 따뜻하게 하는 식재료로 바꿀 수 있습니다.

음성인 식재료도 양성도가 높은 식재료와 조합하거나 가열·조리하면 몸을 차게 하는(식히는) 효과를 약하게 할 수 있습니다. 예를 들면 음성도가 강한 오이샐러드도 양성도가 높은 고기와 함께 먹으면 몸을 차갑게 하는 효과가 상쇄됩니다.

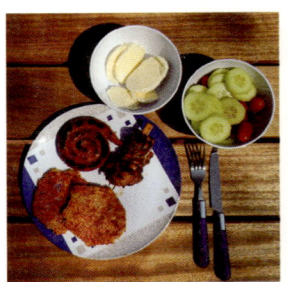

중화 요리에서는 자주 오이나 박과류(박, 수박, 참외, 오이 등)의 식재료를 볶는데, 이것도 몸을 차게 하는 기능을 약화시키려는 노력의 한 가지입니다. 가열 방법에 따라 음성을 약화시키는 효과가 다릅니다.

찌다 → 데치다 → 끓이다 → 굽다 → 볶는다 → 튀긴다의 순으로 음성을 약화시키는 효과가 높아집니다.

앞에서 '수(水)'의 순환이 나빠져 있는 사람이 몸을 따뜻하게 하는 '양의 식재료'를 계속 섭취하면서 이뇨 작용이 있는 식재료(대부분은 음의 식재료)를 '연구해서' 섭취한다는 이야기를 했습니다.

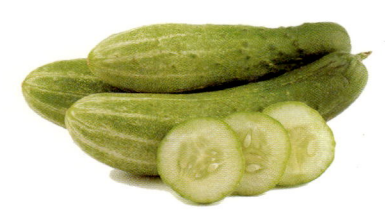

오이 등의 박과류는 이뇨 작용이 있는 대표적인 식재료 중의 하나입니다. 몸을 차게 하는 이런 식재료들의 기능을 약화시키기 위해 가열 이외에 '쌀겨절임'으로 만드는 방법도 있습니다. 음의 식재료라도 '발효식품'으로 가공하면 양성이 되기 때문입니다. 오이나 가지도 쌀겨로 절이면 '몸을 따뜻하게 하는 식재료'로 변신합니다.

한편 바나나·파인애플·망고 등 열대 지방에서 수확한 과일은 음성의 식재료이지만, 햇볕에 말려서 말린 과일로 만들면 양성에 가까워집니다.

③ 식재료의 여러 가지 성질을 이용하여 건강 증진에 도움을 주자

의외로 고추·생강·후추·카레가루 등 몸을 따뜻하게 할 것 같은 스파이스(spice)류는 '음'의 식재료로 분류됩니다. 이러한 식재료에는 발한 작용·해열 작용을 하는 성분이 포함되어 있기 때문입니다. 이러한 성분은 체내에 들어가면 모세혈관을 확장시켜 혈류를 좋게 합니다. 그러나 피부에서 열을 발산시키고 발한시켜 심부체온을 낮추는 기능이 있습니다.

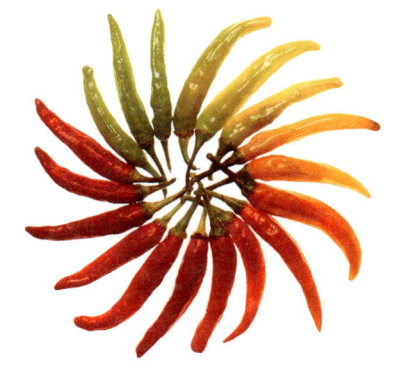

먹은 직후 피부에서 열을 발산시킬 때에는 그 열로 얼굴이나 손발이 뜨끈뜨끈해집니다. 땀을 흘리고, 열을 발산시킨 후에는 심부체온이 내려가 몸을 차갑게 만듭니다.

이런 스파이스류는 대부분 남아시아나 아프리카, 인도, 중근동(中近東), 중국 남부 등 더운 지역이나 온난한 지역이 원산지입니다. 이런 지역에서 수확되는 많은 종류의 향신료를 요리에 자주 쓰는 것은 몸을 차갑게 해서 건강을 유지하려는 '자연의 지혜'라고 할 수 있겠지요.

고령자나 자율신경이 무너지기 쉬운 사람은 여름의 더위 속에서도 땀을 잘 흘리지 않는 경우가 있습니다. 이때에는 스파이스의 힘을 빌려 몸의 열

을 발산시키는 것도 열중증 대책의 한 가지 방법이 됩니다.

한편 생강에는 가열하거나 햇볕에 말리면 성질이 음성에서 양성으로 바뀌는 성분이 있습니다. 날(生)생강에 들어 있는 '진게롤(ginggerol)' 성분은 가열하거나 햇볕에 말리면 '생강올' 성분으로 변화합니다.

진게롤에는 해열, 즉 열을 발산시켜서 몸을 차갑게 하는 기능이 있습니다. 또 살균 작용·해독 작용도 합니다. 여름에는 초밥에 생강절임(날생강을 식초에 절인 것)을 곁들이면 몸을 차갑게 하거나 날음식에 의한 식중독을 방지할 수 있습니다.

이것을 가열하거나 햇볕에 말려 생강올이 되면 혈액 순환을 좋게 하고, 몸을 따뜻하게 하는 기능이 있습니다. 추운 시기에는 가열한 생강이나 햇볕에 말려서 가루로 만든 생강 파우더를 사용한 '생강탕'으로 몸을 속부터 따뜻하게 합시다.

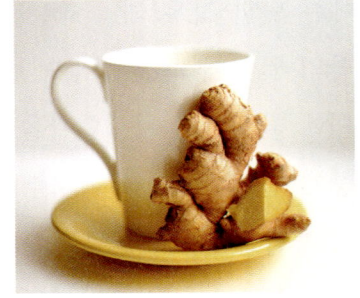

2 음·양의 밸런스를 맞춘 식사를 하라

미병(未病) 개선을 위해 '몸을 따뜻하게 하는 식재료를 먹읍시다.'라고 하니까 열심히 양의 식재료로 만든 음식만 먹는 식생활로 바뀐 분들도 있습니다.

양의 식재료로 만든 음식을 많이 섭취하는 이유는 혈류가 나빠지거나 자율신경이 무너져서 '음'의 상태(虛)로 기울어진 몸과 마음을 '중용'으로 되돌리기 위해서입니다. 그러므로 어디까지나 '많이' 섭취하는 것으로 하되,

그것만 편중해서 먹는 것은 좋지 않습니다.

==음식에는 몸을 따뜻하게 하는 기능, 차갑게 하는 기능 이외에도 여러 가지 효능이 있습니다.==

모든 음식에는 몸을 만들거나 심신을 건강하게 유지하기 위한 영양소나 유효 성분이 각각 다른 종류·배율로 함유되어 있습니다. 심신에 필수적인 영양소·성분을 과부족 없이 빠트리지 않고 섭취하려면 여러 가지 식재료로 만든 음식을 먹어야 합니다. 즉 '밸런스'가 중요하며, '중용'이 핵심입니다.

여름철에는 냉체질이라 하더라도 몸을 너무 따뜻하게 하면 열이 체내로 몰려 열중증을 일으킬 수도 있습니다. 이 경우 몸을 차갑게 하는 오이나 토마토 등 여름철 채소 샐러드와 함께 몸이 너무 차가워지지 않도록 고기나 생선 등 단백원이 되는 음식들이나 우엉·당근 등 몸을 따뜻하게 하는 근채류 졸임을 먹는 식으로 식탁을 연구하여 '음·양'의 밸런스를 잡을 필요가 있습니다.

음식에 신경쓴다는 것은 계절을 고려해서 적절한 식재료로 만든 음식을 적절하게 먹는다는 의미뿐만 아니라, '어떻게 먹을지'에도 신경쓴다는 뜻입니다. 친한 친구와 맛있는 음식을 먹을 때에는 상사의 조언을 들으면서 먹는 것처럼 해서는 안 됩니다. 또한 잘 씹는 것은 소화뿐만 아니라 구강 위생에도 중요합니다. 최근 많은 병이 구강 위생과 관련되어 있다는 사실이 밝혀졌습니다.

☼ '음'과 '양'의 식재료의 특징

음
식재료의 특징 및 경향

- 온난한 기후의 토지·계절에서 수확
  (봄·여름에 제철을 맞는 야채, 열대 지방이나 온난한 토지에서 수확한 야채 등.
  예 : 오이, 토마토, 가지, 피망, 생강, 바나나, 망고, 파인애플, 감, 배, 귤 등의 감귤류, 수박, 멜론 등)
- 지상으로 잎을 넓히고 위를 향해 뻗어간다
  (예 : 시금치, 상추 등의 잎사귀 채소).
- 성장이 빠르고 키가 크다.
- 수분이 많고, 부드럽다. 빨리 졸여지고 바로 부드러워진다.
- 허연색, 옅은색, 보라색인 것
- 단맛이 강한 것, 신맛, 매운맛의 대부분은 음성
- 칼륨을 많이 함유한다.

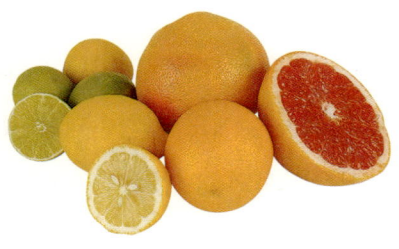

기타 위와 비슷한 식재료(예)
우유, 백설탕을 함유한 과자류, 청량음료, 두부, 식물기름, 식초, 맥주, 위스키 등

양
식재료의 특징 및 경향

- 한랭한 기후의 토지·계절에서 수확
  (가을·겨울에 제철을 맞이하는 채소 등.
  예 : 겨울양배추, 겨울부추, 양파, 파, 당근, 호박 등)
- 지하로 뿌리를 내리고, 아래를 향해 뻗어간다(예 : 우엉, 연근 등의 근채류).
- 성장이 느리고, 키가 작다.
- 수분이 적고, 단단하다. 찔 때 시간이 걸리고, 쪄도 별로 부드러워지지 않는다.
- 색이 짙은 것, 빨갛고 노란색 등 따뜻한 색 계열인 것.
- 짠 것의 대부분은 양성
- 나트륨을 많이 함유한다.
- 고기·생선 등 동물성 단백질이 많이 함유된 것은 양성
- 원래의 식재료가 음성이라도 발효식품이나 햇볕에 말린 것은 양성으로 기울어진다.

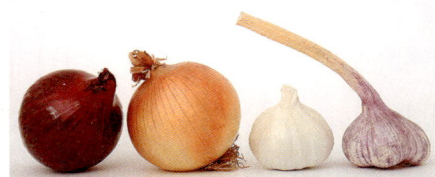

기타 위와 비슷한 식재료(예)
소금, 매실절임, 계란, 치즈, 된장, 간장, 절임 등

행동수칙 4 몸을 움직이자

"평소 어느 정도 몸을 움직이고 있습니까?"

운동을 하면 혈류가 좋아지고, 요통·어깨결림을 경감시키고, 신진대사가 좋아지며, 미용에도 효과가 있습니다.

최근 연구에서는 운동은 불안감을 떨쳐주고, 우울증도 개선시킨다는 사실이 보고되었습니다. 또한 근육·근력을 만들어줌으로써 살이 잘 찌지 않는 몸을 만들어주며, 쉽게 지치지 않는 체질이 되기도 합니다. 운동 부족이라는 생각이 드신다면, 조금씩 몸을 움직이는 것을 습관화합시다.

출퇴근 시 엘리베이터만 타지 말고 계단 이용만으로도 효과가 있습니다. 계단은 넓적다리의 넙다리네갈래근(대퇴사두근)이나 엉덩이 주변의 볼기근육군(둔근군)을 단련하고, 고령이 되었을 때 전도 예방으로 이어집니다.

지금보다 조금이라도 길게, 조금씩 씩씩하게 몸을 움직이는 것이 건강으로 가는 첫걸음!

대한체육회에서는 〈대한체육스포츠 733운동〉을 권장하고 있습니다. 733은 1주일(7일)에 세 번(3) 이상, 하루 30분씩 운동하기입니다. 생리학적으로 인체는 외부 자극(운동)에 의해 받은 영향이 지속되는 시간이 약 2일 정도이며, 30분 이상 운동을 해야 운동 에너지가 효과적으로 사용되기 때문입니다.

그런데 운동 습관이 없는 사람이나 운동 기회가 좀처럼 없는 사람이라도 평소의 생활 행동 속에서 '플러스 10분, 몸을 좀더 많이 움직이는 것'들이 쌓이면 무리없이 '건강저금'을 모아갈 수 있습니다.

혼자서는 좀처럼 계속하기 어려운 운동도 누군가와 함께하면 계속하기 쉬워지고, 신체 기능의 유지 효과도 높아진다는 연구 보고도 있습니다. 다만 약간 가볍게…… 하고 싶으신 분은 우선 자신의 페이스로 '몸을 움직이는 것'부터 시작해도 됩니다.

1 마음을 움직여서 몸을 움직이자

① '못하겠어', '해도 소용 없어'라고 말하기 전에

건강 만들기를 위한 세 가지 큰 기둥은 바로 '음식, 수면, 운동'. 그중에서 '음식'이나 '수면'은 비교적 '좋다.'는 쪽으로 가기 위해 적극적으로 노력하겠다는 사람도 '운동'은 굉장히 어렵다고 생각하는 경우가 많습니다.

'시간이 없다.', '매일 일하느라 피곤해서 몸을 움직일 생각조차 들지 않는다.'는 이유를 대는 사람도 있지요.

무리하지 말고 할 수 있는 것들로 '평소보다 조금 더'를 쌓아가는 것이 중요하다고 해도 '살짝만 해도 진짜 효과가 있을까?'라는 의심을 품는 사람도 있습니다. 또 계속해 보지도 않고 계속할 수도 없으니까 '쌓아간다는 것은 무리'라고 처음부터 포기 모드로 되거나 그렇게 말하는 사람도 있습니다.

하지만 '하지 못하는 이유, 하지 않는 이유'를 늘어놓는 동안 몸은 조금도 움직이지 않습니다. 그러고 있는 동안 몸이나 마음은 건강으로부터 미병→미병으로부터 병으로 향하는 길을 한 발 한 발 앞당기고 있습니다.

먼저 장애물 앞에서 멈춰선 채로 있는 자신의 '마음'을 움직이고, 그 벽을 넘어봅시다. 하지 못하는 이유, 하지 않는 이유는 우선 일단 봉인해 둡시다. 여기서는 그것이 건강을 향한 중요한 한 걸음이 됩니다.

② 피곤할 때야말로 움직여보자 – 마음과 몸의 피로 회복에 '액티브 레스트'

'매일 일하느라 피곤한데, 운동 같은 건 무리'라고 말하는 사람에게 추천하는 '액티브 레스트(active rest)'. 이것은 '적극적 휴식'이라고 번역하지만, 실질적으로는 '움직여서 휴양한다.'는 의미입니다.

원래는 트레이닝 계획을 하드 트레이닝하는 날, 가볍게 트레이닝하는 날, 휴양일로 짰을 때 휴양일에 몸을 완전히 쉬게 하지 않고 아주 가벼운 운동을 해서 근육을 풀어주어야 피로가 빨리 회복됩니다. 이것을 운동선수들이 널리 실시하는 피로 회복법입니다.

액티브 레스트에는 혈류를 좋게 하기 위해 전신에 산소가 골고루 가고, 이로 인해 육체 피로가 부드럽게 풀리는 효과 이외에 다음과 같은 장점이 있습니다.

» 정신을 안정시켜 행복감을 느끼게 하는 세로토닌이나 심신을 릴랙스시켜 스트레스를 완화하는 엔도르핀 등의 분비를 촉진시켜 머리와 마음의 피로 회복으로 이어지게 한다.
» 노폐물 배출을 촉진시켜 신진대사를 활발하게 하여 몸안에서부터 리프레시된다.

이러한 이유로 액티브 레스트는 비즈니스맨들도 피로, 특히 정신적 피로의 회복법으로 활용하고 있습니다.

육체 노동도 아닌데 일이 끝날 무렵에 '전신이 욱신욱신 피곤하다.'고 할 때의 '피로'는 몸의 피로라기보다는 머리(뇌)의 피로입니다. 의학적으로는 육체(근육)의 피로를 '말초성 피로', 머리의 피로는 '중추성 피로'라고 합니다. 머리의 피로도 반드시 머리를 너무 많이 쓰는 것이 원인이 아니라 오히려 심리적·정신적인 요인 때문인 경우가 많습니다.

어떠한 스트레스를 과도하게 혹은 장시간 계속해서 받아 그 스트레스 자극이 머리 속에 쌓이면 머리 속의 세포가 대미지를 입어 근육이 피로해졌을 때와 같은 반응을 일으킵니다. 이 때문에 '피곤하다……'고 느끼게 됩니다.

이와 같은 머리 속에서 액티브 레스트에 의해 행복 호르몬이나 스트레스 완화 호르몬을 충족시켜주면 피로감도 사라집니다.

액티브 레스트에서는 '땀을 거의 흘리지 않는, 아주 가벼운 운동'을 합니다. 땀을 흘릴 정도의 운동으로 심박수·혈압·체온이 올라가면 교감신경에 스위치가 들어와 오히려 피로가 배가 되는 결과로 이어질 수 있기 때문입니다. 땀을 흘리지 않고 혈류를 좋게 하는 운동으로 요가나 걷기 등이 권장되고 있습니다.

2 평소에 큰허리근(대요근) 걷기를 하자

'운동할 시간이 없다.'는 사람에게 큰허리근(대요근) 걷기를 추천합니다.

큰허리근 걷기는 자세 개선법으로 종종 거론되는데, 요즘에는 몸뿐만 아니라 마음의 여러 가지 불편함도 개선하는 효과가 있다는 사실로 주목받고 있습니다.

큰허리근은 이너 머슬(inner muscle ; 몸의 움직임이나 자세를 조정하는 기반이 되는 근육)의 하나입니다. 가장 아래쪽 등뼈(흉추)와 허리뼈(요추) 전체에 붙어 있으며, 넙다리뼈(대퇴골)가 붙어 있는 밑동까지 뻗어서 윗몸과 하반신을 잇는 유일한 커다란 근육입니다. 게다가 큰허리근의 움직임은 골격이나 근육뿐만 아니라 내장과 기관의 작용, 그리고 자율신경, 혈류나 림프에도 작용하기 때문에 심신의 불편함 개선으로 이어집니다.

① 큰허리근 걷기의 장점
» 자세가 좋아진다. 허리 주변의 근육이 단련되어 요통이 개선·예방된다.
» 혈류가 좋아지고 대사도 올라가므로 냉증 개선이나 다이어트에 좋으며, 피부가 아름다워지는 효과도 있다.
» 큰허리근 주변에 있는 소화기관이나 콩팥 등 내장의 기능이 활성화되며, 위(장)의 컨디션이 좋아지고, 노폐물의 배출도 촉진되며, 병이나 불편함의 발생 위험이 억제된다.
» 큰허리근 걷기를 하면 척주 안을 가로지르는 자율신경계통이 마사지되어 자율신경계통이 정돈되고, 마음의 불편함도 개선된다.

장점이 아주 많은 큰허리근 걷기를 꼭 해 보시기 바랍니다. 큰허리근 걷기로 산보를 합시다. 산책 시간조차 나지 않는 사람은 출퇴근이나 쇼핑 등을 할 때 해보시기 바랍니다.

② 큰허리근 걷기의 포인트
» 넓적다리의 뼈를 움직이는 근육의 시작점, 즉 다리가 붙어 있는 부분은 큰허리근 위쪽(척주 가장 아래쪽의 등뼈 높이) 주변에서 의외로 꽤

위쪽에 있다(그림에서 검은 동그라미 부분). 여기를 '다리가 붙어 있는 부분(콤파스의 정점)'으로 의식하고 걸어야 큰허리근 걷기의 여러 가지 장점을 끌어낼 수 있습니다.

» 보폭을 크게 잡고, 가랑이를 크게 벌려 다리를 될 수 있는 한 앞으로 멀리 내민다.

» 발꿈치부터 착지하고, 착지 후에는 발꿈치부터 엄지발가락으로 살짝 중심을 이동하고, 마지막에는 새끼발가락으로부터 중심이 빠져나가는 것을 상상하면서 걷는다.

» 효과를 높이기 위해서는 약간 빠르게 걷기(시속 6~7km 정도)로 10분 이상 걷는다. 다만 피곤해지지 않을 정도로, 혹은 기분 좋은 피곤함을 느끼는 정도의 범위 내에서

☼ '큰허리근(대요근) 걷기'의 6가지 포인트

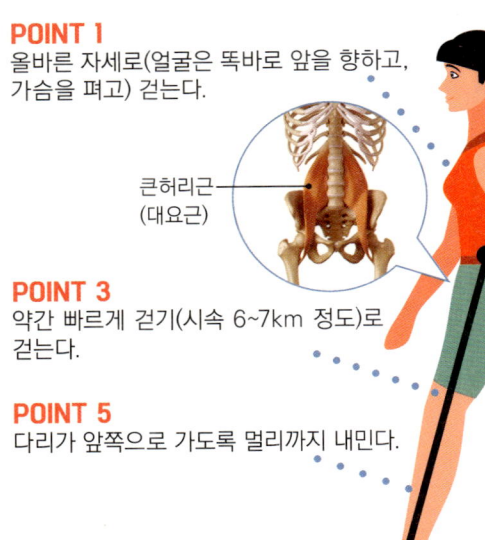

POINT 1
올바른 자세로(얼굴은 똑바로 앞을 향하고, 가슴을 펴고) 걷는다.

POINT 2
검은 동그라미 부분을 콤파스 정점(다리가 붙어 있는 부분)으로 의식한다.

POINT 3
약간 빠르게 걷기(시속 6~7km 정도)로 걷는다.

POINT 4
신발은 거의 굽이 없는 워킹 슈즈나 스니커즈(sneakers ; 밑창이 고무로 된 신발) 등이 좋다.

POINT 5
다리가 앞쪽으로 가도록 멀리까지 내민다.

POINT 6
발꿈치부터 착지한다.

» 몸의 중심축이 정상 위치에서 벗어나지 않도록 의식적으로 똑바로 앞을 향하고, 가슴을 펴고 걷는다.

행동수칙 5 목욕을 하자

서양에서는 어디까지나 '청결·위생'을 목적으로 목욕을 하며, 샤워만으로 끝내는 것이 보통입니다. 그러나 우리나라 사람은 90% 이상이 '목욕은 심신을 릴랙스한다.'고 생각합니다.

목욕의 효과는 심신 릴랙스, 자율신경 정리, 혈액이나 림프 흐름 개선, 통증을 일으키는 물질이나 노폐물 배출, 다리의 부기나 근육의 피로 완화 등입니다. 뜨거운 물의 온도나 양, 탕 안에 몸을 담그는 시간 등에 따라 몸에 미치는 영향은 다릅니다.

릴랙스 효과를 높여주는 목욕의 포인트는 다음과 같습니다.
» 여름에는 섭씨 38도 전후, 겨울에는 섭씨 40도 전후의 따뜻한 물에 20~30분 정도 몸을 담근다(섭씨 42도 이상의 뜨거운 물에서는 교감신경에 스위치가 들어가 잘 때 잠이 잘 안 오게 된다).
» 쾌면을 위해서는 잠자리에 들기 30분~1시간 전 목욕이 가장 좋다[심부체온(내장·뇌 등 몸의 내부온도)을 올려두면, 그 반동으로 잘 때 심부체온이 잘 내려가고, 깊은 잠에 든다].
» 입욕 후에는 여름이라도 제대로 '보습 케어'를 한다. 잠들 때까지 시간이 남으면 한기가 느껴지지 않도록 제대로 '보온'하여야 한다.

1 혈류를 좋게 해서 만병의 근원인 '냉증'을 없애자

혈류가 나빠지면 몸의 구석구석에 있는 세포에 영양이나 산소가 충분히 전달되지 않습니다.

냉증으로 인한 골칫거리는 다음과 같습니다.

» 여름이라도 잘 때에는 양말을 신어야 한다.
» 에어컨을 켠 지하철이나 방 안에서는 닭살이 돋을 정도로 추위를 느낀다.
» 겨울에는 빵빵하게 옷을 껴입지 않으면 추위를 참을 수 없다.

냉증은 특히 여성에게 많지만, 최근에는 남성도 늘고 있습니다. 또한 손발이 차가워져서 대책이 없다거나, 몸 전체가 추워져서 힘들다는 '자각 있는 냉증'뿐만 아니라 몸의 내부가 차가워지는 '자각 없는 냉증'도 있으므로 주의해야 합니다.

냉증을 개선하려면 장갑·양말·두꺼운 옷 등을 입거나 '바깥으로부터 따뜻하게' 해야 합니다. 또한 혈류를 좋게 하여 '몸의 안쪽부터 따뜻하게' 하거나 자율신경을 정돈해서 근본부터 개선할 필요가 있습니다.

참고로 서양의학에서는 '냉증'이라는 병명은 없고, 혈류 장애나 대사 부전 증상의 하나라고 봅니다. 그러나 한의학에서는 '냉증'을 하나의 병증으로 취급합니다. 그리고 '냉증은 만병의 근원'으로 중요시합니다.

==냉증의 개선에는 '혈류를 좋게 해서 몸의 안부터 따뜻하게 하고, 자율신경을 정돈하는 생활습관'에 신경쓰는 것이 기본 중의 기본입니다.==

2 면역력·자연치유력을 향상시켜 냉증을 개선하자

'냉증의 만병의 근원'으로 볼 수 있습니다. 또한 냉증은 여러 가지 미병을 일으킬 뿐만 아니라 '면역력' 저하에도 크게 관여하고 있습니다.

냉증 그 자체 때문에 면역력 저하로 이어지기도 하지만, 냉증의 원인이 되는 혈류 장애나 자율신경 이상이 면역력에도 큰 영향을 미칩니다.

① 냉증과 면역력의 관계

체내의 내장·기관·조직이 항상 정상적인 기능을 수행하여야 생명을 유지할 수 있습니다.

세포 안에서 일어나는 여러 가지 화학 반응에 의해 활동이나 생명 유지에 필요한 물질과 에너지가 만들어집니다. 이러한 체내에서의 기능이나 화학 반응이 가장 적절하게 행해지는 심부체온은 대략 섭씨 36.5~37도 전후라고 합니다. 면역 기능도 예외는 아니어서 이 정도의 체온에서 가장 왕성하게 일합니다.

체온이 낮아지면 낮아질수록 면역 기능은 저하됩니다. 체온이 섭씨 35도일 때 암세포가 가장 증식하기 좋아서 암을 일으킬 위험도 높다고 합니다.

② 혈류와 면역력의 관계

면역 기능은 '면역세포'가 담당합니다. 면역세포는 림프관이나 혈관 속을 흐르고 있는 림프구 등의 백혈구에 있습니다.

면역세포에는 몇 가지 종류가 있으며, 각각 다음과 같은 역할을 합니다.
» 혈액 속을 흐르면서 적(세균이나 바이러스 등의 병원체)이 없는지 순찰한다.

» 적을 발견하면 그 자리에서 공격하거나, 적의 정보를 면역 기능을 담당하는 콘트롤러에게 '전달'한다.
» 적의 정보를 기반으로 적을 공격하기 위해 '무기(항체)'를 제조한다.
» 무기를 가지고 적이 있는 곳으로 달려가 적을 공격·격퇴한다.

이러한 면역세포들의 이동 및 전달 경로가 되고 있는 혈액의 흐름(혈류)이 나빠지면 면역 시스템 효율이 나빠져 면역력이 저하됩니다. 또한 혈류가 나빠지면 '냉증'을 일으키고, 나아가 면역력이 저하되므로 보다 병에 걸리게 될 위험이 높아집니다.

③ 자율신경과 면역력의 관계 – 냉증에 의해 자율신경의 밸런스가 무너지면······

면역 기능을 담당하는 백혈구 중에서 '림프구'가 가장 중요한 역할을 합니다. 이 림프구는 자율신경인 교감신경이나 부교감신경 중 어느 신경이 활발한지에 따라 작용 방식이 달라진다는 사실이 최근 연구에서 밝혀졌습니다.

'행동수칙 2 쾌면을 하자(p.121)'에서 본 바와 같이 교감신경과 부교감신경은 스위치 온(on)·오프(off)의 관계에 있습니다. 교감신경의 스위치가 온이 되면 림프구는 순찰 요원으로 체내를 돌면서 외부에서 침입한 세포나 암세포 등을 발견하면 그것을 공격해서 격퇴하는 역할을 담당합니다.

한편 부교감신경의 스위치가 온(on)되면 림프구는 몸속에서 '어떤 것이 적(병원체)이 될지', '각각의 적에게 어떤 성질이 있는지' 등 적에 관한 정보를 파악합니다.

면역 기능이 충분히 그리고 정상적으로 작동하기 위해서는 림프구의 순찰 기능도 중요하며, 또한 적의 정보를 파악하는 시간도 중요합니다. 적을 확실히 쓰러뜨리기 위해서 적의 특징이나 전략을 알아두어야 합니다.

그런데 어떤 물질이 적이 될는지를 배워 두지 않으면 해롭지 않은 물질까지 적으로 착각해서 공격할 수도 있습니다. 이것은 일부 알러지증, 교원병(피부·힘줄·관절 등의 결합조직이 변성되어 아교섬유/collagen fiber가 늘어나는 병을 통틀어 이르는 말. 만성관절류머티즘, 류머티즘열, 피부근육염, 다발동맥염 등) 등 이른바 '자가면역질환'의 원인이 됩니다.

교감신경의 스위치가 온(on)인 상태나 부교감신경의 스위치가 온(on)인 상태 중에서 어느 한 쪽만으로 치우치지 않고 양쪽의 밸런스를 맞추어주면 면역 기능도 최적화됩니다.

현대인은 스트레스가 많고, 생활이 불규칙하여 교감신경이 우위가 되기 쉽습니다. 교감신경에만 계속 스위치가 들어오면 근육의 긴장 상태가 계속되고, 혈관이 수축하기 위해 혈류가 나빠집니다. 이것이 다시 '냉증'의 원인이 되어 면역력을 점점 저하시킵니다.

'목욕'을 하면 혈류를 좋게 하고, 몸의 안부터 따뜻하게 하고, 릴랙스 모드의 부교감신경으로 스위치가 들어가 자율신경 밸런스도 조절해 준다는 '일석이조'의 효과가 있습니다. 면역력을 높이기 위해서는 빠뜨릴 수 없는 생활습관이라고 할 수 있겠지요.

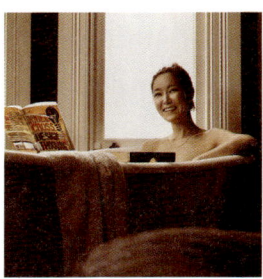

④ 기타 자연 치유력과 혈류·자율신경의 관계

다치거나 병에 걸리면 그 병태가 있는 근육·내장·기관·조직의 세포는 대미지를 입습니다. 그러면 세포는 신진대사를 통하여 대미지를 수복하거나 새로운 세포로 재생시키게 됩니다.

상처 부위가 곪으면 피부가 부풀어오른 것처럼 보이는 부분이 있습니다. 이 부풀어오른 부분은 새로 생긴 세포로 이루어져 있습니다.

이 세포의 신진대사에는 영양이나 산소가 필요한데, 그러한 것들을 세포로 운반하는 것이 혈액입니다. 혈류가 나빠지면 세포의 원료 부족에 의해 신진대사가 스무스하게 행해지지 않아 상처나 병이 좀처럼 낫지 않는, 즉 자연치유력을 저하시킵니다.

세포의 신진대사에는 '성장호르몬'이 관련되어 있습니다. 이러한 호르몬의 분비는 체내 리듬과 연동되며, 마찬가지로 자율신경도 체내 리듬에 연동되어 있습니다. 자율신경이 무너지면 체내 리듬이 깨지고, 그 결과 호르몬의 분비 기능에도 문제가 생깁니다.

특히 성장호르몬은 깊은 잠을 잘 때 분비가 촉진되는데, 자율신경이 교란되면 잠이 안 오고, 깊은 잠에 들지 못하게 되는 등의 수면 장애의 원인이 됩니다.

원래 사람의 몸에는 생명이나 건강 유지를 위해 환경이 변화해도 몸의 상태를 일정한 좋은 상태로 유지하려고 하는 '항상성(homeostasis)'이 있는데, 이 기능을 지배하는 콘트롤 타워(시상부하)의 전령 역할을 자율신경 호르몬이 담당합니다.

자율신경이 교란되면 당연히 몸 상태를 일정한 좋은 상태로 유지하려는 기능에도 지장을 줍니다. 호르몬은 혈액에 의해 체내의 필요한 곳에 운반되는데, 혈류가 나빠지면 시상하부로부터의 중요한 지령을 당연히 따라야 할 내장·기관·조직 등에 원활하게 전달하지 못하게 됩니다.

이렇게 '태어날 때부터 가지고 있는 마음과 몸을 좋은 상태로 되돌리려는 힘'은 혈류나 자율신경의 기능이 정상으로 작동해야만 비로소 발휘될 수 있습니다.

혈류나 자율신경 이상을 개선하여야 자신의 알맹이가 되는 힘이 강해집니다. 이것은 '왠지 모를 불편함'을 해소하고, 병이 되지 않도록 할 뿐만 아니라 병에 걸리더라도 쉽게 낫는 몸과 마음을 만드는 중요한 스텝이 됩니다.

그 혈류나 자율신경의 문제도 '다른 누군가'가 개선해주지 않습니다. 자신의 생활 속에서 의식으로 호전시켜가야 합니다. 정말 '내가 나의 주치의'입니다.

욕실 청소가 귀찮아서 자기도 모르게 샤워만으로 끝내버리기 쉽지만, 냉증일 때에는 혈류를 좋게 하여야 미병이 개선된다는 사실을 잘 아시겠지요?

그리고 욕탕에 들어가면 정수압(흐르지 않는 물속에서 생기는 압력)이 가해져 부종을 완화시키는 효용도 있습니다. 욕탕 안은 부력에 의해 관절에 부담이 가지 않으므로 편안하게 관절을 움직일 수 있습니다.

☼ **혈류가 나쁠 때의 증상**

내장 기능	
위(장)으로 가는 혈류가 나빠지면 ☞ 식욕부진, 소화불량, 위통, 설사, 변비, 복부 팽만감 등	간이나 콩팥으로 가는 혈류가 나빠지면 ☞ 간이나 콩팥에서 하는 불필요한 물질이나 유해 물질의 해독·배출 기능 저하 ☞ 부종이 생긴다. ☞ 간기능 상실, 콩팥기능 상실 등 심각한 병의 발증 위험이 높아진다. ☞ 발암 물질이 체내에 머물기 쉬워지고, 암의 발증 위험이 높아진다.
손발·머리	
손발의 혈류가 나빠지면 ☞ 근육통, 저림, 수족냉증 등	머리의 혈류가 나빠지면 ☞ 두통, 귀울림, 현기증 등 ☞ 치매의 원인이 되기도
기타	
몸 전체가 냉하면 ☞ 세포 내의 에너지 대사가 저하되기 때문에 심부체온이 올라가기 어렵고, 쉽게 내려간다. 면역력이 저하되면 ☞ 폐렴, 담낭염, 방광염, 신우신염 등 감염증에 걸리기 쉽다. ☞ 암의 발증 위험이 높아진다.	혈전이 생기면 ☞ 뇌경색·심근경색 등 순환계통질환의 발병 위험이 높아진다. 생식계통 이상이나 발병 위험 · 여성의 경우 자궁이나 난소로 가는 혈류가 정체됨으로써 PMS(월경전증후군), 월경곤란이나 자궁근종, 자궁내막증, 난소낭포 등의 병에 걸리기 쉬워진다. · 남성의 경우 발기부전, 정자이상(정자의 감소나 기형, 운동률 저하 등)

| **행동수칙 6** 의식적으로 호흡을 하자

자세를 바르게 한 다음 의식적으로 호흡을 하면서 '후우~'하고 숨을 내쉬고, '흐읍~'하고 숨을 들이쉬어 봅시다. 지금의 호흡과 평소 하던 호흡을 비교하면 그 '깊이'에 차이가 있다는 사실을 느낄 수 있을 겁니다.

최근 고양이등과 같은 나쁜 자세 때문에 허파가 압박받아 깊은 호흡을 하지 못하고 호흡이 얕아진 사람이 늘어나고 있습니다. 문제는 자세뿐만이 아닙니다. 일이나 가사에 쫓겨 마음 편히 쉴 틈도 없이 스트레스 사회를 살아가는 현대인은 호흡이 얕아지기 쉽습니다.

==의식적으로 호흡을 깊이 하면 자율신경의 교란을 개선시킬 수 있습니다.==

그 비밀은 호흡할 때 사용하는 '가로막(횡격막)'에 있습니다. 가로막 주변에는 자율신경이 밀집되어 있어서 숨을 쉴 때 가로막이 운동하면 자율신경이 자극을 받아 자율신경의 스위치가 바뀝니다.

» 숨을 들이쉴 때 : 가로막이 수축하고, 긴장 상태 → 교감신경이 우위로
» 숨을 내뱉을 때 : 가로막이 풀어지고, 릴랙스 상태 → 부교감신경이 우위로

이렇게 교감신경과 부교감신경의 스위치가 온(on)·오프(off)가 교차로 반복되어 자율신경의 밸런스를 맞춥니다. 얕은 호흡을 하면 가로막 운동이 작아 이런 효과가 충분히 나타나기 어렵습니다. 깊은 호흡을 하지 않으면 허파를 넓히기 위한 근육도 딱딱해져서 점점 깊은 호흡을 할 수 없게 됩니다.

깊은 호흡에 의한 가로막 상하 운동에는 혈류를 좋게 하는 기능도 있으며, 냉증 해소, 어깨결림·두통·변비 등의 개선으로 이어집니다.

하루에 몇 번이고 의식적으로 호흡함으로써 자율신경을 조절하고 혈류를 좋게 하도록 노력합시다.

1 호흡과 자율신경의 밸런스를 유지하자

① 자율신경의 교란은 많은 미병의 원인이 되기도

교감신경에 스위치가 들어가면 긴장 모드로, 부교감신경에 스위치가 들어가면 릴랙스 모드로 된다고 했습니다. 그 스위치는 평상시에는 무의식 중에 변환됩니다. 교감신경과 부교감신경의 밸런스가 무너져 어느 한 쪽만이 우위인 상태가 오래 지속되면 여러 가지 불편함으로 이어지고, 마침내 미병의 원인이 됩니다.

옛날에는 사람이 해가 뜸과 동시에 일어나서 활동을 시작하고, 해가 지면 활동을 멈추고 마음도 몸도 쉬면서 이윽고 밤에 잠이 드는 단순한 생활을 하였습니다. 실은 이때에는 자율신경이 밸런스 있고 스무스하게 전환되었습니다.

현대인의 이상적인 생활은 다음과 같습니다.

» 아침에 출근해서 '자, 지금부터 열심히 일해 보자'고 할 때는 교감신경의 스위치가 온(on)되어 과도한 긴장감을 계속 유지하면서 집중력을 발휘하여 업무 자세에 들어간다.

» 휴식 시간이나 식사를 할 때에는 부교감신경의 스위치가 온(on)되어 먹은 음식의 소화·흡수가 진행되도록 소화기관이 활발하게 움직이는 한편, 릴랙스하면서 오후의 활동을 위해 심신을 충전한다.

» 그 후에는 다시 한 번 교감신경의 스위치가 온(on)되어 업무를 하고, 저녁에 일이 끝나면 부교감신경에 스위치가 들어가게 된다.
» 귀가 후에는 여유롭고 편안한 한때를 보내고, 밤이 되면 잠을 잔다.

이렇게 교감신경과 부교감신경의 스위치가 균형 있게 온(on)·오프(off) 된다면 좋겠지만, 좀처럼 그렇게 되지 않습니다.

혹시 당신은 다음과 같은 생활을 하고 계시지는 않습니까?
» 일에 쫓겨 여유롭게 휴식이나 식사를 할 시간도 제대로 나지 않는다.
» 업무 트러블이나 인간 관계 스트레스로 휴식 시간이나 퇴근해서도 기분이 풀리지 않는다.
» 울분이 터져서 무심코 과식이나 과음을 하게 된다.
» 스마트폰이나 게임에 빠져서 늘 자정이 지나서 잠자리에 들게 된다.

이렇게 스트레스를 벗어나지 못하는 불규칙한 생활을 하면 교감신경 우위 상태가 많아지게 되어 자율신경 밸런스가 무너져 자율신경 교란에 의해 미병 상태에 빠지게 됩니다. 역시 미병은 '현대 생활습관병'입니다.

자율신경이 교란되면 체내에서 행해지고 있는 많은 종류의 다양한 생명·건강 유지 활동의 콘트롤 기능도 무너지게 됩니다. 사람에 따라서는 몇 가지 미병을 동시에 갖게 되기도 합니다.

이처럼 자율신경의 기능이 적절하게 작동되지 않아 일어나는 증상을 서양의학에서는 '자율신경실조증'이라고 합니다.

그러나 한의학에서는 각자의 체질이나 몸의 상태·증상에 따라 다르게 대처합니다. 예를 들어 자율신경실조증의 전형적인 증상 중 하나인 '화끈거림'도 한의학에서는 증상에 따라 대처 방법을 달리합니다. 즉 화끈거리는 부위가 전신인지, 얼굴인지, 손발인지, 땀을 흘리는지, 목이 마른지, 체력이 강한지 약한지 등에 따라 치료법·일상 생활에서 취해야 할 대책·주의 사항이 다릅니다.

② 호흡과 자율신경은 뗄레야 뗄 수 없는 관계에 있다

우리는 체내의 내장·기관·조직을 구성하는 세포에 필요한 산소를 보내주기 위해 호흡을 합니다. 호흡도 심장이나 소화기관 등의 내장·기관·조직과 마찬가지로 자율신경의 지배를 받고 있습니다.

기본적으로 교감신경이 우위일 때에는 호흡이 얕아지고, 부교감신경이 우위일 때에는 호흡이 깊어집니다. 한편 호흡이 얕아지면 교감신경이 우위로 기울어집니다.

그렇게 되면 스트레스로 인하여 교감신경에 스위치가 계속 들어와 있는 상태에서 생활하게 되어 '호흡이 얕아지기 쉽고→호흡이 얕아지면 교감신경 스위치 온(on) 상태로→또 호흡이 얕아진다→계속 교감신경의 스위치 온(on) 상태….'라는 악순환에 빠지게 됩니다.

그런데 이 악순환으로부터 탈출시켜주는 것도 '호흡'입니다.

호흡도 자율신경이 콘트롤합니다. 그런데 호흡 기능이 심장이나 소화기관 등의 기능과 다른 점은 평소에는 무의식적으로 행해지고 있지만, 어느 정도 의식적으로 행할 수도 있다는 겁니다. 잠시 동안은 스스로 숨을 참을 수 있습니다. 수영할 때 숨을 참거나, 조깅이나 러닝할 때 의식적으로 통상

☼ 자율신경의 밸런스가 무너졌을 때 나오기 쉬운 '왠지 모를 불편함'

몸에 나타나는 '왠지 모를 불편함'	· 피로감, 탈력감, 무기력감, 미열의 지속 · 어지러움, 갑자기 일어났을 때 느껴지는 현기증, 귀울림 · 두통, 두중감 · 냉증, 손발저림 · 머리로 피가 쏠리는 증상, 화끈거림 · 두근거림(동계), 호흡곤란, 가슴압박감, 부정맥 · 어깨결림, 목통증, 요통, 안정피로 · 식욕부진, 설사나 변비, 위하수 · 음식이 목구멍을 통과하기 힘들어진다 · 목이나 입이 마른다 · 피부 건조
마음이나 정신에 나타나는 '왠지 모를 불편함'	· 초조함과 불안감, 가라앉음, 소외감이나 고독감, 조급함 · 정서불안정(감정의 기복이 심해진다) · 의욕이 나지 않는다, 탈력감, 집중력 저하 · 불면, 아침에 일어나기 힘듦, 낮에 엄청난 졸음이 쏟아짐 · 우울증상
비뇨계통·생식계통에 나타나는 '왠지 모를 불편함'	· 빈뇨나 잔뇨감 · 호르몬 밸런스 붕괴에 의한 모든 증상이나 질환 발생 위험 여성의 증상 : PMS(월경전증후군), 월경이상, 자궁내막증 등 남성의 증상 : 무정자증이나 정자감소, 정자이상, 발기부전

적인 호흡과는 다른 리듬이나 속도에 맞춘 호흡으로 바꿀 수도 있습니다. 평소보다 숨을 천천히 길게 내뱉거나, 깊게 들이마시는 심호흡도 자신의 의사로 가능합니다. 즉 자신의 의사로 자율신경을 콘트롤할 수 있다는 것입니다.

깊은 호흡으로 숨을 들이쉬거나 내쉴 때 가로막의 운동에 의해 자율신경의 스위치가 전환되며, 교감신경과 부교감신경의 밸런스를 스스로 조절할 수 있습니다.

2 '릴랙스 호흡법'으로 수면과 일상 활동의 질을 높이자

하루의 생활 속에서 호흡에 의해 자신의 의사로 자율신경을 콘트롤할 수 있는 장점이 최대로 발휘될 때는 뭐니뭐니 해도 '수면 시'가 아닐까요?

깊은 호흡, 할 수 있으면 복식 호흡으로 가로막이 이완되면서 위로 올라가는 '내쉬는 숨'을 천천히 장시간 하는 호흡을 몇 번이고 반복하면, 가로막뿐만 아니라 전신의 근육이나 마음의 긴장도 풀어지게 됩니다.

이때 배꼽에서 10cm 정도 아래에 있는 '단전'을 의식해서 하면 릴랙스 효과뿐만 아니라 전신의 자율신경 기능이 정상화되어 '왠지 모를 불편함'을 개선시키는 효과가 있습니다.

한의학에서는 '단전'은 몸을 순환하는 '기·혈·수' 중 '기'의 중심지인 몸의 중심으로 여깁니다. 전신을 도는 기가 모이는 '에너지 센터'라고도 합니다. ==의식적으로 단전에 기를 모으고 깊은 호흡을 하면 기의 흐름이 조절되고, 심신의 컨디션이 조절됩니다.==

그밖에 스포츠 경기나 아주 중요한 상황에서 실력 발휘가 어려워질 만큼 긴장하고 있을 때에는 '내쉬는 숨을 천천히 길게 하는 심호흡'을 하면 긴장이 풀어지고, 마음이 차분해집니다.

호흡으로 자율신경을 콘트롤하는 방법을 기억해 두면 생활 속의 여러 활동의 질을 높일 수 있습니다.

<mark>심호흡을 할 때에는 '먼저 숨을 내쉬고, 들이쉬는 것을 나중에'</mark> 합시다. 그 이유는 숨을 끊어서 내쉬면 많은 공기를 들이마셔 산소를 체내로 집어넣는다는 호흡 본래의 목적을 최대한으로 달성할 수 있기 때문입니다. '호흡'이라는 말도 '호(뱉다)'가 먼저이고, '흡'이 나중으로 되어 있으니까요.

그런데 복식 호흡을 '배로 공기를 내보내고 들어오게 하는 호흡'이라고 착각하는 사람이 많습니다. 그러나 공기는 배가 아니라 허파에서 나가고 들어갑니다. 복식 호흡을 하면 숨을 들이마실 때 가로막이 내려가거나, 내려간 가로막이 내장을 눌러 배가 부풀어질 뿐입니다.

또 '자율신경 조절에는 흉식 호흡이 아닌 복식 호흡이 좋다.'고들 합니다. 그러나 자율신경을 조절하기 위해서 반드시 '복식 호흡을 하지 않으면 안 되는 것'은 아닙니다.

대부분의 사람들이 무의식적으로 행하는 호흡이 흉식 호흡입니다. 의식적으로 가로막을 올리고내리는 복식 호흡은 익숙해져 있지 않은 사람은 하기 어렵기 때문에 '안 된다.'고 포기해 버립니다. 그런데 '복식 호흡이 안 되니까 호흡으로 자율신경을 조절하는 것은 무리'라고 포기해서는 안 됩니다.

실은 흉식 호흡을 할 때에도 가로막은 상하 운동을 합니다. 물론 움직임의 폭에는 차이가 있습니다. 평소의 흉식 호흡으로도 가로막의 움직임을 의식하면서 많은 공기를 출입시키려고 노력하면, 평상시보다 가로막의 상하 운동이 커지게 되어 자율신경 밸런스를 정리하는 효과도 생깁니다.

게다가 자고 있을 때에는 의외로 자연스럽게 복식 호흡이 이루어질 수 있습니다. 특히 천장을 보고 누워 자고 있을 때나 소파 등받이에 깊게 기댄 자세를 취하고 있을 때에는 무의식 중에 가로막의 상하 운동에 의한 호흡, 즉 복식 호흡으로 바뀝니다.

무리해서 '복식 호흡으로 호흡을 해야지'라고 생각하지 않아도 평소 생활 속에서 '약간 의식'해서 호흡을 깊이 해 봅시다. 또한 집에서 릴랙스할 때에는 엎드리거나 소파 등에 기대서 자연스럽게 복식 호흡이 되도록 자세를 취합니다. 이것만으로도 자율신경을 조절하는 효과가 있습니다.

☼ **릴랙스 호흡법으로 부교감신경의 스위치 ON**

POINT 1
복식 호흡은 '내쉬는 숨을 천천히 길게'가 핵심

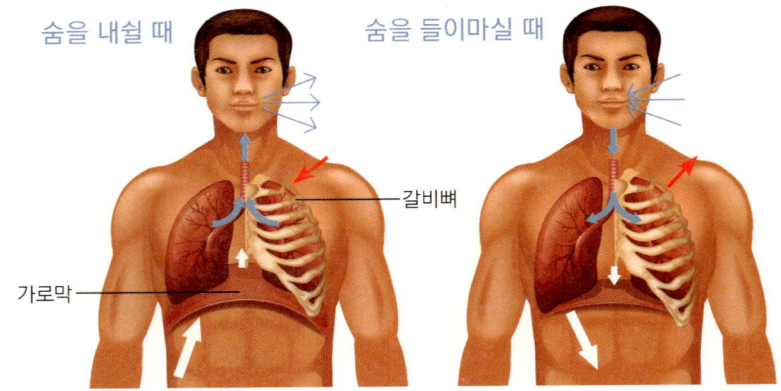

POINT 2
'단전'을 의식하면 좀더 효과적

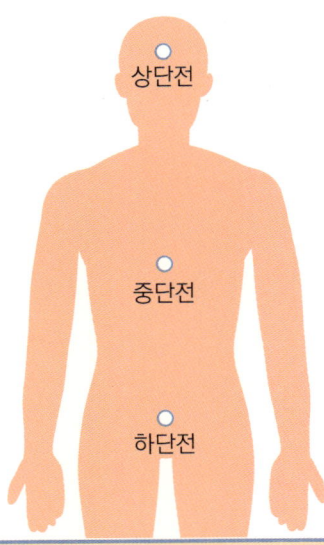

단전은 3개 있으며, 그중 호흡으로 의식하는 것은 배꼽 아래 10cm 부근에 있는 '하단전'

■ **자신의 '하단전'의 위치 확인 방법**

1. 의자에 앉아 등근육을 늘리고 배꼽 아래쪽 하복부에 양쪽 손가락을 내리꽂는다.
2. 양다리를 전방으로 펴서 약간 들어올린다. 이때 내리꽂은 손가락끝으로 만지고 있는 하복부 안에 딱딱해져 있는 부분이 하단전이다.

- **릴랙스 호흡법**

1. 양발 사이는 주먹 하나만큼 벌리고, 발끝이 앞을 향하도록 해서 선다. 앉아서 할 때에는 의자의 반만큼 지점에 앉는다(발의 위치는 서서 할 때와 같음). 양손은 뒤로 돌려 가볍게 깍지낀다.

2. 가로막이 올라가는 것을 의식하면서 6초 이상을 기준으로 하여 시간을 두고 천천히 숨을 끊어서 뱉는다. 이때 코보다 입으로 내쉬는 쪽이 숨을 많이 내쉴 수 있다.

3. 가로막이 내려가는 것을 의식하면서 내쉬는 시간의 1/3~1/2 정도를 기준으로 숨을 들이쉰다. 들이쉴 때에는 코로 들이마신다. 왜냐하면 입으로 들이마시면 입이나 목의 점막이 건조해져서 드라이마우스나 면역력 저하로 이어지기 때문이다.

행동수칙 7 바른 자세를 유지하자

우연히 길거리 쇼윈도우에 비친 자신의 자세가 너무 나빠서 깜짝 놀랐을 수도 있겠지만, 평소 얼만큼 '자세'를 의식하고 있습니까?

어떤 식사를 하고 있는지와 마찬가지로 늘 어떤 자세로 앉고 서는지는 건강을 좌우하는 중요한 요소입니다. 자세가 나쁘면 체내의 내장·기관 등에도 나쁜 영향을 미칩니다.

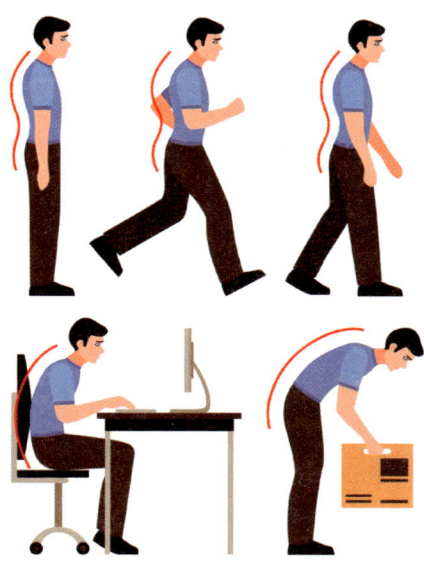

앞으로 숙이는 자세가 버릇이 되어 있으면 항상 허파가 압박받아 호흡이 얕아지고, 자율신경이 교란되기 쉽습니다. 또한 체내로 들어올 수 있는 산소량이 줄어들기 때문에 몸이나 뇌의 세포에 산소가 충분히 전달되지 못하여 대사나 생명·건강 유지 기능이 저하됩니다. 나아가 우울 등 마음의 증상도 불러일으킨다는 사실이 밝혀졌습니다.

나이가 많아져 골격을 지지하는 근육의 힘이 약해지면 자세가 나빠지기도 합니다. 그렇지 않은 사람은 대부분 '일부 근육이 계속해서 긴장된 상태(계속 힘이 가해지는 상태)나 경직(굳어지는)된 상태'가 자세를 나쁘게 합니다.

예를 들어 책상 업무 등으로 어깨가 앞으로 굽은 자세가 되면 가슴 앞쪽 근육은 수축하고, 등쪽 근육은 펴진 상태가 됩니다. 이것이 장시간 매일매일 지속되면 가슴 앞쪽 근육은 수축된 채로, 등쪽 근육은 펴진 채로 긴장·경직되어버립니다. 이렇게 경직된 근육이 골격을 흐트러뜨려 골격이 흐트러진 상태로 굳어버리면 고양이등이나 굽은어깨 등 '나쁜 자세'가 됩니다.

나쁜 자세는 보기에도 나쁘지만 여러 가지 심신의 불편함을 초래하는 원인이 됩니다. 자신의 자세를 체크하고, 자세를 나쁘게 하는 습관을 고치거나 예방책을 취해서 아름다운 자세가 되도록 노력합시다.

1 바른 자세를 유지하면 몸속부터 예뻐진다

① '굽은어깨'에 주의

'올바른 자세인지 아닌지 체크합시다.'라고 해도 어떤 자세가 좋은 자세인지 잘 모르는 사람도 있습니다. 자세를 체크할 때에는 '신경써서' 취하는 자세가 아니라 어깨의 힘을 빼고 팔은 자연스럽게 내리고 똑바로 앞을 보아야 합니다.

그림에서 가장 왼쪽이 '올바른 자세'입니다. 가장 큰 특징은 예쁜 S자 커브를 그리고 있는 '등~허리 라인'입니다.

가운데 그림은 최근 증가하고 있는 '굽은어깨'입니다. 등이 동그랗고 앞으로 굽은 느낌, 특히 턱이나 머리가 앞으로 튀어나온 형태가 특징. 굽은어깨가 되면 대개 '고양이등'이 되며, 일자목이 될 수도 있습니다. 골반이 뒤로 기울어지기 때문에 힙이 처지게 됩니다.

가장 오른쪽 그림은 굽은어깨인 사람이 자세를 예쁘게 보이려고 무리해서 가슴을 내밀 때 생기기 쉬운 자세로 '숨은 굽은어깨'라고 부릅니다. 등~허리의 만곡이 극단적이며, 허리가 휘어지고 골반은 앞으로 기울어지기 때문에 힙이 튀어나오는 형태가 됩니다.

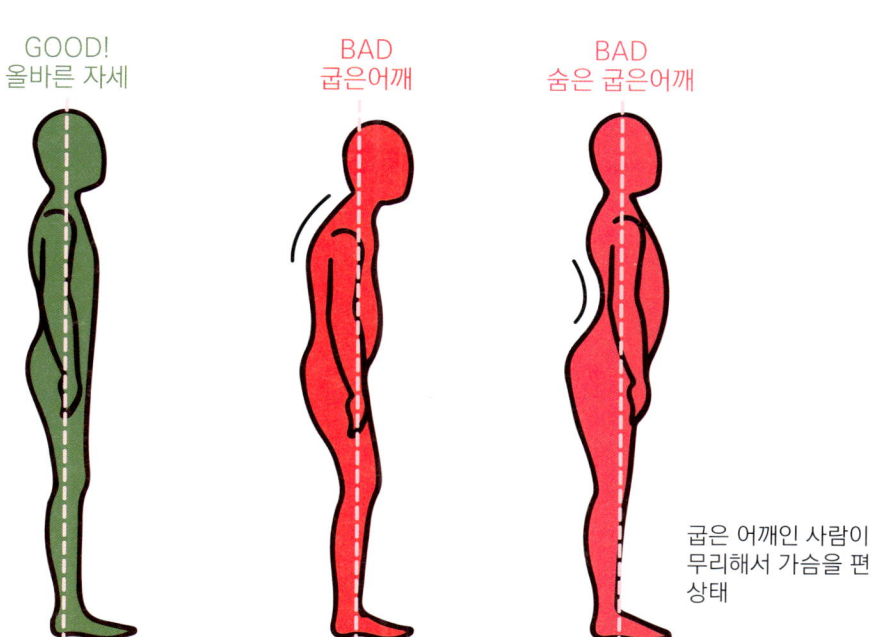

GOOD!
올바른 자세

BAD
굽은어깨

BAD
숨은 굽은어깨

굽은 어깨인 사람이
무리해서 가슴을 편
상태

■ 자세를 체크합시다

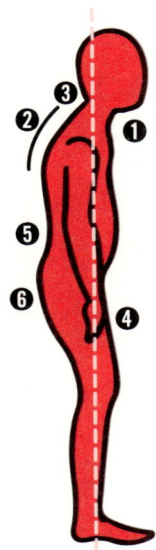

굽은어깨

❶ 어깨·팔·귀가 몸의 중심보다 안쪽(앞쪽)으로 들어가 있다.

❷ 등이 둥근 고양이등

❸ 목뼈의 곡선이 사라지고, 거의 직선(일자목)

❹ 손바닥이 뒤를(손등이 앞) 향한다.

❺ 등~허리의 S자 라인이 사라진다.

❻ 골반이 뒤로 기울어지고 힙이 처진다.

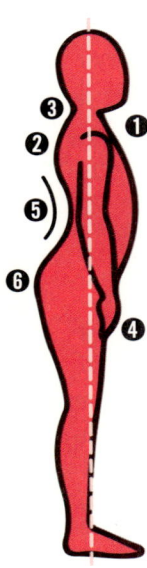

숨은 굽은어깨

❶ 귀의 위치는 거의 정상. 어깨나 팔은 몸의 중심보다 안쪽(앞쪽)으로 들어가 있다.

❷ 밖에서는 알아보기 힘들지만, 등뼈가 둥글게 휘어져 있다.

❸ 목뼈의 곡선이 사라지고, 거의 직선(일자목)이다.

❹ 손바닥이 뒤를(손등이 앞) 향한다.

❺ 등~허리의 S자 커브가 급하다(휜 허리).

❻ 골반이 앞으로 기울어지고, 힙이 튀어나온다.

자세를 체크할 때 의식적으로 평소보다 좋은 자세를 취하려고 하지만, 평소 자세가 나쁘면 결코 자연스러운 올바른 자세가 나오지 않습니다.

서서 거울을 보고 스스로 자세를 체크할 때에는 얼굴이 거울을 향하지 않으면 안 되기 때문에 귀와 어깨·팔의 위치 관계 등을 볼 수 없어서 정확하게 파악하기 어려운 점도 있습니다. 따라서 다른 사람이 찍어주는 사진을 보는 것이 가장 정확합니다.

'굽은어깨'는 스마트폰을 보는 습관이 지속되면 생기기 쉬운 증상이어서 '스마트폰 굽은어깨'라고도 불립니다. 그밖에 컴퓨터나 책상 업무에 장시간 종사하는 사람도 주의가 필요합니다.

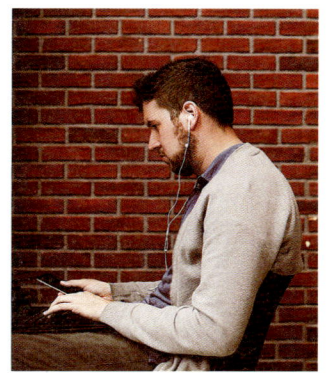

앞으로 구부린 자세를 장시간 취하면 가슴 앞쪽 근육은 수축된 채로 긴장·경직되고, 등쪽의 근육은 펴진 채로 긴장·경직되어 어깨뼈(견갑골)가 가쪽으로 틀어지고, 어깨가 앞쪽으로 둥글게 되는 '굽은어깨'가 됩니다.

스마트폰·컴퓨터뿐만 아니라 일상 생활에서 앞으로 숙이는 자세를 취할 수밖에 없는 작업이 많은 것도 굽은어깨 인구 증가에 박차를 가하고 있습니다. 예를 들어 주방일·다림질·청소기 돌리기 등 가사의 대부분은 앞으로 숙이는 자세를 취합니다.

이런 자세를 장시간 계속하지 않으면 안 될 때에는 될 수 있으면 부지런히 '자세 리셋'을 하여 굽은어깨나 고양이등을 예방하도록 노력합시다.

p.174에 있듯이, 수축된 가슴앞쪽 근육을 펴는 스트레칭은 굽은어깨·고양이등 자세의 예방뿐만 아니라 개선에도 효과적입니다. 다만 등근육을 앞쪽으로 펴는 스트레칭은 오히려 좋지 않습니다. 앞으로 편 채 굳어져 있는

등근육을 더 펴면 근육섬유가 끊어져 근육을 다칠 위험성도 있습니다.

2 한 부위가 틀어지면 전신에 연쇄 작용이 일어난다

굽은어깨나 고양이등과 마찬가지로 현대인에게는 '골반틀어짐'도 많습니다. 특히 임신·출산 때문에 골반이 틀어진 여성도 있지만, 대부분은 평소 일상적인 자세나 생활습관이 원인이 되므로 주의할 필요가 있습니다. 따라서 평소 서 있는 자세와 앉아 있는 자세에도 주의를 기울일 필요가 있습니다.

허리가 깊이 들어가는 소파에 앉기, 다리나 허리가 부담이 가는 하이힐이나 사이즈가 맞지 않는 신발 신기, 다리를 꼬고 앉기 등은 골반틀어짐으로 직결됩니다.

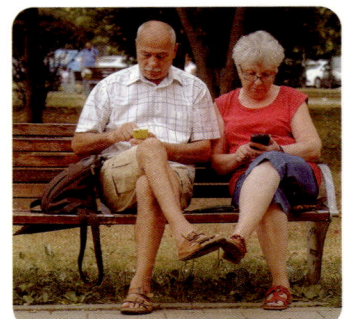

몸의 모든 근육·골격은 반드시 어딘가에 이어져 있습니다. 전신을 살펴보면 몸은 이른바 '원 유닛(one unit)'으로 이루어져 있습니다. 이 때문에 신체 일부위에 틀어짐이 생기면 전신의 밸런스를 취하기 위해 다른 부분에 쓸데없는 힘이 가해지거나, 다른 틀어짐이 생기게 됩니다.

굽은어깨나 고양이등 때문에 요통·무릎통증·골반틀어짐·O다리·X다리·무지외반증 등이 생길 수도 있습니다. 반대로 무지외반증이 계기가 되어 요통·골반틀어짐·고양이등이 될 수도 있습니다.

몸의 어딘가에 쓸데없는 힘이 들어가 부담이 가해지는 자세를 취하거나, 그런 작업을 장시간 계속하는 일은 될 수 있으면 피합시다.

2 바른 자세를 유지하면 몸과 마음이 아름다워진다

몸의 어느 부위가 틀어져 있으면 크건작건 마음이나 몸에 불편함이 생길 수 있습니다.

몸의 틀어짐이나 자세를 나쁘게 하는 원인은 근육의 긴장·경직입니다. 긴장·경직된 근육은 혈관을 압박하기 때문에 혈류가 정체됩니다. 또 근육이 긴장된 상태에서는 부교감신경의 스위치가 온(on)되기 어려워 자율신경이 교란되기 쉽습니다.

혈류의 정체나 자율신경의 교란에 의해 대사가 나빠지고 체내에 노폐물이 쌓이면 변비에 걸리기 쉽고, 피부의 턴 오버(turn over ; 진피층에서 만들어진 새로운 세포가 각질층까지 올라와 죽은 세포가 되어 떨어져나가는 과정)가 진행되지 않아 피부 트러블·주름·다크서클 등의 원인이 되기도 합니다.

자세가 나쁘면 머리를 숙이게 되는데, 이때 심리적으로도 나쁜 영향을 줄 뿐만 아니라 기분이 다운되어 불안초조해지거나 우울의 원인이 되기도 합니다.

올바른 자세는 몸의 건강이나 미용상의 문제를 해소하고, 나아가 마음의 해방으로도 이어집니다. 자세를 올바르게 하면 몸은 안팎으로 깔끔하고 아름다워지며 가벼워집니다. 앞을 향해 가슴을 편 채로 매일매일을 지내시기 바랍니다.

■ 간단히 할 수 있는 '자세를 바로 하는 스트레칭'

앉아서 하는 스트레칭

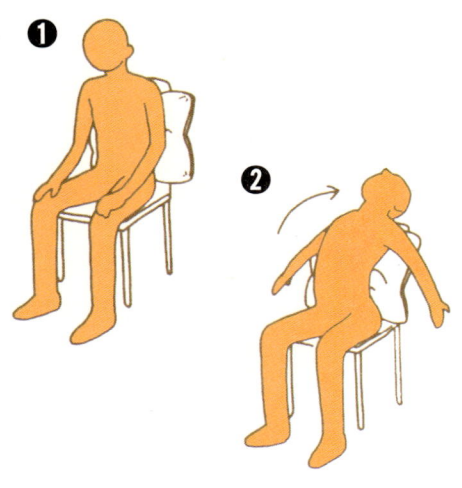

❶ 의자의 등받이에 큰 쿠션을 대고 걸터앉는다. 다리는 어깨너비로 벌리고, 양손은 다리 위에 올린다.
❷ 배·가슴·목을 스트레치한다. 등받이에 기대면서 등을 젖힌다. 팔과 턱은 천장쪽으로 들어올리고, 양팔은 45도 각도로 벌린다. 이 상태를 10초간 유지한다.
❶~❷를 3회 반복한다.

잠깐 서서 스트레칭

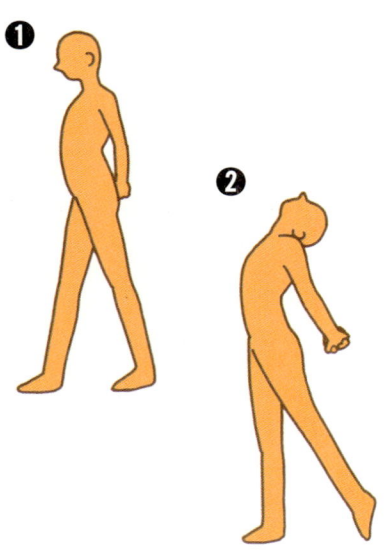

❶ 양발을 앞뒤로 벌리고 선다. 어깨를 좁혀서 양팔을 등 뒤로 돌려 양손을 잡는다.
❷ 중심을 앞으로 이동하고, 팔과 턱을 비스듬하게 위쪽으로 들어올린다. 양팔은 비스듬하게 아래쪽(팔과 반대인 대각선상)으로 끌어내리고, 목에서 배까지 몸을 젖힌 상태를 10초간 유지한다.
❶~❷를 2회에서 3회 반복한다.

행동수칙 8 이웃과 건강한 유대 관계를 만들자

과거는 3대가 함께 사는 것이 기본이었고, 지역 교류도 활발한 사회였습니다. 그러나 고도 성장기를 계기로 핵가족화가 진행되고, 자녀 수도 적어져 부모·자식 관계가 좀더 끈끈해지면서 자칫하면 가정 내에서 꽉 막힌 느낌까지 주는 사회가 되어버렸습니다. 학교·직장·가정 내에서 인간 관계에 문제가 생겨도 상담할 상대가 없기 때문에 불행한 사건도 증가하고 있습니다.

이 때문에 오늘날에는 커뮤니티(community)의 중요성이 재조명되고 있습니다. 부모·자식 간의 종적 관계나 친구끼리의 횡적 관계와는 다른, 세대를 뛰어넘는 '이웃과의 유대 관계'가 주목받고 있습니다.

이웃과의 유대 관계는 반드시 이웃사람들과의 교제일 필요는 없고, 취미 활동이나 배우기, 때로는 이해 관계 없이 자주 가는 음식점이나 미용실 등에서 아는 사람을 통해 연결되는 세대를 뛰어 넘는 관계를 가리킵니다. 이 경우에는 아무런 이해 관계가 없기 때문에 무엇이든 자유롭게 이야기하거나 상담할 수 있는 관계도 구축됩니다.

이런 이웃과의 유대 관계에서는 보람·자기긍정감·스트레스 등으로 대미지를 입어도 스스로 회복할 수 있는 힘, 다른 사람에게 도움을 청할 수 있는 힘, 커뮤니케이션 능력 등의 향상이 장점이 됩니다.

이러한 이웃과의 유대 관계가 미병 대책도 된다는 사실이 여러 조사·연구에 의해 밝혀졌습니다. 예를 들면 누워서만 지내기나 치매를 예방하려면 운동 습관보다도 다른 사람과 교제하는 기회를 늘리는 것이 효과적이라는 보고도 있습니다.

이웃과의 유대 관계는 심신의 건강에도 좋은 영향을 미칩니다. 행동 범위·교제 범위를 넓히고, 많은 세대가 교류하는 장에 많이많이 참가해 봅시다!

1 '웃음'과 '교류'는 몸과 마음의 힘을 키워준다

'이웃과의 유대 관계'는 마음의 회복력(resilience)을 강화해 줍니다. 스트레스가 많은 사회에서 취미 등을 통해 알게 된 다른 세대와 교류함으로써 본래의 자신을 되찾을 수 있습니다. 다른 세대와 교류함으로써 많이 웃을 수 있는 자신을 발견할 수도 있습니다.

최근 '웃음에는 면역력을 높이는 효과가 있다.'는 사실이 자주 거론되는데, 웃음은 면역력 향상뿐만 아니라 건강 증진 효과가 있다는 사실이 밝혀졌습니다.

다음에 '웃음의 건강 효과'를 살펴봅시다.

① 면역력 향상

웃으면 백혈구 및 면역세포의 일종인 'NK세포(자연살해세포 / natural killer cell)'가 활성화됩니다. NK세포에는 세균이나 암세포에 침범한 세포를 박멸시키는 기능이 있습니다. 따라서 웃음으로써 면역력이 향상되어 감염증이나 암 등에 잘 걸리지 않게 됩니다.

② 몸이나 뇌 기능의 활성화

웃으면 자연스럽게 '복식 호흡'이 되어 호흡이 깊어집니다. 따라서 1회의 호흡으로 받아들일 수 있는 산소량이 통상적인 호흡 시의 3~4배로 증가하며, 심호흡 시와 비교해도 2배 정도 됩니다. 그 결과 몸이나 뇌 구석구석의 세포에도 산소가 충분히 보내지고, 각 세포의 역할이나 신진대사가 활성화

됩니다.

③ 자율신경의 밸런스 조절

웃어서 복식 호흡(깊은 호흡)이 되면 부교감신경의 스위치가 온(on)되기 쉬워집니다. 웃음 그 자체로 릴랙스되며, 나아가 자율신경의 밸런스도 조절됩니다.

④ 스트레스 완화

웃음은 스트레스 완화 효과도 있습니다. 웃으면 과도한 스트레스로 인하여 과다해진 코르티솔 분비가 억제되기 때문이기도 하지만, 어쨌든 '실컷 웃으면 안 좋은 일도 잊고 기분이 개운해진다.'는 경험을 가지고 있는 사람도 적지 않을 겁니다.

오늘날 의료 현장에서 '웃음'을 치료에 도입하려고 시도하고 있습니다. ==웃음이 암에 대한 저항력 향상, 당뇨병환자의 혈당치 저하, 류마티즘에 의한 통증 경감 등에 효과가 있다는 보고도 있습니다.==

웃음은 이처럼 몸과 마음의 건강 증진 효과가 있습니다. '웃음'. 혼자서 만담을 듣거나, 코믹 만화를 보거나, 혹은 '재미없어도 소리내서 우하하 하고 웃기'만으로도 건강 증진 효과가 있다고 합니다. 특히 웃으면 복식 호흡이 된다는 장점은 충분히 기대할 수 있습니다.

그런데 '누군가와 함께 마음속으로부터 웃기'로 서로 활발하게 교류하면 이웃과의 유대 관계에 의한 다른 여러 가지 장점도 한층 높아지는 상승 효과가 있습니다.

이해 관계가 없는 인간 관계, 이웃과의 유대 관계는 인생의 윤활유가 된다고 할 수 있겠지요.

2 사랑과 행복 호르몬인 '옥시토신'을 가득 채우자

서양사람들이 인사 대신하는 '허그(hug, 포옹)'에는 '애정 호르몬' 또는 '행복 호르몬'이라고 불리는 뇌하수체뒤엽호르몬인 옥시토신(oxytocin) 분비를 촉진시키는 효과가 있다고 합니다.

옥시토신은 접촉하고 있는 상대에 대한 친근감이나 애정이 깊어지게 하는 효과가 있습니다. 특히 여성의 출산이나 수유를 촉진하기 위해 반드시 필요한 역할을 합니다. 최근에는 남녀노소 누구에게라도 심신의 건강 증진에 중요한 작용을 한다는 사실이 밝혀졌습니다.

옥시토신이 뇌 속에서 합성·분비되면 뇌는 편안함을 느끼고, 불안을 억제하여 정서를 안정시킵니다. 자율신경을 조절하고, 기분을 좋게 하며, 안심이 증폭됩니다. 또한 정신적 스트레스를 풀어주고, 통증에 대한 내성을 높여주며, 면역력 향상 등의 효능도 있습니다.

그밖에 혈압 상승을 억제하고, 심장 기능을 향상시키며, 니코틴이나 알코올 의존증을 완화하고, 쾌면을 취하기 쉽게 하는 등 아주 많은 건강 증진 효과가 있습니다.

이런 슈퍼 호르몬인 옥시토신은 다른 사람과 접촉하는 여러 상황일 때 분비가 촉진됩니다.

전술한 허그 외에도 머리 쓰다듬기, 다른 사람이 머리를 쓰다듬어주기, 보디 터치(body touch), 아기와 서로 바라보기(반드시 자신과 자신의 아이일 필요는 없다), 반려 동물 특히 개와의 접촉 등을 하여도 상당량의 옥시

토신이 분비된다고 합니다.

　게다가 허물없는 사람과의 수다나 취미·스포츠 활동으로도 옥시토신 분비가 촉진됩니다. 유대 관계가 있는 사람들끼리는 더 좋겠지요.

행동수칙 9　잘 쉬자

　아침에 개운하게 일어나지 못하거나, 몸이 피곤해도 기분이 뒤숭숭하여 잠이 잘 안 오는 등 최근 수면이 부족한 느낌이 들지 않으십니까? 또한 피로가 쌓여 있는데도 몸을 혹사시켜가며 일하고 있지는 않으십니까?

　매일 '하지 않으면 안 되는 일들'로 시간에 쫓기고, 자유롭게 시간을 쓸 수 있을 때에는 밤을 새는 등 생활이 불규칙적이 되어 마음도 몸도 피곤한 사람들도 적지 않을 겁니다. 이런 사람들은 열심히 '잘' 쉬어 마음도 몸도 충분한 회복력을 가져야 합니다.

　한편 일이나 공부에 너무 매진하다가 무심코 장시간 의자에만 앉아서 지내는 생활을 하고 있지는 않으십니까? 이렇게 하면 오히려 효과가 떨어지게 됩니다. 제대로 리프레시 타임을 설정하면 오히려 효율 향상으로 이어집니다.

　머릿속이 잘 정리되지 않으면 일단 일을 멈추고 '멍 때리는 것'도 효과적입니다. 기억이 잘 정리되고, 새로운 아이디어가 떠오를 수도 있습니다.

　무엇보다 온(on) 오프(off) 전환이 중요합니다. 일이나 가사·공부를 할 때에는 그것에 집중하고, 끝나면 스위치를 오프(off)하여 몸과 마음을 해방시킵시다!

자연 속을 산보해서 자연의 소리나 냄새를 느끼고, 마음에 드는 카페에서 가만히 시간을 보내거나, 명상·요가·워킹 등 가벼운 운동도 좋겠지요.

'몸과 마음의 건강'을 위해 자신이 리프레시될 수 있는 스트레스 매니지먼트의 도구를 많이 가지고 있기를 바랍니다.

1 제대로된 리프레시로 피로를 예방하자

앞에서 '액티브 레스트(active rest ; 움직여서 휴양하기)'는 몸뿐만 아니라 마음의 피로 회복에도 큰 효과가 있다고 하였습니다. 물론 잠을 잘 자서 완전 휴양을 취하는 것도 중요합니다. 그러나 처음부터 몸과 마음이 너무 지치지 않도록 하는 것이 건강 유지나 미병 개선을 위해서 무엇보다 효과적이며 중요합니다.

빚이 쌓이면 쌓일수록 갚기 어려워질 뿐만 아니라 시간도 오래 걸립니다. 하지만 처음부터 빚을 지지 않으면 그렇게 힘들게 갚을 필요도 없겠지요. 되도록 피곤해지지 않도록 합시다. 피곤해지더라도 '그 자리에서 바로 회복'시킬 수 있다면 그것보다 좋은 건 없습니다. 제대로 리프레시해서 피로를 예방하고, '피곤하다.'고 생각되면 바로 피로 회복을 위한 행동을 합시다.

장시간 책상 업무로 앞으로 숙이는 자세를 계속 취하면 어깨뭉침·목통증을 일으킵니다. 그것이 매일 계속되면 가슴앞쪽 근육이 수축하고, 등부위의 근육이 펴진 채로 굳어져 언젠가 굽은어깨나 고양이등이 되어버립니다.

15~30분 간격으로 다음의 그림처럼 간단한 스트레치를 하여도 피로나 자세 악화 예방 효과가 있습니다.

■ 간단하게 할 수 있는 '리프레시 스트레치'

책상 업무를 할 때 '이것만으로도 OK 스트레치'

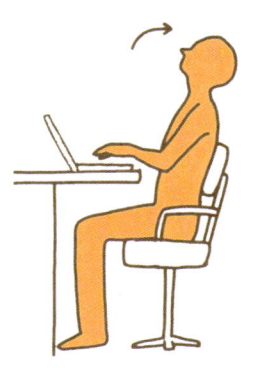

장시간 책상 업무를 할 때에는 15분에 한 번씩 머리를 30초 동안 젖힌다.

이때 눈을 감고 될 수 있는 한 의식적으로 깊은 호흡을 한다.

이것만으로도 앞으로 숙이는 자세가 굳어져서 호흡이 얕아지는 것을 막을 수 있고, 릴랙스 & 리프레시할 수 있게 된다.

'등에 쿠션을 받치고 스트레치'로 릴랙스

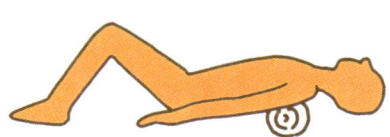

❶ 수건을 말아서 등에 댄다.
❷ 쿠션을 위쪽 어깨뼈 아래쪽에 받치고 눕는다.
❸ 10~15분 정도 이 상태를 유지하면서 릴랙스한다.

» 이 자세라면 자연스럽게 복식호흡이 된다. 아래 단전을 의식하면 좀더 릴랙스 효과가 높아진다.

» 장시간 이 자세를 취한 채로 있지 말고, 최대 20분 정도 한다. 심장보다 머리가 낮은 위치에 있는 자세가 되므로 머리로 피가 쏠려 기분이 나빠질 수 있기 때문이다. 아무쪼록 그대로 잠들어버리지 않도록 주의한다.

2 수면은 '저축'할 수 없지만, '수면부채'는 빨리 갚자

수면 부족이 오래 지속되면 몸과 마음에 미치는 영향도 커집니다. 그러나 '다음 주엔 바쁘니까 수면 부족이 될 것 같다.'고 생각해서 이번 주말에 잠을 비축해 두어도 다음 주의 격무나 수면 부족이 심신에 영향을 미치지 않는 건 아닙니다.

수면은 '저축'이 불가능합니다. 그러나 '수면부채'는 빨리 갚지 않으면 안 됩니다.

'수면부채'라는 말을 들어 보았을 겁니다(수면 부족은 '수면부채'). 앞에서 '건강저금'을 설명했지만, 수면부채는 '빚'이자 '건강부채'입니다. 이 빚이 쌓여서 부채가 커지면 '왠지 모를 불편함'이 나타나 언젠가는 파산(심신의 파탄, 몸과 마음의 병이 나타나거나 최악의 경우에는 생명의 위기)에 이르게 됩니다.

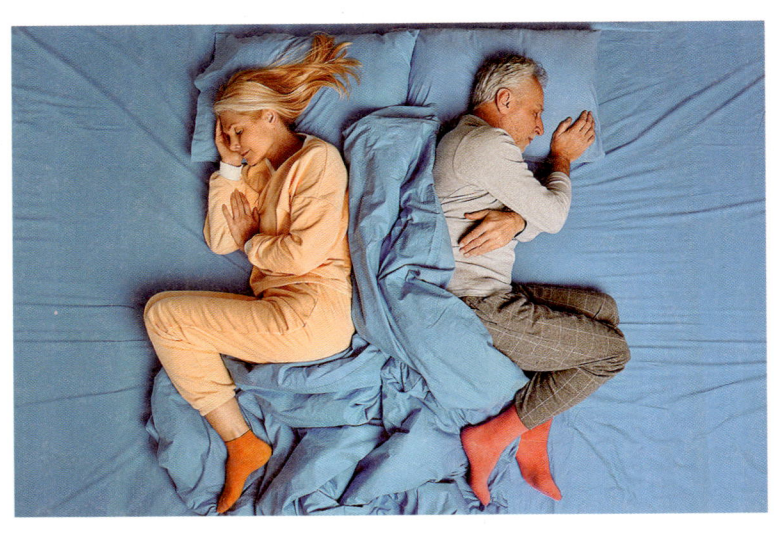

그밖에 수면 부족이 계속되면 어딘가에서 부족분을 보충하기 위해 부채를 갚을 필요가 있습니다. 그 부채를 갚는 방법은 '수면'밖에 없습니다. 24시간 버틸 수 있는 건강 드링크를 마셔도 수면부채는 갚을 수 없습니다.

수면 부족이 지속되면 쉬는 날에는 빨리 잠자리에 듭시다. 아니면 생활리듬이 깨지지 않는 범위 내에서 약간 늦게 일어나서 평소보다 수면 시간을 길게 합니다.

무엇보다 수면부채가 너무 쌓여버리면 1회 수면으로는 다 갚을 수 없게 될 수도 있습니다. 또한 '장시간 자서 자연스럽게 개운하게 눈이 떠지더라도 그날 밤 잠이 안 오게 된다.'는 사람도 있을 겁니다. 그런 사람은 평소보다 30분~1시간 정도 긴 수면을 며칠 동안 '분할 지불', '리볼빙 지불'도 좋습니다.

휴일에 낮잠을 자는 것도 한 가지 방법입니다만, 이때에는 주의할 점이 있습니다. 낮잠은 '오후 3시 정도까지, 1회에 20분 정도'가 좋습니다. 저녁 늦게까지 장시간 낮잠을 자면 몸과 마음은 이것을 '밤 수면의 전 단계'로 판단해 버릴 수도 있기 때문입니다. 그렇게 해서 낮잠 알람을 아침 알람과 착각해서 체내 리듬이 아침 모드가 되어버립니다. 그러면 밤이 되어도 몸과 마음이 야간 모드로 되지 않고, 밤의 수면을 방해하는 원인이 됩니다.

어쨌든 수면부채는 도산 사태를 불러일으키거나 빚 때문에 정신차릴 수 없게 되기 전에 갚읍시다. 그리고 '건강저금'을 늘립시다.

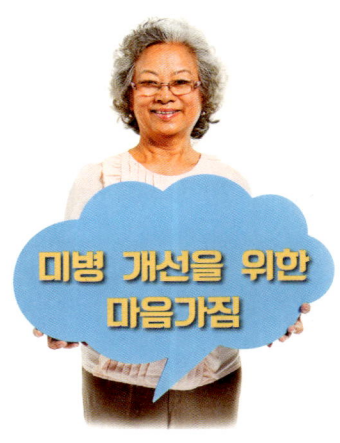

자신의 몸과 마음을 최우선으로 하자

미병을 개선하기 위해 '생활을 바로잡자', '생활습관을 개선하자'고 해도 사실 무엇을 바로잡아야 할지, 어떻게 개선하면 좋을지 모른다는 사람도 적지 않습니다.

'생활습관을 개선한다.'고 할 때 무엇이든 우등생처럼 생활하지 않으면 안 된다고 생각하거나, '그렇게 답답한 생활을 어떻게 계속할 수 있을지' 처음부터 단념하고 있지는 않습니까?

'생활을 바로잡는다.', '생활습관을 개선한다.'를 너무 어렵게 생각하지 않아도 괜찮습니다.

다음과 같은 마음가짐을 추천합니다.

» 만약 가능하다면 ○○해 보자.
» 늘 그렇게 하는 것은 무리지만, 될 수 있는 범위에서 그렇게 해볼까?

이렇게 가벼운 마음가짐으로 할 수 있는 일은 한 가지라도 시작해 보는 것이 중요합니다.

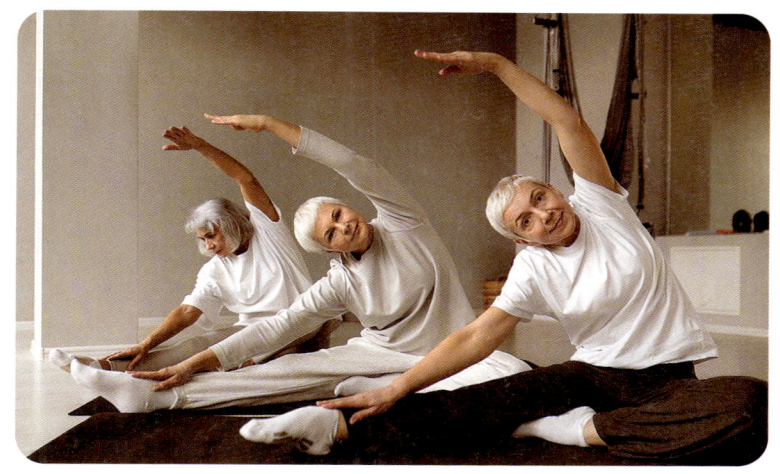

　일상생활에서 아주 조금 의식해 보고, 아주 조금 바꿔 보고, 아주 조금 노력해 보는 정도라도 좋습니다. 그것을 계속해 나가면 됩니다.
　그것들이 쌓이면 언젠가 몸과 마음이 정말 '쾌적'한 생활을 영위할 수 있게 되고, 몸과 마음을 최적의 상태로 만들어줄 겁니다. 처음부터 포기해 버리거나 아무것도 시작하지 않으면, 앞으로 당신은 좀더 힘든 기분을 느끼거나 불편함을 감수해야 할 겁니다.

　일상생활에서 아주 조금 '한다, 하지 않는다.', '바꾼다, 바꾸지 않는다.'가 앞으로 당신이 '건강해질지, 병에 걸리게 될지'의 갈림길이 됩니다.

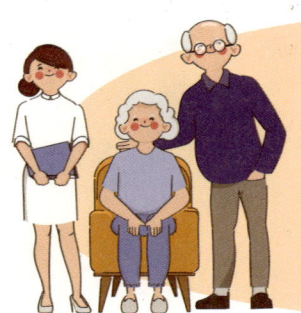

Chapter 3.

일상적인 미병의 증상별 개선 방법

　미병을 개선하는 생활습관이 어떤 것인지 머릿속에 떠오릅니까? 그럼 지금부터 구체적인 미병의 증상과 개선 방법을 설명하겠습니다.
　같은 증상이라도 유형이 다른 경우도 있으므로 자신이 어떤 유형인지 의식하면서 적절하게 대처합시다.

감기

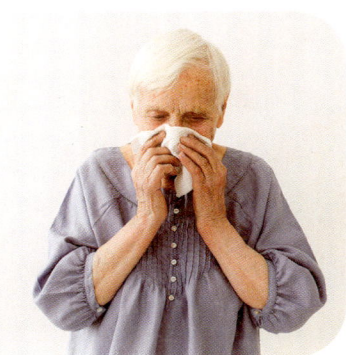

감기란

감기는 누구든지 한 번은 걸리는 증상으로, 악화되면 체력을 저하시키고 오래 가기 때문에 빨리 치료해야 합니다. 감기는 여러 가지 바이러스에 감염되어 일어나는 증후군이지만, 옛날에는 '바깥으로부터 사악한 것(外邪)이 들어온다.'고 생각했습니다.

감기 초기에는 한기가 느껴지고, 발열·두통이 나타납니다. 이것은 몸의 표면인 '겉'의 증상입니다. 그것이 점점 깊은 곳까지 들어가서 재채기나 가래가 나오기 시작하면 반은 '겉', 반은 '속'에 들어왔다고 여깁니다. 변비·설사 등의 소화기 증상이 나타나면 '몸속'에 들어왔다고 여깁니다.

감기는 급성병이기 때문에 경과가 가장 중요합니다. 빨리 치료하면 빨리 낫고, 치료가 늦어지면 오래 갑니다. 원래부터 체내의 '정기(正氣 ; 올바른 방어력)가 충실해 있으면 '외사(外邪 ; 밖에서 침입하는 邪氣)'도 들어오지 않습니다.

무엇보다도 '감기 바이러스에 지지 않는 몸 만들기'가 중요합니다.

발생 원인

감기(風邪)는 '감기증후군'이라고도 합니다. 목 주변에 급성 염증을 일으키는 경우가 많으며, 염증이 목부터 그 아래쪽의 기관지나 허파로 퍼질 수도 있습니다.

감기의 발생 원인은 80~90%가 감기 바이러스 때문입니다. 인플루엔자와 마찬가지로 겨울에만 발증하는 것이 아니며, 여름에 활동하는 바이러스도 있습니다. 인두염·기관지염 등도 감기에 포함됩니다.

==감기에 걸릴지 여부는 면역력에 달려 있습니다.==

공기 중에 떠다니거나 몸에 붙어 있는 바이러스가 목이나 코 등의 점막에 부착되어 체내에 침입합니다. 그 후 바이러스가 증식해서 염증이 일어나면 두통·발열·목통증·콧물·피로감 등을 일으킵니다.

그런데 바이러스가 침입했다고 해서 반드시 증상이 나타나는 건 아닙니다. 우리의 체내에는 항상 지키고 있는 면역세포가 혈액에 타고 전신을 순찰하다가 바이러스 등의 '적'을 만나면 그 자리에서 격퇴시킬 뿐만 아니라 많은 면역세포를 모아 적을 공격하는 '면역 기능'을 작동시킵니다.

이때 면역력이 저하되어 적(바이러스)의 증식력이나 공격력에 대항하지 못하면 감기를 일으킵니다. 감기의 직접적인 원인은 바이러스지만, '면역력 저하'야말로 감기를 발증시키는 근본 원인이라고 할 수 있겠지요.

증상

감기는 바이러스에 대한 몸의 방어 반응으로, 증상은 다음과 같습니다.

① 콧물, 목부기, 통증(염증)

감기에 걸리면 콧물이 나오는 이유는 바이러스를 바깥으로 내보내기 위해서입니다. 세포가 바이러스와 접촉하면 화학 물질을 방출해서 혈관을 넓히고 면역세포를 모읍니다. 그 결과 모세혈관에서 혈액 성분이 나와 림프액에 모이는데, 이것이 '부종=염증'의 정체입니다.

② 발열, 오한(한기), 닭살

바이러스는 열에 약하기 때문에 체온을 높이는 것이 최대의 방어법입니다. 면역세포에서 나오는 물질이 뇌에 '체온을 높이라.'는 지시를 보냅니다. 그 결과 근육이 떨려서 한기를 느낍니다. 열 발산을 억제하기 위해 혈관이 수축하고, 땀샘이 닫히면서 닭살이 돋습니다.

③ 얼굴이 빨개지거나 창백해진다

얼굴이 빨개지는 현상은 열이 올라오기 시작했다는 증거입니다. 열을 올리는 힘이 강한 아기의 얼굴이 새빨개지는 것은 이 때문입니다.

한편 고령자나 몸이 약한 사람은 열을 내는 힘이 약해서 창백한 얼굴인 채로 감기 증상이 점점 진행되며 오래가기 쉽습니다.

④ 두통, 요통, 근육통, 관절통 등

인플루엔자 등 강한 바이러스에 감염되어 증상이 나타나기 시작하여 두통·요통·관절통·근육통 등이 일어나면 한의학에서는 '겉'증상으로 보지만, 깊은 부위에 살짝 외사가 들어왔다고 여깁니다. 이때 축 처지거나 식욕 부진·설사 등 전신에 증상이 나타나는 것이 특징입니다.

⑤ 재채기, 기침, 가래

재채기는 콧물과 같은 방어 반응입니다. 재채기나 콧물은 일반적인 감기에 많고, 기침은 인플루엔자 등 강한 바이러스성 감기에 많은 증상입니다. 기침이나 가래는 증상이 어느 정도 진행된 다음에 나타나기 시작합니다.

개선 방법

① 안정을 취하고, 몸을 따뜻하게 한다

바이러스에 대한 방어 기능을 높이기 위해서는 안정이 제일!

감기에 걸리기 시작할 무렵에 무리하면 증상이 오래 갑니다. 따라서 걸리기 시작할 때의 대처가 중요합니다.

바이러스를 퇴치하려면 몸을 따뜻하게 하고, 심부체온을 높여야 합니다. 생강탕이나 칡탕은 몸속부터 따뜻하게 하는 효과가 있습니다. 또 목덜미를 타월을 감아 바깥에서부터 따뜻하게 하고, 침실의 보온에도 신경씁시다.

② 방을 건조하지 않게 한다

인플루엔자 바이러스와 같이 건조한 기후를 좋아하는 바이러스의 대부분은 습도가 50% 이상이 되면 생존율이 저하됩니다. 침입한 바이러스를 바깥으로 스무스하게 쫓아내는 역할을 하는 기관지→목구멍→코(기도)의 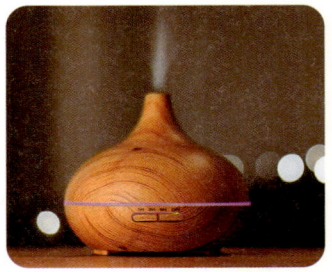 섬모가 제대로 자기 역할을 다하기 위해서라도 보습(保濕)이 중요합니다. 가습기 외에도 젖은 타월을 실내에 걸어놓아도 효과가 있습니다.

③ 손씻기, 가글을 철저히 한다

감기 바이러스는 공기 감염도 하지만, 대부분은 접촉 감염입니다. 바이러스가 붙은 손으로 코나 입을 만지면 감염될 수 있습니다. 따라서 손씻기와 가글을 철저히 하고, 목욕을 거르지 말고, 청결에 주의해야 합니다.

실내는 바이러스가 좋아하지 않는 보습 환경을 유지해야 합니다.

④ 바이러스에 지지 않는 몸을 만든다

면역력은 '냉증'이나 '혈류', '자율신경'과 밀접한 관계가 있습니다. 일상생활에서 몸을 따뜻하게 하는 음식을 섭취합시다.

적당한 운동을 하고, 쾌면을 취하는 것은 냉증 해소·혈류 향상·자율신경 밸런스 조절 등을 위한 기본이 됩니다.

⑤ 수분을 자주 섭취하고, 비타민·미네랄을 보급한다

열이 나면 땀이 나서 체내의 수분이 손실되어 탈수 상태에 빠지기 쉽습니다. 또 기도의 섬모 기능도 나빠집니다. 수분을 자주 섭취함과 동시에 땀과 함께 배출된 비타민·미네랄도 보급합시다. 이러한 영양소가 함유된 스포츠 드링크 등의 섭취도 괜찮습니다.

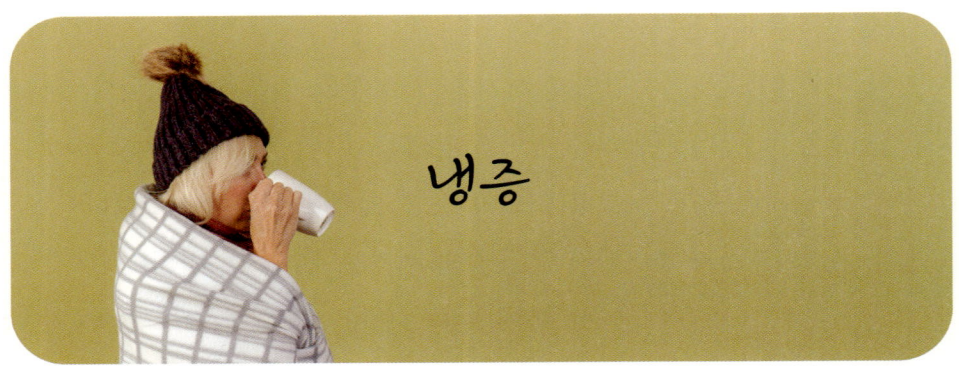

냉증

냉증이란

여성의 80%, 남성의 40%가 고민하는 '냉증'은 만병의 근원이며, 방치하면 심각한 병이 될 수도 있습니다. 서양의학에서는 냉증을 냉한 체질로 보지만, 한의학에서는 하나의 병으로 취급합니다.

냉증이 어떤 병의 '결과'로 나타날 때와 어떤 병의 '원인'이 될 때가 있습니다. 병의 결과로 나타나는 냉증은 교원병이나 갑상샘기능 저하증과 같은 호르몬이상 등에 의한 병입니다.

그런데 어떤 병의 원인이 되는 냉증은 관절통·두통 등을 악화시키는 요인 외에도 가벼운 동상 등이 있습니다.

한의학에서는 에너지 생산력이 저하된 '기허'와 순환이 나쁜 '어혈', 그 밖에 부종에 의해 혈행이 나빠지는 '수독', 자율신경의 교란으로 혈관의 수축·확장이 잘 되지 않는 '기체' 등을 냉증의 원인으로 봅니다.

냉증은 면역 기능을 저하시키므로 만병의 원인이 됩니다. 그래봤자 냉증, 그래도 냉증. 냉증을 해결하여 미병을 개선합시다.

발병 원인

일반적으로 말하는 '냉한 체질'을 한의학에서는 '냉증'이라는 병으로 봅니다. 나아가 컨디션 부조나 병을 일으키는 만병의 근원으로 중요시하고 있습니다. 냉함은 심부체온(뇌나 내장 등 체내의 온도)이 낮거나 열에너지가 제대로 순환되지 않아 일어납니다.

냉에는 다음과 같은 여러 가지 요인이 관련되어 있습니다.

① 몸안에서의 냉함

세포 내에서 에너지 생산(대사)에 필요한 영양분이나 산소의 부족, 이것들을 세포로 운반하는 혈류 이상 등이 발생하면 에너지 생산량이 감소하고 심부체온이 유지되지 않게 됩니다. 이어서 손발이나 안면에 있는 혈관이 수축하고, 말단으로 가는 혈류량이 감소하여 손발이 차가워지는 증상으로 이어집니다.

심부체온이 저하되지 않으려면 체표면에서의 열방산을 막아야 합니다.

② 좋지 않은 피의 흐름

열은 혈류의 타고 체내를 돕니다. 혈류가 저하되면 몸 구석구석까지 열이 운반되지 않습니다.

③ 자율신경의 교란

체온을 콘트롤하는 자율신경이 교란되면 심부체온이 제대로 조절되지 않습니다. 교감신경 우위(긴장 모드) 상태가 오래 지속되면 근육의 긴장 및 경직에 의해 혈류가 나빠져 냉증을 일으킵니다.

| **증상**

냉증은 머리부터 발끝까지 전신에 영향을 미치기 때문에 고통스러운 미병입니다.

냉증의 부위별 발증 원인은 다음과 같습니다.

① 전신이 차다

겨울에는 옷을 몇 겹이나 겹쳐 입고, 여름에도 얇은 옷으로는 지내지 못할 정도의 전신의 냉함은 에너지 생산량 부족에 의한 심부체온의 저하(저체온)나, 자율신경의 교란에 의한 체온 조절 기능의 저하가 원인입니다. 이런 유형의 냉증은 최근 남성에게서도 늘어나고 있습니다.

② 손발이 차다

손발에 냉증이 있으면 동상에 걸리거나 피부가 트기 쉽습니다. 손발 냉증에도 에너지 부족·혈류 저하·자율신경 교란 등이 잠재되어 있습니다. 손발을 따뜻하게 하는 것만으로는 근본적인 개선이 되지 않을 수도 있습니다.

③ 허리나 엉덩이가 차다

특히 여성에게 많습니다. 허리 주변의 냉함은 자궁·난소 등 생식기관의 냉증을 일으키고, 불임이나 월경전증후군(PMS) 등의 원인이 됩니다.

④ 배가 차다

배가 차면 설사나 변비의 원인이 됩니다. 또한 배가 차면 심부체온이 낮고 다른 내장이나 기관도 냉할 가능성이 있으며, 여러 가지 불편함이나 병을 일으킬 위험이 있으므로 주의해야 합니다.

⑤ 두통, 목·어깨·허리의 뭉침이나 통증

냉하면 근육이 긴장·경직되어 뭉침이나 통증을 일으키거나 근육의 유연성이 저하됩니다.

⑥ 자세가 나빠진다

냉하면 몸을 수축시켜 등을 둥글게 만들게 되므로 자세가 나빠지기 쉽습니다. 자세가 나빠지면 근육 긴장·경직, 혈류 저하 등을 일으켜 냉한 기운이 더 심해지는 악순환에 빠질 수 있습니다.

| 개선 방법

① 몸의 중심부터 따뜻하게 하는 음식을 섭취한다

'몸을 따뜻하게 하는 음식'을 많이 섭취합시다. 야채류라면 당근이나 우엉 등의 근채류, 육류라면 양고기나 닭고기 등이 좋습니다.

생강은 대표적인 생약 중 하나로, 열이나 햇볕으로 건조시킨 것은 체온을 따뜻하게 하는 효과가 뛰어납니다. 된장·청국장 등의 발효 식품은 체온을 높여주는 효과가 있을 뿐만 아니라 장내 환경을 개선하고 면역력 향상이나 미용 효과도 뛰어납니다.

② 에너지 대사에 필요한 비타민이나 미네랄도 빠짐없이 섭취한다

에너지의 원료가 되는 탄수화물(당질)·단백질·지방질 외에 에너지 대사

를 돕는 비타민B군이나 마그네슘 등의 미네랄도 빠뜨릴 수 없는 영양소입니다.

비타민B군이 풍부한 식재료는 돼지고기나 김 등이고, 비타민B군·마그네슘이 풍부한 식재료는 콩·아몬드·견과류 등입니다.

③ 목욕·호흡·수면으로 자율신경을 조절한다

목욕은 몸도 마음도 따뜻하게 할 뿐만 아니라 근육을 풀어 혈류를 좋게 하고 부교감신경의 스위치를 온(on)합니다. 쾌면을 하기 위해 자기 전에 하는 '릴랙스 호흡'도 일과에 넣으면 좋겠지요.

④ 근육을 써서 늘리고 에너지 생산량을 높인다

에너지의 60%는 근육세포 내에서 생산되므로 운동을 하거나 일상 생활에서 부지런히 근육을 써서 근육량을 증가시키는 것도 중요합니다. 다만 격렬한 근육 트레이닝으로 체지방률이 너무 많이 떨어지면 월경이상 등의 원인이 되기도 하므로 여성은 주의할 필요가 있습니다.

⑤ '오메가3계 지방산'으로 혈류 UP & 심부체온 UP

'오메가3계 지방산'에는 다음과 같은 효능이 있습니다.

» 항산화 작용 : 노화 방지(anti-aging) 효과, 혈액을 부드럽게 풀어 혈류 UP
» 에너지 대사 촉진 작용 : 심부체온 UP, 다이어트 효과

오메가3계 지방산이 포함된 기름(들기름, 아마기름 등)은 일반적으로 산

화되기 쉽고, 열에 약하지만, 사차인치 오일(Sachainchi oil)은 비교적 산화가 잘되지 않으며 가열 조리도 쉽습니다(풋내가 있어서 호불호가 갈린다).

⑥ 냉·난방은 '적절한 온도'로

여름에 냉방을 너무 차게 하고, 겨울에 너무 덥게 난방을 하여 실내·외의 온도차가 커지면, 자율신경에 의한 체온 조절 기능이 망가져 전반적인 자율신경 교란으로 이어집니다. 여름에는 섭씨 26~28도, 겨울에는 섭씨 18~20도 정도가 적절한 온도입니다.

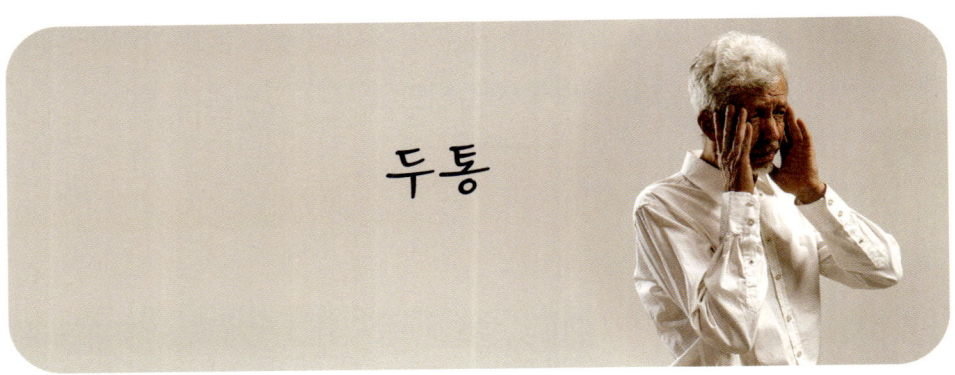

두통

두통이란

두통은 인구의 약 90%가 경험하는 증상으로, 만성화되면 생활에 지장을 초래하고 소극적으로 될 수도 있으므로 원인부터 밝혀야 합니다.

한의학에서는 머리 표면의 근육이 긴장해서 혈류가 나빠지고(어혈), 부어서(수독) 순환이 나빠지면 두통이 일어난다고 봅니다. 스트레스(氣滯)도 관계되어 있으며, 마음의 긴장이 근육의 긴장으로 이어지기도 합니다.

갑자기 머리가 무겁게 느껴지는 '두중(頭重)'도 자주 있는 증상입니다. 생리 전이나 저기압에 의해서도 나타나는 두중은 전형적인 수독 증상입니다.

뇌종양이나 뇌혈관장애에 의한 두통도 있습니다.

심하면 병원에 가서 자세하게 확인합시다. 두통이 있는 사람은 반복되는 두통으로 일상 생활에 장애를 받으며, 모든 일에 소극적이 되어 스스로 생활을 제한하게 됩니다.

==어떤 유형의 두통인지를 알고 빨리 대처합시다.==

발생 원인

두통은 크게 '(만성형) 긴장성 두통'과 '편두통'으로 나눠지며, 각각 나타나는 증상이나 원인은 다릅니다.

① (만성형) 긴장성 두통

'혈관 수축'에 의해 일어납니다. 측두부나 어깨·목근육의 긴장으로 혈관이 수축하여 혈류가 저하됨으로써 근육 내에 쌓인 노폐물이 주변의 신경을 자극하여 일으키는 통증입니다.

만성적인 어깨뭉침·목뭉침이 있는 사람, 자세가 나쁜 사람에게 일어나기 쉽습니다. 장시간 사무를 보거나 스마트폰을 사용하는 사람은 주의가 필요합니다.

정신적 스트레스나 우울 등 심신의 병이 원인이며, 근육이 긴장되지 않아도 두통이 일어날 수도 있습니다.

오후~저녁에 피곤함이나 안정 피로와 함께 통증이 일어나는 경우가 많습니다. 또 몇 시간만에 낫는 경우도 있지만, 몇 개월 지속되어 만성화되는 경우도 있습니다.

긴장성 두통에 관여하는 근육은 등세모근(승모근), 어깨올림근(견갑거근), 목갈비근(사각근), 널판근(판상근), 목빗근(흉쇄유돌근), 턱에 있는 몇 가지 근육 등입니다. 어느 근육이든 관련통 패턴이 있습니다. 문진 단계에서 대화를 충분히 하는 것이 통증의 원인이 되는 근육을 발견하는 데 도움이 됩니다.

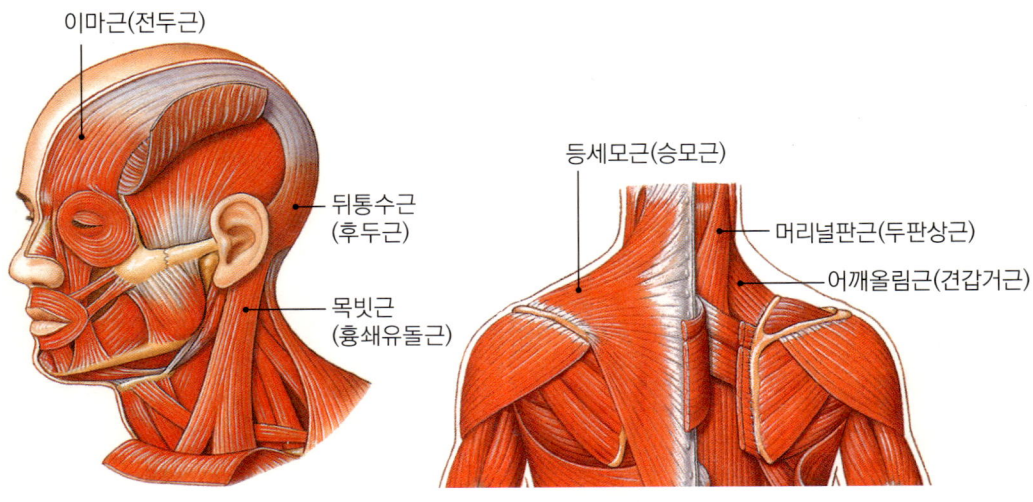

☼ 긴장성 두통에 관련된 근육

근육	관련통 패턴
이마근(전두근)	눈 위의 국부적인 불쾌감
어깨올림근(견갑거근)	목 아랫부분, 어깨 윗부분, 어깨뼈와 척추뼈 사이의 통증에 관련
뒤통수근(후두근)	뒤통수의 불쾌감
널판근육근(사각근육군)	일반적으로 어깨 윗부분, 팔 바깥쪽에서 엄지부터 중지에 걸친 통증에 관련
머리널판근(두판상근)	마루위(두정부)의 통증에 관련
목널판근(경판상근)	목뒷부분과 머리옆부분의 통증에 관련
목빗근(흉쇄유돌근)	가슴뼈쪽은 볼·머리옆부분·귀 뒤의 통증에 관련 빗장뼈쪽은 귀의 통증과 눈 위의 통증에 관련
뒤통수밑근육(후두하근)	눈 주위와 귀 위쪽의 불쾌감에 관련
등세모근(승모근)	위쪽 섬유가 눈·귀·목 옆부분에 나타나는 불쾌감에 관련

② 편두통

'혈관 확장'에 의해 일어납니다. 확장된 뇌혈관이 주위의 신경을 자극하여 발생하는 염증물질이 혈관을 더 확장시킴으로써 두통을 일으킵니다.

휴일 등 심신의 스트레스로부터 해방될 때 갑자기 혈관이 확장되면 일어날 수도 있습니다. 반짝거리는 빛이 보이거나, 시야의 일부가 보이지 않는 전조가 나타나는 경우도 있습니다.

수면 부족이나 너무 많은 수면을 취하는 등 생활 리듬이 깨지고, 피로·공복 등 몸의 스트레스, 빛이나 소리에 의한 자극도 원인이 됩니다.

여성호르몬(에스트로겐)의 혈중 농도가 급감하는 월경 때나 배란일에 호르몬 농도의 낙차가 원인으로 일어나기도 합니다.

월이나 주 단위 등으로 주기적으로 반복되고, 통증이 2~3일간 지속되는 것이 특징입니다.

③ 월경주기나 날씨에 의한 두통

두통이 생리 전에 많이 생긴다고 하는 여성분들도 많지 않습니까? 호르몬의 영향으로 생리 전에는 잘 붓습니다. 가슴이 빵빵해지는 경우도 있습니다. 이런 사람은 저기압 등 날씨의 영향도 받기 쉽습니다.

증상

통증부위나 종류로 증상을 체크합니다. 머리 전체, 관자부위(측두부) 등 통증이 일어나는 부위에 의해 두통의 종류는 달라집니다. 그러나 돌발적이고 격렬한 통증은 바로 병원으로 가야 합니다.

① 머리 전체의 통증, 뒤통수(후두부)~목덜미의 통증 – '긴장성 두통'

머리가 조이는 듯한 통증이나 머리에 무거운 것이 씌인 것 같은 통증.

머리 전체 특히 뒤통수(후두부)로부터 목덜미 주변을 중심으로 아픈 경우가 많습니다.

② 관자부위, 눈 주변의 통증 - '편두통'
욱신욱신거리고, 혈관이 맥박치는 듯한 느낌을 동반하는 통증. 머리가 쪼개지는 듯한 극심한 통증이 나타나기도 합니다. 머리 한쪽에만 한정되지 않고, 양쪽이 아픈 경우도 있습니다.

③ 욕지기나 설사 등을 동반하는 경우도 '편두통'
편두통일 때 어깨뭉침·욕지기(토할 것 같은 기분)·구토·설사 등을 동반하거나, 빛·소리·기압·온도 등의 변화에 민감해지는 경우가 있습니다. 이 경우에는 생활에 지장을 초래하기 쉽습니다.

| 개선 방법

① (만성형) 긴장성 두통
두통이 생기면 목이나 어깨를 온습포·스팀타월 등으로 따뜻하게 하고, 마사지로 뭉친 근육을 풀어 혈류를 좋게 합시다.
빗장뼈(쇄골)~후두부로 이어지는 '목빗근(흉쇄유돌근)'을 마사지하여 혈류를 개선하면 어깨나 목의 뭉침이 풀릴 뿐만 아니라 림프의 흐름도 좋아져서 부종을 해소하고 얼굴 처짐도 방지합니다. 나아가 얼굴이 작아지는 효과도 기대할 수 있습니다.

목빗근(흉쇄유돌근) 마사지

01 목을 옆으로 돌린다. 이때 귀 아래~빗장뼈(쇄골) 중심에 있는 움푹 패인 부위까지 목덜미가 솟아오르는 것을 확인한다.

02 01에서 솟아오른 목덜미를 엄지·검지·중지로 잡는다. 이때 너무 세게 잡지 않도록 주의한다. '기분 좋은 통증'을 느끼는 정도가 딱 좋다.

03 목덜미 위부터 아래까지 빠짐없이 한 부위를 10초 정도 잡은 채로 이동한다. 응어리나 딱딱해진 부위가 있으면, 그 부위는 약간 오래 잡는다.

04 01~03을 반대쪽 목덜미에서도 한다.

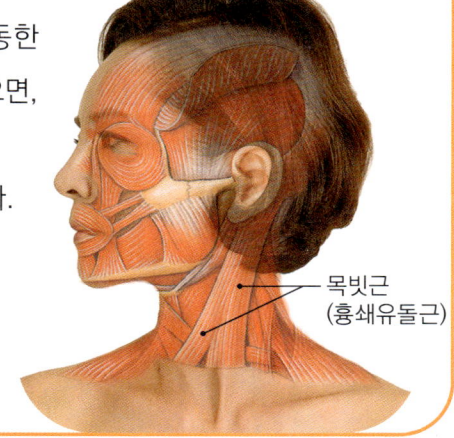

목빗근(흉쇄유돌근)

장시간 같은 자세를 취해야 할 때에는 중간에 자세 리셋 스트레칭을 하고, 잘 때는 몸에 맞는 베개나 이불을 사용합니다.

② 편두통

식사·수면 등 생활 리듬을 바로 잡고, 공복·피로 등으로 스트레스를 받지 않도록 합니다.

알코올, 초콜릿, 식육가공품, 치즈, 감귤류 등에는 편두통을 유발하는 여러 가지 물질이 들어 있습니다. 영향이 나타날지 여부는 개인차가 있지만, 이러한 것들은 주의해서 섭취합시다.

차가운 물수건 등을 아픈 곳에 대면 혈관이 수축하여 통증이 완화됩니다. 따뜻해지면 혈관이 확장되어 통증이 심해지므로 통증이 있을 때는 목욕을 해도 안 됩니다.

또 몸을 움직이거나 빛이나 소리 등의 자극을 받으면 통증이 심해질 수 있기 때문에 방을 어둡게 하고 조용한 환경에서 안정을 취합니다.

☼ 긴장성 두통·편두통의 특징

	긴장성 두통	편두통
원인	머리 주변의 근육 긴장, 스트레스, 잘못된 자세	머리 혈관의 신경 과민, 스트레스, 과로, 알코올 섭취
증상	조이는 듯한 통증과 압통(10분~2시간)	심장 박동에 맞춰 지끈거림(4시간 이상), 움직일 때 통증 심하고 구역·구토 동반
완화법	근육 마사지·진통제 복용	진통제·편두통 치료제(혈관수축제) 복용

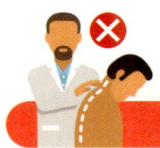

수기치료를 해서는 안 되는 두통에 관련된 질환

혈관질환
중증화된 당뇨병
부종
말초혈관질환

식사로 유발된 편두통
뇌졸중의 병력
경추헤르니아

심장질환
혈관성 편두통
급성 외상

무지외반증

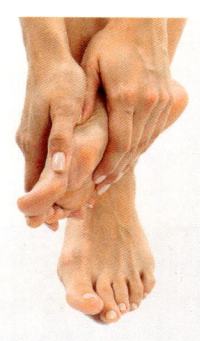

무지외반증이란

무지외반증은 발의 일부가 무리하게 가해지는 부담 때문에 외반되어 염증을 일으켜 심한 통증과 함께 빨갛게 부어오르는 증상입니다.

이것은 염증(열)에 의한 순환 장애(어혈)가 원인이 되어 붓는 수독입니다. 이 수독이 다시 어혈을 악화시키는 악순환으로 볼 수 있습니다. 이렇게 되면 염증을 다스리기 힘들어지며, 거기로 균이 들어가면 큰 문제가 됩니다.

또한 발의 통증 때문에 자세가 비뚤어지고, 몸의 여러 부위에 부하가 걸리게 됩니다. 그 결과 엉덩(고)관절이 변형되어 측만이나 전만 자세가 될 수도 있습니다. 심해지기 전에 빨리 대처합시다.

발생 원인

무지외반증은 엄지발가락(무지)이 둘째발가락쪽으로 '〈'모양으로 휘어져 관절이 변형된 증상입니다. 의학적으로는 외반무지각(HV angle)이 20도 이상인 상태를 말합니다.

☼ 무지외반증(hallux valgus)의 X선 계측

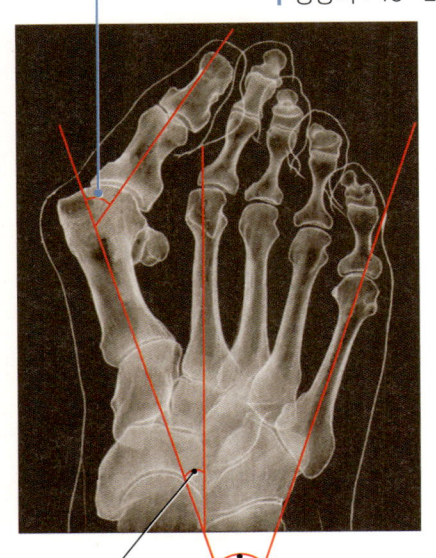
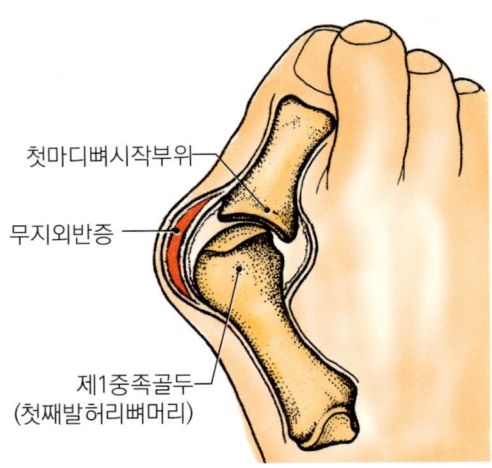

무지외반 각도
(HVA : hallux valgus angle)
체중 부하로 선 자세에서 제1중족골(1st metatarsal bone) 세로축과 첫마디뼈(proximal phalanges)가 이루는 각도.
정상치 : 15°~20°

제1·제5중족골 각도
(1st~5th metatarsal angle)
제1중족골(첫째발허리뼈) 세로축과 제5중족골 세로축이 이루는 각도.
개장족(spread foot, 넓적발)의 평가 시에 유용.
정상치 : 24°~30°

제1·제2중족골 각도
(1st·2nd metatarsal angle)
제1중족골 세로축과 제2중족골 세로축이 이루는 각도.
중족골의 모음 평가 시에 유용.
정상치 : 8°~9°

 다음과 같은 요인에 의해 엄지발가락끝~발가락밑동까지 부담이 가해지는 것이 주요 원인입니다. 무지외반증은 중년 이후의 여성에게 많지만, 중학생도 있다고 합니다.

① 발에 맞지 않는 신발

폭이 좁고 발이 앞으로 미끄러지기 쉬운 하이힐 등을 신으면 무지(엄지발가락)가 압박받아 발끝에 부담이 가해집니다. 또 발에 맞지 않는 신발을 신고 걸으면 무릎이 구부러지거나 자세가 나빠져 부하가 더 가해지기 때문에 무지외반증을 악화시킵니다.

② 걷는 버릇이나 신체적 특징

발꿈치나 발바닥 전체로 착지하는 걷기, 안짱다리로 걷기, 발가락이 길거나 평발 등은 엄지발가락밑동에 부담을 가중시킵니다. 또 고양이등이나 골반뒤틀림 등이 원인인 경우도 있습니다.

③ 근력 저하

근력 저하도 무지외반증의 악화 요인이 됩니다. 특히 엄지발가락근육이 약하고, 발의 가로아치가 무너져 옆으로 퍼지면 엄지발가락의 각도를 정상으로 유지하지 못하게 됩니다.

증상

무지외반증의 증상은 다음과 같습니다.
» 무지(엄지발가락)는 10~15도 이상 가쪽으로 기울어지고, 발끝은 소지(새끼발가락)쪽을 향합니다.
» 뼈돌출부위에 통증이 있고, 붉은색의 염증을 동반합니다.
» 무지가 둘째발가락 아래로 내려가기 때문에 둘째발가락은 '망치발가락

(추상지, hammer toe)'이 됩니다.
- » 둘째발가락의 발바닥부위에 굳은살(callosity, 변지)이 생깁니다.
- » 무지외반증이 있는 사람은 신발을 신기도 힘듭니다.

| 개선 방법

① 발에 맞는 신발 신기

발에 맞는 신발을 고르는 4가지 포인트는 사이즈, 너비, 발꿈치의 안정성, 발등의 높이입니다.

발끝을 굽혀도 될 만큼 높이에 여유가 있으면 좋습니다. 심하면 정형외과의사와 상담하여 무지외반증을 교정할 수 있는 신발이나 보장구를 사용해봅시다.

무지외반증은 발바닥의 문제로 그치지 않는다!

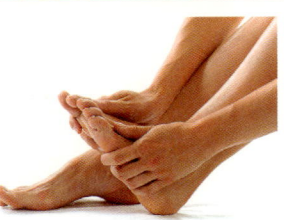

엄지발가락이나 그 밑동의 통증을 견디기 위해 서 있을 때나 걸을 때 부자연스러운 자세를 취하거나 무릎이나 허리에 쓸데없는 부담이 가해지면 몸의 여러 부위에 통증이나 불편함이 나타날 수 있습니다.

다음은 무지외반증에 의해 나타나기 쉬운 불편한 점입니다.

무릎통증	요통	고양이등	목결림
굽은어깨	두통	어깨결림	목통증
냉한 기운	자율신경실조증 등		

발바닥 뒤틀림의 3가지 유형과 '왠지 모를 불편함'의 관계

발에는 3개의 아치가 있어서 보행을 원활하게 하는 스프링 역할과 체중을 흡수·분산시키는 쿠션 역할을 하면서 몸을 지지하고 있습니다. 이 3개의 아치가 무너지면 발의 뒤틀림에 그치지 않고, 심신에 여러 가지 영향을 미칩니다.

발바닥 뒤틀림으로 자세가 나빠지거나 나빠진 자세 때문에 발바닥 아치도 무너질 수 있습니다. 발바닥과 자세는 깊은 관계가 있습니다.

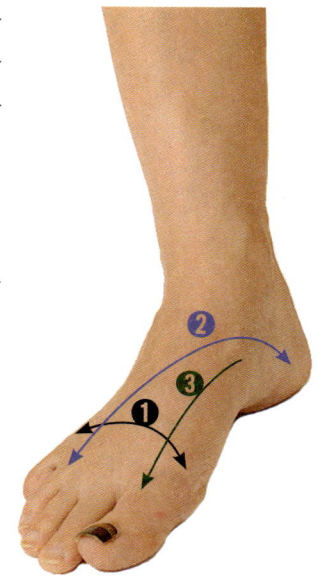

❶ 가로아치의 무너짐

발가락과 발끝에 부담이 가해진다

➡ 무지외반, 굳은살, 발톱꼬임

❷ 가쪽세로아치의 무너짐

발 가쪽에 중심이 가해진다. 엉덩(고)관절이나 골반에 부담이 가해진다

➡ O다리, 요통, 골반뒤틀림, 고양이등

❸ 안쪽세로아치의 무너짐(평발, 요족)

체중의 흡수·분산이 잘 되지 않고, 무릎이나 허리에 부담이 가해진다

➡ 걷기 힘들어지고, 쉽게 피로해진다. 요통. 또 혈액을 심장으로 되돌리는 장딴지근육의 '펌프 기능'이 저하되기 때문에 부종·혈류나 대사 기능 저하로 인한 냉한 기운, 권태감 등 내장 불편함으로 이어지기도 한다.

② 심하면 병원으로!

HV각이 크고, 맨발일 때에도 통증이 심하면 바로 병원으로 가야 합니다. 수술이 필요할 수도 있습니다.

| 운동 요법

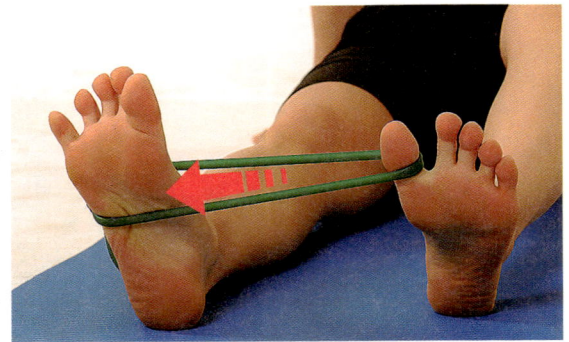

밴드를 이용한 모음근 스트레치

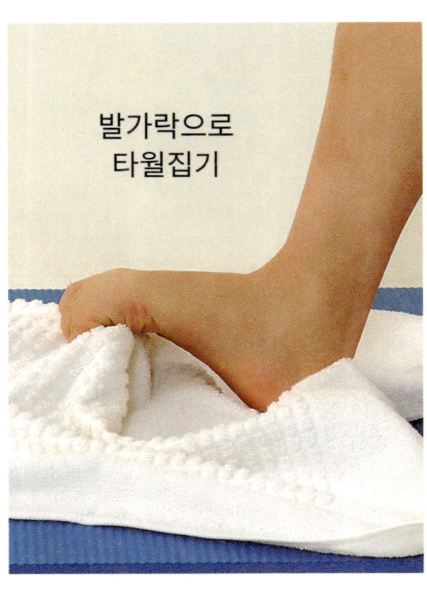

발가락으로 타월집기

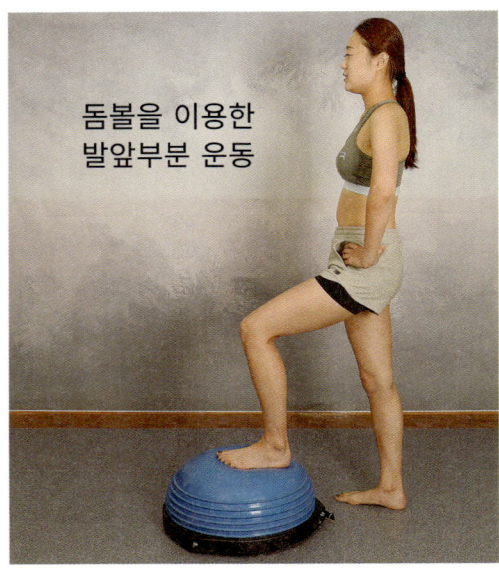

돔볼을 이용한 발앞부분 운동

발가락이나 발바닥의 근력 향상 운동

무지외반증이 여성에게 많은 까닭이 힐이 높은 신발분만 아니라 약한 근력 때문일 수도 있습니다. 간단한 운동으로 무지외반증 때문에 굳어진 관절이나 주변 근육을 풀어서 단련합니다.

■ 발 스트레치

좌우의 발에 고무밴드를 끼우고, 발꿈치를 바닥에 고정시킨 상태에서 서로 잡아당긴다.

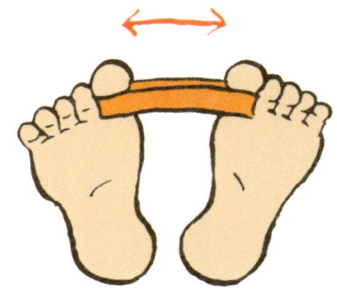

■ 가위 바위 보 체조

발가락을 붙인다 → 모두 벌린다.
앉아서도 할 수 있으므로 매일 열심히 하면 좋겠지요(처음에는 잘 못 벌리는 사람도 계속하면 발가락근육이 단련되어 벌릴 수 있게 된다).

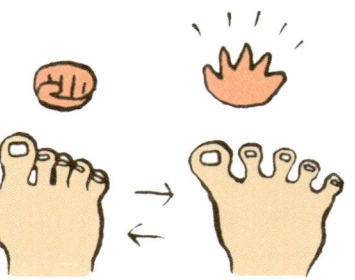

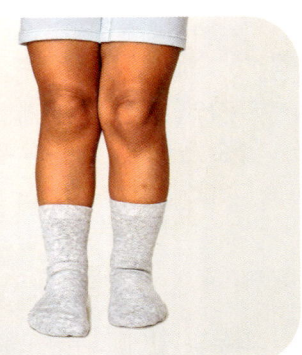

부종

부종이란

신경쓰이는 '코끼리 다리', '뚱뚱한 무른 살'로 부르는 부종은 순환 장애를 일으키고, 냉한 기운의 원인도 되는 전형적인 '수독(水毒)' 증상입니다.

여기에서 '수'는 피 이외에 체내에 있는 액체로, 림프액·위액 등을 가리킵니다. 수독이란 이 '수'의 분포에 이상이 초래된 경우를 뜻합니다. 예를 들면 장관의 수독은 설사를 초래하고, 머리의 수독은 머리가 무거워지는 증상(두중증)을 일으킵니다.

부종은 외관상 눈에 보이는 '부기'입니다. 눌러서 들어가는 부종과 들어가지 않는 부종이 있습니다. 일반적인 부종은 전자이지만, 심장이나 콩팥의 병이 원인이 되기도 합니다. 후자에는 갑상샘기능 저하증이 숨겨져 있는 경우가 있습니다. 이런 원인이 없다면 생활습관의 개선과 한약으로 개선될 수 있습니다.

'수'는 혈관을 압박하고, 차갑게 하는 성질이 있어서 순환 장애(어혈)나 냉증을 초래하므로 빨리 예방하거나 대처해야 합니다.

발병 원인

부종은 체내의 수분 대사(수분의 섭취→수송→배설)가 원활하지 않고, 혈관 외의 세포와 세포 사이를 채우는 세포사이질액이 늘어난 상태입니다.

수분은 위(장)에서 흡수하고, 수송은 심장이나 혈관이 담당하고, 배설은 콩팥(신장)의 역할입니다. 이런 기능들은 자율신경이나 호르몬 등에 의해 콘트롤됩니다.

이런 수분 대사에 관련된 내장·기관·혈류·자율신경·호르몬 등의 기능에 이상이 생기면 부종이 됩니다.

증상

붓는 원인은 다리·얼굴 등 부위에 따라 다릅니다. 갑자기 부종이 생기면 큰 병일 위험성도 있습니다.

① 다리·발목의 부종

운동 부족이나 장기간 같은 자세를 취하면 혈류가 나빠져 하반신에 부종이 생기기 쉽습니다. 다리로 보내진 혈액이 심장으로 되돌아올 때에는 장

전신 부종은 병이 원인인 경우도

갑자기 부종이 생기거나, 숨을 쉬기 곤란하거나, 발열·관절통 등을 동반하거나, 원래 내장에 병이 있는 사람은 병원에서 진찰을 받아야 합니다.
부종이 나타나는 대표적인 병은 심장기능상실(심부전), 콩팥기능상실(신부전), 정맥류, 자궁근종, 간경변, 갑상샘질환 등입니다.

딴지 등의 근육이 펌프 역할을 해서 순환을 촉진하는데, 다리의 근육이 긴장·경직되면 펌프 기능이 저하되어 붓게 됩니다.

② 얼굴의 부종

머리를 낮은 위치로 하여 자고 일어나면 얼굴에 부종이 생길 수 있습니다. 얼굴에 항상 부종이 있는 이유는 귀~턱에 집중된 림프절이 어깨~목 근육의 긴장·경직에 의해 정체되어 수분이나 노폐물이 원활하게 배출되지 않기 때문입니다.

③ 전신의 부종

염분 과다 섭취·자율신경 교란·혈압 등도 부종의 원인이 됩니다. 여성은 월경 시 여성호르몬 상승으로 혈관이 확장되어 손발에 더 많은 수분이 모여 부종을 만들기도 합니다.

부종의 발생 과정

일반적으로 혈액 중의 산소와 영양분을 함유한 수분이 세포사이질액으로 스며나가는 양과, 세포의 대사에 의해 발생하는 이산화탄소와 노폐물을 함유한 수분이 모세혈관으로 되돌아오는 양은 밸런스가 유지되고 있습니다.

다음과 같을 경우에는 혈관에서 세포사이질액으로 스며나가는 수분의 양이 늘어나 부종이 일어납니다.

» 혈관 속에 수분이 너무 많아져서 정맥이 어딘가에서 막혀 정맥혈압이

상승하는 경우

» 혈액에 들어 있는 영양분이 적거나 혈관에 어떤 문제가 일어나 혈관 속에서 수분을 유지하는 힘이 저하된 경우

☼ 부종의 발생 과정

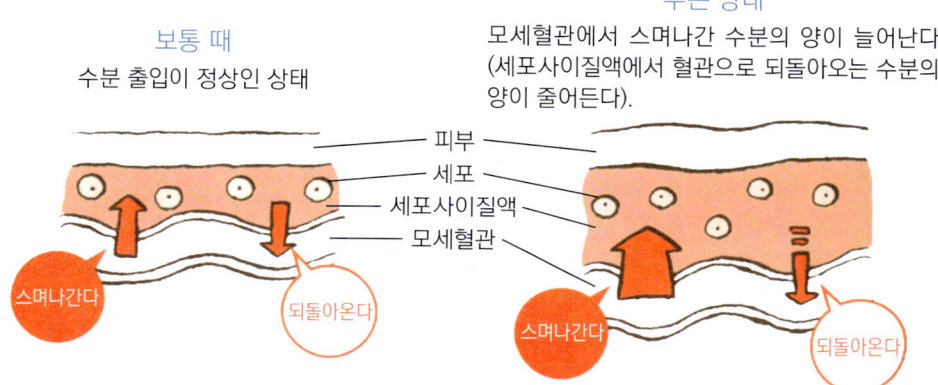

보통 때
수분 출입이 정상인 상태

부은 상태
모세혈관에서 스며나간 수분의 양이 늘어난다 (세포사이질액에서 혈관으로 되돌아오는 수분의 양이 줄어든다).

피부
세포
세포사이질액
모세혈관

스며나간다
되돌아온다

| 개선 방법

① 가벼운 운동이나 족욕으로 부종 예방 및 개선

장시간 선 자세를 유지해야 할 때는 중간에 걷거나 제자리걸음으로 근육을 움직여 근육의 펌프 기능을 활성화시킵시다. 또 의자에 앉아 발끝을 바닥에 대고 발목을 돌리는 운동도 발이나 발목을 부종을 예방·개선하는 효과가 있습니다.

부은 발은 섭씨 39~40도 정도의 따뜻한 물에 약 10분 이상 담가두면 혈류가 좋아지고 부종이 가라앉습니다. 기분도 좋아지고 심신의 이완 효과도 올라갑니다.

② 부종을 가라앉히는 식재료

　미네랄의 일종인 칼륨은 과다 섭취한 수분이나 염분을 오줌과 함께 체외로 배출시키는 역할을 합니다. 그런데 칼륨을 많이 함유된 식재료는 몸을 차갑게도 하므로 몸을 따뜻하게 하는 식재료와 함께 섭취하거나 가열하여 몸이 차가워지지 않게 합시다.

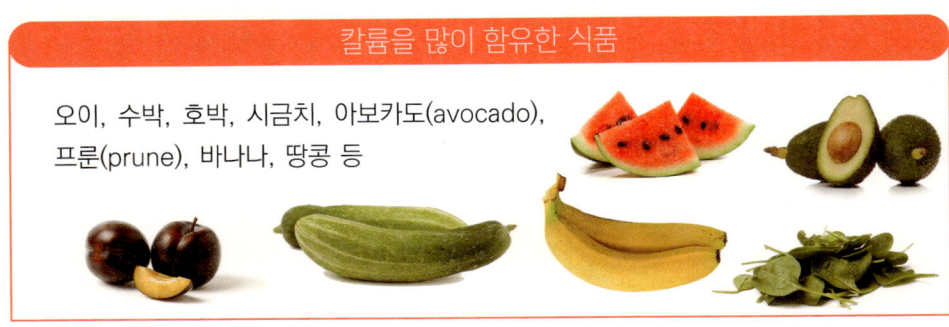

칼륨을 많이 함유한 식품

오이, 수박, 호박, 시금치, 아보카도(avocado), 프룬(prune), 바나나, 땅콩 등

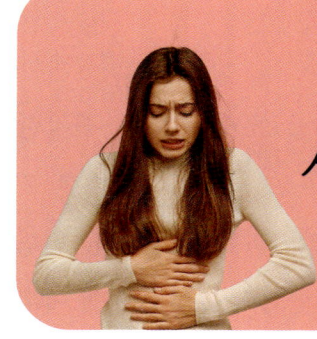

생리통·월경전증후군

생리통·월경전증후군이란

여성의 성주기에서는 기(氣)·혈(血)·수(水)가 크게 변화합니다.

생리 중에는 혈액이 체외로 나가 '혈허'가 됩니다. 배란 후는 자궁내막이 두꺼워져서 혈액이 정체되어 '어혈'이 됩니다. 생리 전이면 호르몬의 영향으로 부종이 생기기 쉬워 '수독'이 되며, 또 기분이 가라앉는 '기체'나 불안해지는 '기역'이 되기도 합니다.

생리통(월경곤란증)은 비후해진 자궁내막이 박리될 때의 통증으로, 어혈 때문으로 볼 수 있습니다.

월경전증후군(PMS : premenstrual syndrome)은 생리 전 기분이 다운되거나 불안함이 심해지는 증상입니다. 이 경우 전신이 붓기 쉬우며, 두중을 초래하거나, 위장의 기능이 나빠지는 등 기분 장애를 더 악화시킵니다.

성주기를 규칙적으로 하고, 나아가 이러한 고민스러운 증상을 없애는 첫 번째는 기초체온 유지입니다.

발생 원인

① 기질성 생리통과 기능성 생리통

월경 시의 통증이나 불쾌한 증상이 생활에 지장을 초래할 만큼 심각한 '생리통'은 크게 두 가지로 분류됩니다.

» 기질성 생리통… 자궁내막증이나 자궁근종 등 부인과질병이 원인. 월경 중 증상이 지속되며, 월경 과다를 동반하기도 합니다. 20대 후반 이후에 일어나는 경우가 많습니다.

» 기능성 생리통… 원인이 특정되지 않습니다. 증상은 월경 전이 가장 심하고, 월경 첫날~2일까지 지속됩니다. 젊은 여성에게서 많이 나타나며, 출산을 계기로 개선되기도 합니다.

② 자궁의 움직임이 통증에 영향

월경은 프로스타글란딘(prostaglandin)과 비슷한 강력한 생리 활성 호르몬이 분비됨으로써 자궁근육이 수축하고, 자궁내막이 벗겨져서 바깥으로 배출되는 현상입니다. 이때 하복부나 허리의 통증·설사 등을 일으키는 주요한 이유는 자궁이 심하게 수축하기 때문입니다.

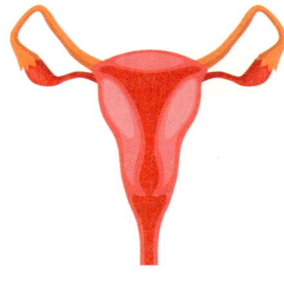

자궁내막증은 프로스타글란딘이 과다 분비되어 자궁이 심하게 수축하기 때문에 나타나는 증상입니다. 그밖에 자궁 입구가 좁거나 자궁 위치 이상 등으로 통증이 심해질 수도 있습니다.

부종이나 두통 등 사람에 따라 여러 가지 증상이 나타납니다. 냉한 기운이나 스트레스 등에 의한 자율신경의 교란에 의해 증상이 악화되기도 합니다.

　PMS(premestural syndrome, 월경전증후군)는 월경 전 3~10일 무렵부터 하복부통증·두통·현기증·부종·식욕항진·불안감 등의 증상이 나타나며, 월경이 시작되면 증상이 경감됩니다.

증상

월경 시의 증상은 사람마다 많이 다르므로, 먼저 자신의 증상을 제대로 파악하는 것이 중요합니다.

① 하복부통증, 요통, 설사, 욕지기

자궁이 너무 많이 수축하면 수축에 대한 민감도 때문에 통증을 느낄 수도 있습니다. 프로스타글란딘이 과다 분비되면 위장 기능도 나빠지고, 설사나 욕지기가 옵니다. 자궁내막증이나 자궁근종 등일 경우도 있습니다. 이러한 것들이 의심되면 부인과를 찾아가세요.

② 아랫배가 타는 듯한 통증

스트레스, 매운 맛이 강한 음식, 육류에 편중된 식생활 등으로 위장에 생긴 열이 자궁에 영향을 미치기도 합니다. 월경불순, 월경 시가 아닌데도 황색 분비물이 나오거나 짙은 색의 소변 등이 동반될 수도 있습니다.

③ 아랫배나 손발이 차다

자궁이 차서 혈류가 나빠져 있을 때(어혈) 자주 일어납니다. 몸을 따뜻하게 하고, 냉한 기운을 없애주면 통증이 완화되기도 합니다.

④ 불안감, 불면, 화를 잘 냄, 심기불편 등 정서불안정

황체호르몬에 의해 '행복 호르몬'이라고 불리는 세로토닌 분비이상을 원인 중 하나로 보고 있습니다. 그밖에 스트레스 등으로 자율신경이 교란되어 자궁근육이 긴장성 수축을 하고, 자궁 속에 울혈이 있을 때 많이 나타납니다.

⑤ 부종, 두통

'수독' 상태일 때 나타나는 증상입니다. 여성 호르몬의 작용으로 체내의 수분이나 염분의 밸런스가 무너졌을 때 나타나는 증상으로 봅니다.

⑥ 현기증, 이명, 기분저하

피로나 영양 부족으로 에너지 대사가 나빠져서 자궁에 충분한 혈액·영양이 전달되지 않는 '혈허'에 의한 증상입니다. 이러한 경우에는 월경 시부터 월경 중, 때로는 월경 후까지 아랫배에 욱신거리는 통증을 느끼기도 합니다.

⑦ 과다 월경

생리대가 1시간도 못 버티고, 물컹한 핏덩어리가 2일 이상 나오고, 빈혈 등이 있으면 과다 월경이 의심됩니다. 원인은 여성 호르몬의 밸런스 교란에 의해 황체의 기능 부전이나 무배란월경·자궁근종과 같은 부인과질병, 혈액의 병 등일 수 있습니다.

개선 방법

① 신체의 중심 부위부터 따뜻하게 한다

심부체온이 낮아지면 자궁이 차가워져 자궁근육도 긴장·수축하기 때문에 생리통이 심해집니다. 몸을 따뜻하게 하는 식재료를 섭취하고, 월경 중에도 부담이 되지 않을 정도로 가벼운 운동을 하여 몸의 중심 부위부터 따뜻하게 하는 것이 좋습니다.

몸을 따뜻하게 하려면 생강탕 등이 좋지만, 매운맛 등이 강한 자극성 음식을 많이 먹으면 생리통이 심해질 수도 있으므로 너무 많이 섭취하지 않도록 주의합니다.

② 배와 허리 주변 및 발을 따뜻하게 한다

혈류 저하나 그로 인한 냉한 기운은 생리통이나 PMS 증상을 악화시킵니다. 자궁이 있는 골반·허리 주변·복부는 무조건 차게 하지 말고, 핫팩·온습포·복대 등으로 따뜻하게 합니다. 발도 따뜻하게 하면 더 효과적입니다.

차가운 기운이 생리통의 주요 원인이 될 때는 아랫배를 따뜻하게 하여도 통증이 완화됩니다.

③ 가벼운 운동으로 혈류를 좋게 하고, 자율신경을 조절한다

생리통 등을 예방하려면 평소부터 골반·자궁으로 가는 혈류를 촉진해서 자궁 환경을 바로잡아두면 좋겠지요. 허리 주변의 스트레치와 가벼운 운동, 걷기 등을 권장합니다. 이러한 것들은 자율신경을 바로잡는 효과도 있어 일석이조!

④ 월경 중에도 목욕은 권장

불안이나 처짐 등 정서 불안정 상태가 되면 가능한 한 이완하여 자율신경을 바로 잡는 것이 중요합니다. 이완하면 목욕이지요. 월경 시 공중목욕탕은 갈 수 없지만, 청결한 물에 몸을 담그는 것은 오히려 권장합니다.

목욕으로 혈류가 좋아지면 통증을 발생시키는 물질의 분비가 억제되어 배나 허리 등의 통증도 완화됩니다. 월경 중 목욕은 좀 그렇다는 분들은 족욕이라도 OK.

생리통·PMS 증상을 완화시키는 식재료

■ 정서 불안정이 되기 쉬운 사람은……

| 정신을 안정시키는 향미 채소나 허브
- 산초
- 차조기(자소엽)
- 카모마일
- 민트
- 마조람 등

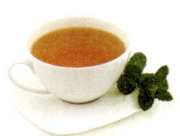

| 칼슘을 많이 함유하는 식품
- 우유
- 요구르트 등의 유제품
- 작은 생선 등

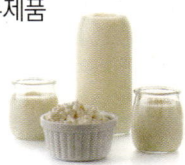

■ 요통·두통이나 어깨결림이 심한 사람은……

| 몸을 따뜻하게 하는 식재료

대파에는 몸을 따뜻하게 하고 발한 촉진 외에도 위장 기능을 좋게 하는 기능이 있으므로 설사나 변비 등이 있는 사람이 꼭 섭취했으면 하는 식품 중 하나이다.

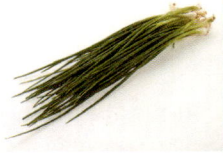

월경 중에는 '혈허(혈액이나 혈액의 영양이 부족)' 상태가 되기 쉬우므로 철을 비롯한 미네랄이나 단백질을 충분히 섭취하도록 신경쓴다. 소·돼지의 간(철+단백질), 녹황색 채소(미네랄이 풍부)를 특히 권장한다.

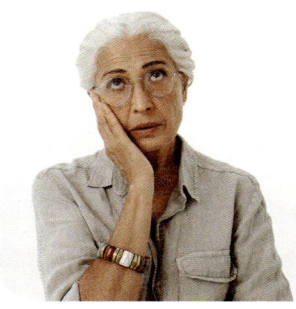

식욕 부진

식욕 부진이란

사람이 활동해서 생명을 유지하는 근원은 '기(氣)'입니다. 기에는 '선천적 기'와 '후천적 기'의 2종이 있습니다. '선천적 기'는 타고나는 것으로 '신(腎, 콩팥)'에 있으며, '후천적 기'는 태어난 후부터 '비위(脾胃)'가 만들어냅니다. 이때 비위는 위장을 말합니다.

식욕이 없어지면 생체의 에너지가 부족해지고, 쉽게 피곤해지며, 기력이 없는 '기허' 증상이 됩니다. 이것을 방치해 두면 피곤해서 하고 싶은 일을 할 수 없게 되고 무기력해집니다.

==식욕 부진의 원인은 암도 생각해 볼 수 있으므로 체중 감소가 동반되면 검사가 필요합니다.== 또 위궤양 등이 없는지도 살펴볼 필요가 있습니다. 위장에 이상이 없어도 위장 기능이 나빠져서 식욕 부진이 되기도 하므로 생활습관을 개선합시다.

발병 원인

① 자율신경의 교란은 식욕 부진으로

'배가 고프다.'는 느낌은 식후 몇 시간이 지나서 혈당수치 저하를 감지한 뇌가 '이제 슬슬 에너지원을 보급해 달라.'고 사인을 보냄으로써 일어납니다.

그런데 스트레스 등으로 교감신경에 스위치가 계속 들어가면 혈당수치를 낮추는 호르몬·인슐린 분비가 방해를 받습니다. 따라서 혈당수치가 내려가지 않기 때문에 뇌는 언제까지나 '배가 부르다.'는 착각 상태로 있게 됩니다.

또한 운동 부족으로 에너지 소비량이 줄어들어도 뇌는 역시 에너지원 보급 지령을 내리지 않기 때문에 식욕 부진이 됩니다.

한편 식욕 부진이 위장 기능 저하가 원인인 경우도 있는데, 이때에는 자율신경이 관여합니다.

② 위장 기능 저하도 자율신경이나 혈류가 관여

교감신경에 스위치가 들어와 있으면 위장의 연동 운동이나 침(타액)·위액·간이나 담낭의 소화액 분비가 억제되어 소화·흡수 기능이 저하됩니다. 스트레스 등으로 교감신경 우위가 되기 쉬운 생활을 하면 위장 기능 저하도 만성화됩니다.

이런 장기 등의 기능은 혈류가 나쁘거나 장기의 세포에 영양이나 산소가 충분히 전달되지 않아도 저하됩니다. 또한 위장이나 몸의 냉한 기운은 위장 컨디션에 즉각적으로 영향을 미칩니다.

| 증상

자율신경의 교란이 식욕을 저하시킬 수도 있습니다. 변비나 설사도 식욕 부진의 원인이 될 수 있으므로 음식을 다시 살펴보기 바랍니다.

① 침(타액) 분비량의 감소

식욕 부진의 원인이 자율신경 교란에 있으면 침(타액) 분비량이 감소합니다. 그러면 음식을 삼키기 어려워지게 될 뿐만 아니라 침에 들어 있는 소화효소도 적어지므로 음식물 소화 기능도 나빠집니다. 이 경우에는 충치·치주염·구내염에 걸리기 쉬워지며, 나아가 식욕 감퇴의 원인이 되기도 합니다.

② 위의 더부룩함, 명치통증, 트림, 복부팽만감

이것은 자율신경의 교란에 의한 위장 기능 저하의 전형적인 증상입니다. 그런데 복부팽만감은 수분 정체에 의해서도 일어날 수 있습니다.

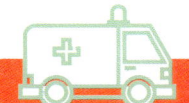

이럴 때는 병원으로!

위장 부위에 심한 통증·구토 등의 증상이 자주 일어나거나 토혈을 하면, 위·십이지장(샘창자)궤양이나 소화기관의 암 등 심각한 병이 잠재되어 있을 수도 있다.
명치 부근이 심하게 아프면 위장병뿐만 아니라 협심증·심근경색의 전조·녹내장 발작일 수도 있다(명치통증과 마찬가지로 협심증·심근경색일 때는 위~목 주변이나 등 부위에 통증을, 녹내장인 경우에는 두통이나 욕지기를 느끼는 경우가 많다). 이에 해당되는 사항이 있는 사람은 병원에서 자세한 검사를 받아볼 것. 특히 녹내장 발작이라고 여겨지면 실명의 우려도 있으므로 즉시 병원 치료가 필요하다.

③ 설사, 변비

위나 소장의 소화 기능이 저하되면 음식물이 충분히 분해되지 않고, 소장~대장에서 영양분 흡수가 원활하게 진행되지 않아 설사나 변비가 되기 쉽습니다.

개선 방법

① '복식 호흡'은 일석이조의 효과

위장 기능을 좋게 하려면 복식 호흡이 매우 효과적입니다. 복식 호흡은 자율신경의 밸런스를 맞춰줄 뿐만 아니라 위장·대장·소장·간·췌장 등 소화·흡수에 관여하는 내장을 마사지하는 듯한 역할을 하므로, 위장의 연동운동이나 장기의 소화액 분비 촉진 등 일석이조의 효과가 있습니다.

② 위장을 차갑지 않게 한다

위장 주변부터 허리까지 완전히 덮을 수 있는 복대는 위장이 차가워지는 것을 막아주고, 전신 혈류를 좋게 하는 효과도 있어서 사용을 권장합니다.

③ 위장을 자극하는 음식물의 과다 섭취에 주의

위장을 자극하는 다음과 같은 음식은 피합시다.
» 차가운 음식
» 너무 뜨거운 음식
» 고추와 같이 너무 매운 향신료
» 짠음식
» 탄산이 들어간 음료

소화가 잘되는 음식을 먹는다

	소화에 좋은 식품	소화에 나쁜 식품
주식(탄수화물)	밥, 죽, 우동, 빵 등	파스타, 중화면 등
단백질	지질이 적은 흰살생선(가자미, 대구 등)이나 육류(닭고기, 소·돼지고기의 넓적다리 등), 계란, 우유, 유제품, 두부, 두유 등	지질이 많은 생선(고등어, 꽁치, 방어 등)이나 육류(소·돼지의 로스 등), 패류, 오징어, 문어 등
야채	채소(잎을 먹는), 무, 감자, 고구마, 토란 등	근채류, 죽순, 버섯, 해조류 등
과일	바나나, 사과 등	감, 배, 파인애플 등
조리법	찌기, 데치기, 삶기, 굽기, 볶기 등	튀기기, 기름을 넉넉히 넣고 볶기 등

■ 위장의 컨디션을 '먹어서 조절하는' 방법!

- 무(생), 마(생) : 소화를 돕는 효소(디아스타제, 아밀라아제 등)가 포함되어 있다.
- 쑥갓(春菊) : 향 성분의 일종이 위장 기능을 촉진한다.
- 부추 : 황화알릴(allyl sulfide)이라고 하는 성분에 식욕 증진·소화 촉진 기능이 있다.
- 생강(생) : 매운맛 성분인 징게롤(zingerol)이 위장 기능을 촉진한다(과다 섭취하면 위장을 자극하므로 소량이 좋다).
- 요구르트 : 창자 속의 환경을 조절한다.

■ 식이섬유는 변비 예방에는 O, 변비 해소에는 X!?

식이섬유에는 물에 녹아 변을 부드럽게 하는 성질이 있는 '수용성 식이섬유'와 물에 녹지 않고 변의 부피를 늘리는 '불용성 식이섬유'가 있다.
변비가 되었을 때에는 '불용성 식이섬유'를 과다 섭취하지 않도록 주의한다. 불용성 식이섬유를 과다 섭취하면 변의 부피가 너무 커져 장 속을 원활하게 통과하지 못하게 되므로 변비가 더욱 악화될 수 있다.

- 수용성 식이섬유를 많이 함유한 식품 : 해조류, 과일의 알갱이, 곤약 등
- 불용성 식이섬유를 많이 함유한 식품 : 곡류, 근채류(무, 당근, 우엉 등), 과일껍질, 버섯류 등

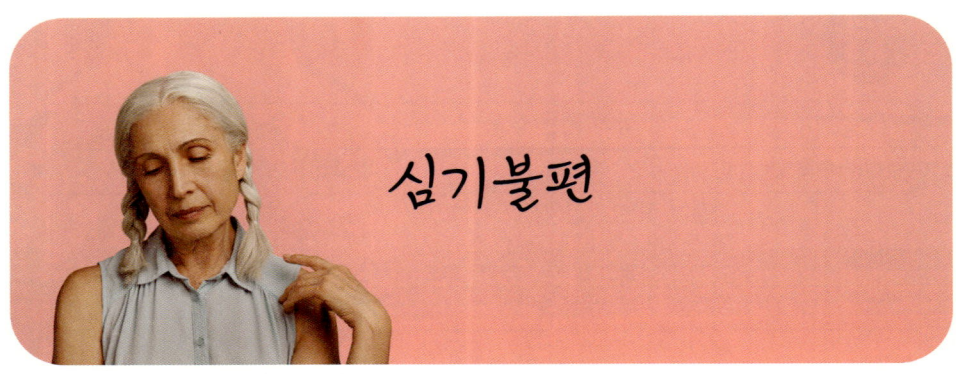

심기불편이란

마음의 불편함은 '기(氣)'의 이상 때문입니다. '기'는 체내를 순환하는 생명 에너지의 근원입니다.

기분이 처지거나 걱정으로 잠이 오지 않는 현상은 기의 흐름이 정체되어버린 '기체(氣滯)'가 원인입니다.

한편 불안해서 분노가 일어나기 쉬워지는 현상은 '기역(氣逆)'입니다.

이것은 기의 흐름이 나빠져서 '위로 가는' 기가 급격히 상승하기 때문에 일어납니다. 갑자기 닥치는 두근거림(동계)이나 불안감 등의 패닉 장애도 '기역' 증상입니다. 기력이 저하되어 쉽게 피로해지는 것은 '기허(氣虛)' 증상입니다.

한의학에서는 '심신일여(心身一如)'라고 해서 몸과 마음을 하나로 여깁니다. 이러한 기의 이상은 몸의 이상을 초래하여 결국 진짜 병에 걸릴 수도 있으므로 주의하시기 바랍니다.

| **발생 원인**

이유 없는 불안감, 우울함, 잠이 오지 않는다, 의욕이 나지 않는다, 초조하다 … 등 '왠지 모르게' 마음이 어수선한 상태도 '원인 불명', 이른바 '부정수소(不定愁訴)'라고 생각하기 쉽습니다. 그러나 포기해서는 안 됩니다!

① 호르몬 등 '뇌 속의 물질'이 마음의 상태를 좌우한다

'행복 호르몬'으로 불리는 '세로토닌(serotonin)'이나 '옥시토신(oxytocin)'이 최근 자주 화제에 오르내리고 있습니다. 뇌 속에서는 심신의 정보를 몸 구석구석까지 전달하는 호르몬이나 신경세포끼리 정보를 전달하는 신경 전달 물질이 분비됩니다. 이러한 것들을 모두 합쳐서 '뇌 속의 물질'이라고 부르겠습니다.

우리들의 감정·마음의 상태에는 뇌 속의 물질이 크게 관여하고 있다는 사실이 뇌과학 연구자들에 의해 밝혀졌습니다.

② 심기불편의 가장 큰 원인은 만성 스트레스입니다

스트레스에 시달릴 때는 스트레스에 대항하려고 '코르티솔(cortisol)'이라고 하는 호르몬이 부신겉질(부신피질)에서 분비됩니다. 이 상태가 오래 지속되면 과다 분비된 코르티솔의 영향으로 뇌에서 감정이나 행동을 콘트롤하는 부위에 지장이 생깁니다. 이때 행복감, 기쁨, 의욕과 같은 감정, 사고, 충동 등에 관계하는 뇌 속의 물질이 기능 저하되어 심기불편 현상이 일어나게 됩니다.

마음과 몸은 이어져 있습니다. 따라서 스트레스로 자율신경 교란, 호르

몸 교란, 혈류 저하, 냉한 기운 등이 일어나면 몸의 기능에도 여러 가지 문제가 생기고 불편함도 생깁니다. 이런 신체적 불편함은 심기불편을 악화시킬 수 있습니다.

심기불편을 방치해 두면 병적인 '우울'로 진행될 수 있으므로 조기 예방이 중요합니다.

증상

몸과 마음은 밀접하게 연결되어 있습니다. 몸에 일어나는 변화를 의식해서 심기불편의 종류도 해석할 수 있습니다.

- » 목이 막혀 있는 느낌, 가슴 답답함 : 기체(氣滯) 유형에 동반되기 쉬운 증상
- » 불안감, 초조함 : 기체나 혈허 유형에 많은 증상
- » 원기가 부족하고 의욕이 나지 않는다, 몸 전체가 축 처진다 : 기허 유형에 많은 증상. 영양 부족이나 운동 부족 등으로 에너지 대사가 나빠져 있는 것도 원인 중 하나.
- » 화가 잘 난다, 불안하다, 불면 : 기역(氣逆) 유형에 많은 증상. 스트레스 등으로 교감신경에 스위치가 계속 들어와 있는 상태.
- » 두근거림(동계), 덥지도 않은데 땀이 난다 : 기역 유형일 때 동반되기 쉬운 증상.

| **개선 방법**

① '리프레시'할 수 있는 시간과 환경을 만든다

아주 약간의 틈새 시간이라도 좋으니 좋아하는 음악을 듣고, 좋아하는 운동을 하고, 좋아하는 취미를 발견해서 몰두하는 등 '자기가 좋아하는 것'을 하는 시간을 만드는 것이 중요합니다.

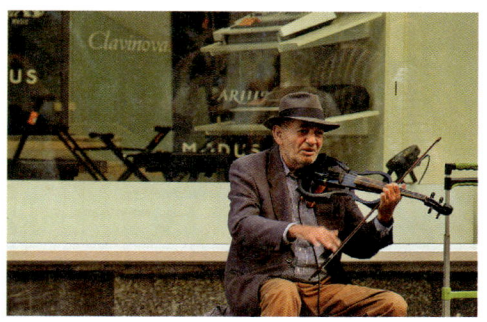

② 불안이나 불만을 쌓아두지 않는다

불안이나 불만을 쌓아두지 말고 해소할 수 있는 사람은 마음의 안정을 쉽게 되찾습니다. 또 자신의 마음속에 있는 것을 적어 내려가는 것도 효과가 있습니다.

'바깥으로 토해내는 것'이 정체되어 있는 '기'를 꺼내서 해소하는 방법이기도 합니다.

③ 우선 쾌면을 위한 생활습관부터

자율신경의 밸런스가 무너져 심기가 불편하여 쾌면을 못하면 자율신경이 교란되어 심기불편이 심해집니다. 이런 악순환을 끊기 위해서는 생활습관을 바로잡고, 쾌면을 취하는 것이 중요합니다.

천연 정신 안정제인 미네랄과 비타민

식생활이 심기불편에 큰 영향을 준다. 정신을 안정시키는 기능이 있는 미네랄·비타민을 적극적으로 섭취하자. 당질 과다 섭취에 주의하는 것이 포인트.

☼ **미네랄과 비타민**

칼슘	칼슘을 많이 함유하고 있는 식품을 비타민D와 함께 섭취하면 칼슘 흡수가 좋아진다. 비타민D를 많이 함유하고 있는 식품은 마른 표고버섯, 정어리, 연어, 우유, 바나나 등
아연	행복 호르몬인 '세로토닌'의 생산에 관여하고 있다. 아연이 많이 함유된 식품은 말린 멸치, 참깨, 두부 등
마그네슘	긴장을 풀어주는 기능이 있다. 대두 제품이나 해조류 등
셀렌	뇌나 신경을 정상적으로 작용시키는 데 꼭 필요하며, 우울증이나 불안감 등에 크게 관여하고 있다. 가다랑어나 참치 등 붉은 생선, 견과류 등
비타민C	스트레스에 사로잡히면 스트레스에 대항하기 위해 코르티솔이 분비된다. 이때 단백질이나 비타민C가 소비되므로 특히 스트레스가 많은 사람은 비타민C를 많이 섭취하자.

■ 당질 과다 섭취에 주의

당질(탄수화물)을 과다 섭취하면 당질의 대사(몸안에서 행해지는 화학 반응) 과정에서 정신을 안정시키는 기능이 있는 비타민이나 미네랄이 대량으로 소비되어버린다. 또한 당질을 과다 섭취하면 급격히 상승한 혈당치(혈당 스파이크)를 낮추기 위해 인슐린이 대량으로 분비됨으로써 혈당수치가 급격히 떨어져 혈당이 콘트롤되지 않는 '저혈당증'이 되기 쉽다. 저혈당증이 되면 불안감, 강한 졸림, 집중력 저하, 우울 등의 증상이 나타난다.

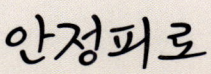
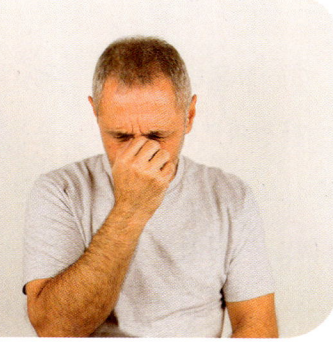

안정피로란

안정(眼睛 ; 눈동자, 동공, 동자)피로는 의외로 많다. 컨디션 부조의 '근원'이 눈에 있으면 초조하거나, 기력이 떨어지거나, 몸의 불편함으로 이어지기도 합니다.

한의학에는 '오행설(五行說)'이 있습니다. 눈은 '간'과 연결되며, 간은 분노 등의 감정을 조종합니다. 따라서 눈이 피로해지면 초조해지게 됩니다.

평소부터 안과에서 정기 검진을 받고 있는 사람도 적지 않을 겁니다. 자연에 둘러싸여 먼 곳을 바라보는 생활을 하고 있는 사람은 예외지만, 도시생활은 스마트폰과 컴퓨터 그리고 근시안적인 생활을 강요하므로 먼 곳을 볼 기회가 적고, 눈근육은 피곤해져 있습니다. 초조하면 쉽게 흥분하게 되고 주변과 충돌하는 경우도 늘어납니다.

눈은 작은 기관이지만 굉장히 중요합니다.

좌우 시력이 다르면 자기도 모르는 사이에 몸도 왜곡됩니다. 먼저 안과에서 원인이 없는지 살펴보고, 눈을 잘 돌보는 생활을 합시다.

| 발생 원인

① 컴퓨터·스마트폰의 과다 사용

안정피로는 가까운 곳을 계속해서 보는 작업으로 혹사된 눈이 수면이나 휴식으로는 회복되지 못한 상태로 다음 날 이후까지 이어지는 증상을 말합니다. 이때에는 눈의 피로, 통증, 가려움, 충혈, 눈 주위의 부기, 시력 저하, 눈부심, 주위가 어둡게 느껴지는 증상 등이 나타납니다.

눈의 증상뿐만 아니라 두통·어깨뭉침·요통·욕지기(토할 것 같은 기분)·불안초조·우울감 등 심신의 불편함을 동반할 때도 있습니다. 원인 불명으로 좀처럼 개선되지 않는 컨디션 부조는 사실 안정피로에 의한 증상으로 밝혀진 경우가 종종 있습니다.

안정피로는 안경이 맞지 않거나 무리해서 가까운 곳을 볼 때도 자주 발생합니다. 최근에는 컴퓨터·스마트폰 등의 장시간 사용에 의한 안정피로가 압도적으로 늘어나고 있습니다. 특히 드라이 아이(dry eye ; 눈이 건조함)가 되면 안정피로가 되거나 악화되기 쉬우므로 주의해야 합니다.

③ 눈 이외의 부위에 나타나는 경우

눈에서 핀트를 조절하는 조직인 모양체는 가까운 곳을 볼 때는 수축·긴장합니다. 이것이 장시간 계속되면 모양체근육이 피로해져서 모양체의 기능을 콘트롤하는 자율신경의 밸런스가 무너집니다. 또 근육이 계속해서 긴장 상태에 있음으로써 혈류도 나빠집니다.

이러한 자율신경의 교란, 혈류 저하가 심신의 여러 가지 불편함을 불러일으킵니다.

| 증상

단순한 눈의 피로뿐만 아니라 몸이나 마음의 불편함도 눈에 영향을 미칩니다. 중년 이후에는 안과 검진도 빠트리지 않도록 합니다.

① 눈에 나타나는 여러 가지 증상

눈의 피로, 통증, 까끌까끌한 느낌, 침침함, 충혈, 눈 주위가 붓거나 처짐, 시력 저하, 눈부심, 주위가 어둡게 느껴짐 등이 있습니다.

② 몸과 마음의 증상

두통이나 어깨결림, 등이나 허리 등의 통증, 손발 처짐, 욕지기(토할 것 같은 기분), 일어날 때 어지러움, 식욕 부진 등.

불안감·우울감·의욕감퇴 등이 일어나는 경우도 있습니다.

③ 드라이 아이

컴퓨터 업무가 길어지면 드라이 아이(건조한 눈)가 되기 쉽습니다. 눈이 건조하고 까끌까끌하며 눈이 침침해짐 등이 있습니다.

④ 몸이 틀어짐

난시나 좌우의 시력차가 있으면 자세가 비뚤어져 내장을 압박할 수도 있습니다.

> **안정피로에는 치료가 필요한 병이 숨겨져 있는 경우도!**
>
> 녹내장이나 백내장도 이와 비슷한 증상이 있다. 따라서 40대 이후에 증상이 오래 가면 안과 검진을 받는다.

개선 방법

① 눈과 환경

안경이 조금이라도 맞지 않는다고 느껴지면 현재 눈 상태에 맞는 안경으로 바꿉시다. 장시간 컴퓨터나 스마트폰을 할 때에는 자세에 주의합시다. 올바른 자세는 컴퓨터 화면이 정면의 눈높이에 있는 것입니다. 장시간 화면을 보지 말고, 눈을 자주 쉬게 하고, 먼 곳을 봅시다.

블루라이트(blue light ; 모니터에서 나오는 파란색 계열의 빛)를 차단하는 안경이나 디스플레이 시트 등을 사용하면 눈의 피로나 드라이 아이를 예방할 수 있습니다.

② 스팀 타월로 혈류 개선

안정피로의 원인이 되는 '모양체근육의 긴장 = 눈 근육의 뭉침'

차갑게 하기보다 따뜻하여야 근육이 풀어집니다. 눈이 피로하다고 느껴지면 눈을 감고 스팀 타월을 눈꺼풀 위에 살짝 올려주면 기분 좋게 편안해집니다. 혈류가 좋아지며, 몸과 마음의 긴장이 풀리고, 자율신경의 교란 개선에도 도움이 됩니다.

눈 건강에 좋은 비타민B군과 타우린을 풍부하게 함유한 식재료

비타민B군, 특히 비타민B_1과 비타민B_{12}는 시각신경이나 모양체근육의 피로를 풀어주고 시력도 향상시킵니다. 이런 비타민들이 부족하면 안정피로의 원인도 되므로 의식적으로 섭취한다.

그밖에 아미노산과 비슷한 타우린(taurine)은 눈의 망막을 보호하는 기능 외에도 시각신경이나 근육의 긴장을 풀어주는 역할도 한다. 그리고 비타민B_1과 비타민B_{12}, 타우린 모두 간과 콩팥 기능을 향상시키는 기능이 있다.

■ 비타민B_1을 풍부하게 함유한 식재료

- 돼지고기
- 대두 등 콩류
- 명란·연어알·연어알젓 등 생선의 알
- 현미
- 김
- 땅콩

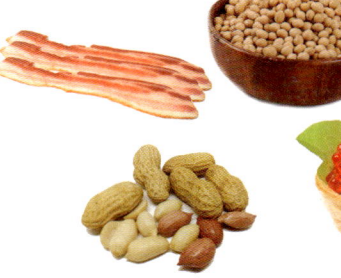

■ 비타민B_{12}를 풍부하게 함유한 식재료

- 소고기
- 닭고기
- 조개
- 바지락 등의 어패류
- 김
- 돼지의 간
- 정어리·꽁치·고등어 등의 등푸른 생선 등

■ 타우린을 많이 함유한 식재료

- 오징어, 문어
- 생선살의 거무스름한 부분
- 새우·게 등의 갑각류
- 굴
- 조개·가리비 등의 어패류

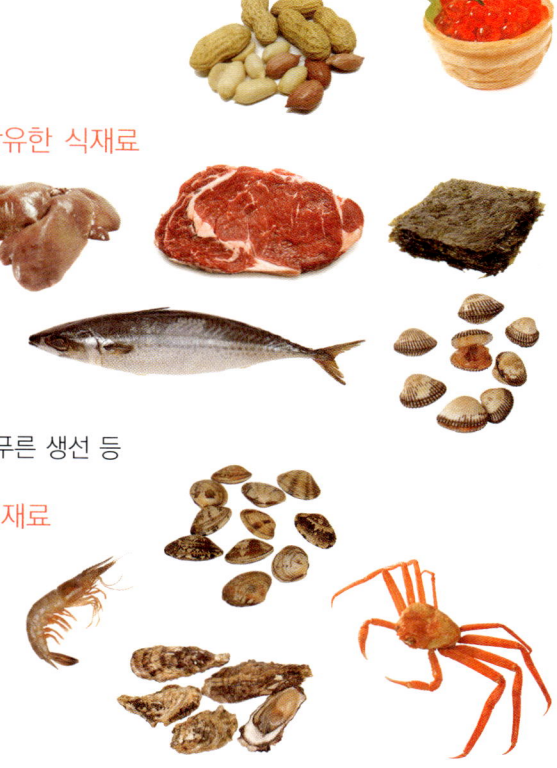
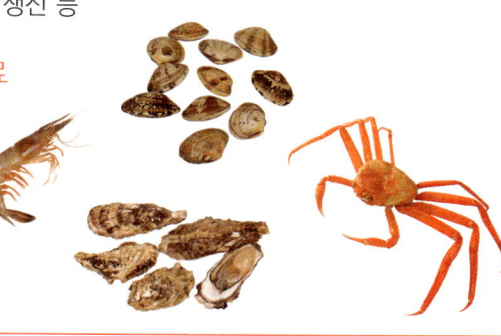

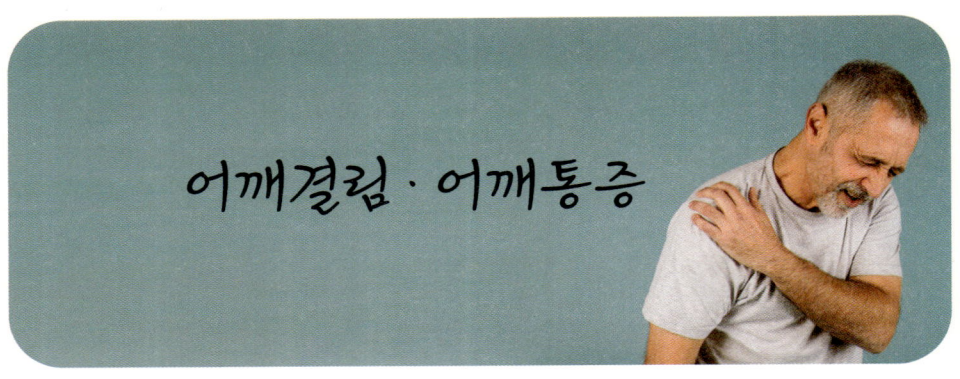

어깨결림 · 어깨통증

ㅣ어깨결림 · 어깨통증이란

어깨 등의 운동기관에서 일어나는 통증과 저림을 '비(痺)'라고도 합니다. 방치해 두면 운동장애나 저림을 초래합니다.

어깨에는 정교한 동작을 하는 손으로 이어지는 신경·혈관이 복잡하게 얽혀 있어서 장애를 받기 쉽습니다. 어깨결림은 목·어깨근육의 뭉침(어혈)이 원인입니다.

같은 자세로 계속 컴퓨터 작업을 하면 근육이 긴장해서 순환 장애가 일어납니다. 그 결과 부종(수독)을 초래하고, 그로 인해 순환 장애가 더 악화됩니다. 혈액이 운반하는 산소나 영양분이 충분히 전달되지 않게 되어(혈허) 만성화됩니다.

'그래봤자 어깨결림'이라고 우습게 여기면 점점 굳어져 어깨를 움직일 수 있는 범위가 좁아지고, 손끝에 저림이 생기거나 힘이 들어가지 않게 되어 일상 생활에 장애를 초래합니다. ==뭉침 증상이 가벼울 때 대처합시다.==

발생 원인

① 산소 결핍 상태에 있는 근육이 '통증을 일으키는 물질'을 내보낸다

어깨결림·통증을 발생시키는 근본 원인은 어깨~목근육의 긴장·경직입니다. 근육이 경직되면 혈관이 수축해서 혈류가 나빠지고, 근육세포에 산소를 충분히 전달하지 못합니다. 이렇게 해서 산소 결핍 상태가 된 근육 안에서 통증을 일으키는 물질(발통물질)이 생성되어 통증을 느끼게 됩니다.

또한 혈류가 나빠짐으로써 근육 안에 쌓여버린 노폐물도 통증의 원인이 됩니다. 뿐만 아니라 평균 7kg되는 머리를 지탱하고 있는 목~어깨의 근육은 큰 부담을 받고 있습니다.

여기에 다음과 같은 요인이 더해지면 근육이 긴장·경직되어 어깨결림·통증이 일어납니다.

- » 같은 자세(나쁜 자세)를 장시간 지속하는 것(운동 부족)
- » 과도한 운동 등에 의한 근육 피로
- » 냉한 기운
- » 심신의 스트레스 등에 의한 자율신경 밸런스의 무너짐(교감신경 우위)

② '빈혈'로도 어깨결림이 만성화

산소를 운반하는 적혈구 중의 헤모글로빈이 부족하여 일어나는 '빈혈'은 세포의 산소 결핍 상태를 초래하고, 어깨결림을 악화시키는 원인이 되기도 합니다. 빈혈이 개선되지 않으면 어깨결림은 만성화됩니다.

③ 어깨뿐만 아니라 목이나 겨드랑이의 근육도!

어깨가 결리면 어깨의 근육만 탓하기 쉽지만, 실은 목이나 겨드랑이 아래 근육에도 큰 원인이 있습니다.

증상

① 어깨~목근육의 긴장·경직에 의한 통증

장시간의 사무나 스마트폰 사용 등으로 자세가 나빠져 근육이 항상 긴장·경직 상태로 있으면 어깨결림이 만성화됩니다. '빈혈'이 원인인 경우에도 쉽게 만성화될 수 있습니다.

② '굳은어깨(오십견)'는 어깨관절 주변 조직의 염증(어깨관절주위염)

50대가 되지 않더라도 운동·가사 등으로 어깨를 혹사하면 30대 정도부터 발증할 수 있습니다. 어깨결림·어깨관절통·어깨~무릎에 걸친 극심한 통증, 팔이 올라가지 않는 등의 특징적인 증상이 나타납니다.

③ 겨드랑이 아래쪽 뭉침

겨드랑이 아래쪽 뭉침은 자각하기 어렵지만, 어깨근육이 긴장되어 있다면 그 뒷면인 겨드랑이 아래 근육도 경직됩니다. 그러면 겨드랑이 아래에 밀집되어 있는 노폐물이나 독물을 여과·배출시키는 림프 흐름이 나빠져서 근육에 산소가 운반되기 어려워지기 때문에 어깨결림도 악화됩니다.

④ 가슴우리(흉곽)출구증후군

빗장뼈(쇄골)와 그 주변의 근육이 혈관이나 신경을 압박하면 어깨결림으로 자각되기 쉽습니다. 팔이나 손의 저림을 동반하는 경우도 있습니다.

개선 방법

① 장시간 같은 자세를 취하지 않는다

사무를 볼 때나 스마트폰을 사용할 때 앞으로 숙인 자세를 취하면 목~어깨근육이 중력을 많이 받게 됩니다. 따라서 장시간 같은 자세를 유지하지 않거나 자세 리셋 스트레치를 자주합니다.

한편 베개나 이불도 어깨결림의 원인이 될 수도 있으므로 신중하게 선택합시다.

② '먹어서 어깨결림'을 개선하자

수독(水毒) 유형으로 냉한 기운이 있는 사람은 몸을 따뜻하게 하는 음식을 많이 섭취하고, 혈허(血虛) 유형의 사람은 빈혈이 어깨결림의 원인이 되므로 철분을 풍부하게 함유한 음식을 섭취합니다. 이 경우 식생활 연구가 열쇠가 됩니다.

③ 목덜미~어깨를 따뜻하게 한다

핫팩이나 스팀 타월로 목덜미~어깨를 서서히 따뜻하게 하면 혈류가 좋아지고, 냉한 기운이 원인인 경우에는 통증이 풀어져서 굉장히 편안해집니다.

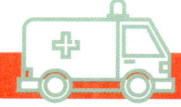

이럴 때는 병원으로!

목~어깨나 팔·손가락 저림
추간판헤르니아, 척주관협착증 등 경추나 관절의 염증일 가능성이 있다.

왼쪽어깨 통증
협심증이나 심근경색 등의 우려가 있다.

④ **목욕이나 운동으로 혈류 개선**

욕조에 가만히 몸을 담그는 목욕은 냉한 기운을 개선하고, 혈류를 좋게 합니다. 이는 자율신경의 교란으로 인한 어깨결림에 특히 효과적입니다. 걷기나 스트레칭 등 가벼운 운동에도 혈류 개선과 릴랙스 효과가 있습니다.

⑤ **어깨결림 악화를 끊어내는 '겨드랑이 아래쪽' 마사지**

어깨근육 안쪽의 겨드랑이 아래쪽 근육이 뭉쳐 있으면 어깨근육도 풀어지지 않고, 림프의 흐름이 정체되어 근육에 노폐물이 쌓여 어깨결림이 더 악화됩니다. 어깨결림 해소에는 겨드랑이 아래쪽 뭉침 해소도 중요!

겨드랑이 아래쪽 마사지

01 겨드랑이 아래쪽의 움푹 패인 곳에 엄지를 대고 꾹 누른다.
02 다른 4손가락으로 팔이 붙어 있는 부분의 등쪽~견갑골 아래까지 천천히 비켜가면서 지압한다.
 * 겨드랑이에 스팀 타월을 대면 림프의 흐름을 효과적으로 개선할 수 있다.

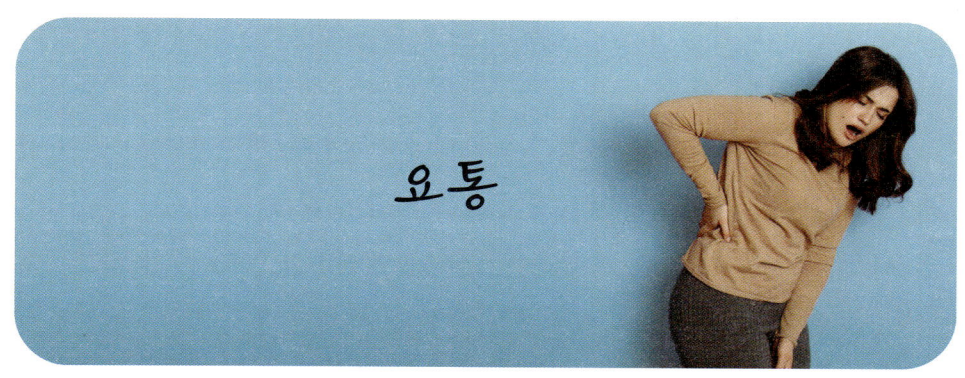

요통이란

다리를 움직이는 신경이나 만져서 느껴지는 신경은 척추를 통해 뇌와 이어져 있습니다. 나이가 들면서 생기는 요통은 타고난 에너지가 있는 '신(腎)'의 기능이 약해진 '신허(腎虛)'로 불립니다. 그런데 나이가 어려도 현대 생활에서는 허리에 부담이 가고 혈류가 악화(어혈)되면 요통이 됩니다.

요통에는 뇌의 활동이 깊이 관여하고 있다는 사실이 밝혀져서 '기체(氣滯)'도 원인이 됩니다. 그렇기 때문에 예로부터 요통은 기를 순환시켜야 치료된다고 하였습니다. 요통이 악화되어 걷기가 자유롭지 않게 되면, 근력이 떨어져서 노화가 빨라집니다. 악화되지 않도록 미병일 때 개선합시다.

발병 원인

① 근육의 긴장에 의한 세포의 산소 결핍 상태

요통을 일으키는 대표적인 병은 변형성척추증, 추간판헤르니아, 척주관협착증 등입니다. 내장의 병이 원인이 되어 발생하는 요통도 있습니다.

이처럼 원인이 확실하게 밝혀진 요통으로 진료받은 환자보다는 '원인 불명'으로 특효적인 치료법이 발견되지 않는 사람이 많습니다.
병원에서 '원인 불명'으로 취급한 요통도 어깨결림 등과 마찬가지로 대부분 근육이 긴장·경직되어 혈류가 나빠지고, 세포가 산소 결핍 상태에 빠져 발생하는 통증 물질의 작용에 의한 것이라고 할 수 있겠지요.

② '마음'의 상태에 문제가 있는 경우
통증이 장시간 지속되어 아무리 해도 낫지 않고 점점 심해질 때는 '마음'의 상태가 원인일 가능성이 있습니다.
요통뿐만 아니라 모든 '통증'을 느낄 때에는 뇌에서 대량 분비된 '도파민'이 몸이 느끼는 통증 자극을 완화시켜 몸을 지켜줍니다. 그런데 일상적으로 스트레스를 계속해서 받으면 도파민 분비량이 감소되어 통증이 심해집니다. 이때 통증으로 인한 스트레스로 도파민 분비량이 점점 줄어들어 통증이 심해지는 악순환에 빠진다는 것이 최근의 연구에서 밝혀졌습니다.

③ 요통도 기본적으로는 '뭉침'의 일종
어깨결림처럼 요통의 원인도 허리 주변의 근육경직 등에 있습니다.
허리뼈에서 발생하는 '허리를 삐끗하여 움직일 수 없게 되는 병'은 특히 주의해야 합니다.

| **증상**

① 일상적으로 허리가 아프다

주요 원인은 허리 주변의 근육 '뭉침'입니다. 발생 메커니즘은 어깨결림과 같습니다. 허리에 부담이 가해지는 운동 또는 작업을 하거나, 너무 뚱뚱하거나, 발에 맞지 않는 신발을 신고 걸을 때 요통을 일으키기도 합니다.

또한 세포의 산소 결핍 상태를 초래하는 빈혈이 있으면 요통이 되기 쉬운데, 이 경우에는 만성화되기 쉽습니다.

② 좋아지거나 나빠지는 것을 반복하는 요통

몸이 차갑거나 스트레스 등으로 자율신경의 교란, 근육의 긴장·경직, 혈류 저하 등에 의해 세포가 산소 결핍 상태가 되면 통증 물질이 분비됩니다. 날씨나 생활 스타일 등에 따라 악화되거나 가라앉는 경우도 있습니다.

③ 만성요통(허리를 삐끗하여 움직일 수 없게 되는 병)

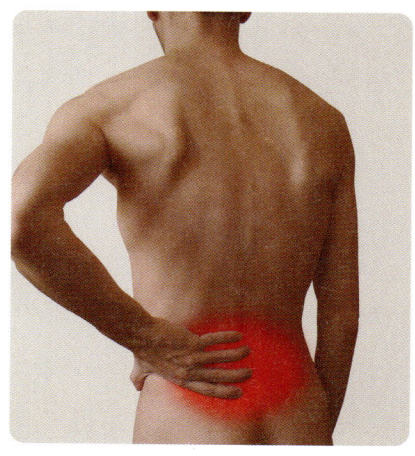

일상의 아무렇지도 않은 동작으로 갑자기 통증이 일어나거나 작은 움직임만으로 격통이 느껴지는 증상입니다. 이것은 허리뼈(요추)를 지지하는 추간판이나 관절·근육·인대 등의 단열이나 손상이 원인입니다.

1주 정도면 통증은 개선되지만, 만성적인 요통 또는 습관성 요통이 될 수도 있으므로 예방이 중요합니다.

| 개선 방법

① 허리는 움직여서 치료한다

요통이 있어도 움직일 수 있다면 움직여야 빨리 치료된다고 최근의 연구에서 밝혀졌습니다. 많은 나라의 요통 진료 가이드라인에서도 '3일 이상의 안정은 역효과'라고 되어 있습니다.

갑자기 허리를 삐끗하여 움직일 수 없게 된 경우에는 움직여도 움직여지지 않을 때에는 최초 2~3일 안정을 취하고, 통증이 잠잠해지기 시작하면 무리하지 않는 정도로 걷는 것이 좋습니다. 무리하지 않고 할 수 있는 허리와 복근 스트레치는 통상적인 요통이나 갑자기 허리가 삐끗하여 움직일 수 없게 된 요통일 때도 개선 내지 예방책으로도 효과적입니다.

② 자율신경을 조절하여 통증을 풀어준다

긴장·경직된 근육을 풀어주기 위해서는 통증을 부드럽게 하는 도파민 분비를 촉진시켜야 합니다. 이를 위해서는 스트레스를 받지 말고 릴랙스할 수 있는 환경 만들기와 자율신경을 조절하는 생활습관이 중요합니다.

또한 손상된 근육이나 관절은 숙면 중에 수복되므로 쾌면으로 개선해야 합니다.

③ 통증이 심하거나 오래 가면 병원으로

뼈·추간판·신경·내장 등의 이상으로 발생하는 요통은 스스로 해소하기 어렵습니다. 일상의 활동에 지장이 있을 정도로 통증이 심하거나 수일간 없어지지 않으면 바로 병원으로 갑니다.

④ '장시간 앉아 있기'를 피하고 자세를 바로잡는다

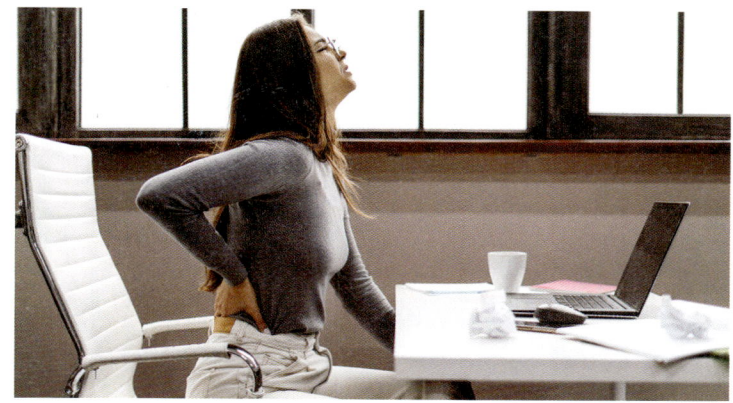

허리에 가장 부담이 가는 자세는 앉아 있을 때입니다. 계속해서 앉아서 작업할 때에는 15~30분에 한 번씩 '서서 살짝이라도 걷는 것'이 좋습니다. 또 서 있을 때나 앉아 있을 때에는 자세를 바르게 하도록 유의합시다.

⑤ 코르셋보다 '복대'를 사용한다

허리 주변의 혈류를 좋게 하는 것이 요통 대책의 기본 중의 기본입니다. 특히 냉한 기운이 있는 사람은 복대·핫팩 등으로 허리를 따뜻하게 하는 것이 제일입니다.

허리를 고정시키는 코르셋은 '과다 안정'으로 이어지고, 사이즈나 압력이 적절하지 않으면 혈류를 나쁘게 하여 오히려 냉한 기운을 제공하는 원인이 되므로 의사의 지도 없이 사용하지 않도록 합시다.

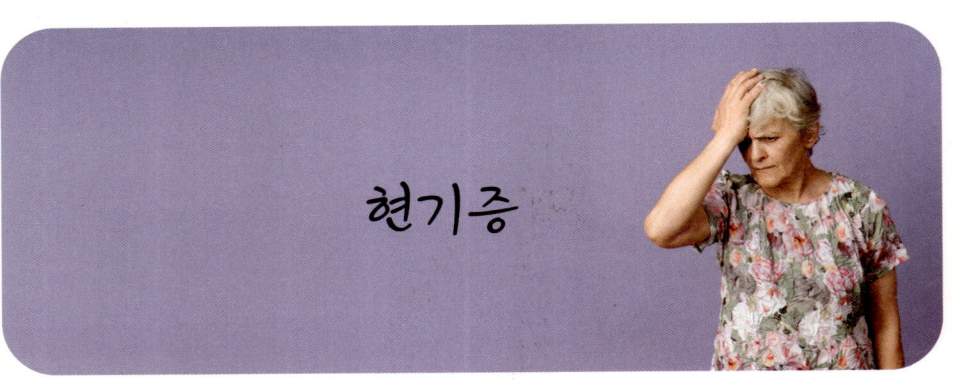

현기증

현기증이란

현기증은 '현훈(眩暈)'이라고 합니다. 그밖에 눈이 흐려지는 '목현(目眩)'이나 머리가 어질어질하고 평형감각이 없어지는 '두훈(頭暈)'도 현기증의 일종입니다. 갑작스런 현기증의 원인은 거미막밑(지주막하) 출혈·소뇌경색·수막염 등입니다.

먼저 CT, MRI 등의 검사로 증세가 심각한 질환이 없는지를 확인할 필요가 있습니다. 그것들이 아니라면 한의학에서는 메니에르병 등 내이(속귀)의 림프수종에 의한 것은 '수독(水毒)'으로 여깁니다. 수독 유형의 현기증은 생리 전이나 비오는 날 일어나기 쉽거나 악화됩니다.

그밖에 순환 장애(瘀血)나 기역(氣逆 ; 기가 치밀어오르는 증상)에 의해 현기증이 일어난다고 여깁니다.

현기증이 반복되면 발작이 무서워 일상 생활도 자유롭게 영위하기 힘들 수도 있으므로 빨리 대처해야 합니다.

발생 원인

현기증에는 크게 3가지 유형이 있습니다.

① 빙글빙글 유형 - 회전성 현기증

자신 혹은 주위가 빙글빙글 도는 것처럼 느껴지는 현기증은 귀의 병 때문에 일어나기도 합니다. 이때에는 귀울림(이명)·귀가 막히는 느낌·난청 등을 동반하기도 합니다. 그밖에 뇌경색·뇌출혈 등이 원인인 경우도 있습니다.

② 비틀비틀 유형 - 부동성 현기증

자세를 유지할 수 없을 정도로 몸이 비틀비틀 흔들리는 현기증입니다. 두통, 얼굴이나 수족의 저림·마비를 동반하면 뇌의 병일 가능성이 높으니 요주의!

③ 휘청거리는 유형 - 실신형 현기증

눈앞이 새까매지면서 의식이 확 멀어지는 이른바 '갑자기 일어났을 때 생기는 어지러움', '기립성 저혈압'인 현기증입니다. 대부분은 빈혈·저혈압·자율신경교란 등이 원인이지만, 부정맥이나 심근경색과 같은 심장병, 우울증과 같은 심인성 병이 숨어 있을 수도 있습니다.

증상

현기증은 종류도 여러 가지이며, 가벼운 것부터 심각한 병까지 다양합니다.

저림 등이 느껴지면 바로 병원으로 가야 합니다.

① 이명, 귀가 막힌 느낌

귓병, 특히 메니에르병이 원인일 때 자주 일어나는 증상입니다. 메니에르병은 이밖에 난청이나 욕지기 등을 동반하기도 합니다.

② 얼굴이나 손발의 저림·마비

이런 증상이 있을 때에는 뇌경색·뇌출혈 등 뇌의 병이 의심되므로 바로 병원으로 가야 합니다.

③ 열이 머리로 몰리거나 불안감

갱년기 장애 등 자율신경의 교란이 원인일 때 동반되기 쉬운 증상입니다.

| 개선 방법

① 병이 의심되면 병원으로

귀울림을 동반하는 현기증이 자주 일어나면 '메니에르병(Meniere's disease)'이 의심됩니다. 갑자기 한쪽 난청을 동반하면 돌발성 난청일 가능성도 있습니다. 욕지기를 동반하면 바이러스성 전정신경염(前庭神經炎)이 의심됩니다. 급격한 발작을 일으키면 즉시 병원으로 가야 합니다.

② '양성 발작성 두위현기증'은 취침 방법에 주의

속귀(내이)에 있는 '이석기관'의 이석(귓돌)이 벗겨지는 것이 원인입니다. 어느 특정 방향을 향하면 회전성 현기증이 일어나는 것이 특징입니다. 자연스럽게 낫지만, 시간이 걸립니다.

잘 때나 누워서 뒹굴거릴 때 계속 같은 방향으로 옆으로 눕는 자세를 취하지 않도록 주의합니다. 또한 베개를 쓰지 않거나 낮은 베개를 쓰지 않도록 합시다. 이러한 것들은 의사의 지시에 따라 실시해야 합니다.

양성 발작성 두위현기증(良性発作性頭位眩氣症)

회전성 현기증 중에서 가장 흔한 증상이며, 머리를 특정 방향으로 움직이면 현기증이 일어납니다. 귀울림이나 난청은 동반하지 않지만 욕지기를 동반합니다. 평형 감각에 관여하는 이석기관에서 떨어져 나와 반고리관(반규관, 삼반규관)에 쌓인 '이석(耳石, 귀돌)'이 움직임으로써 일어납니다.

③ 한의학에서 말하는 '수(水)' 이상에 의한 현기증이 의심되는 경우

회전성 현기증을 일으키는 사람 중에 부종·설사·소변량 이상 등이 있으면 '수' 이상(水毒)을 의심할 수 있습니다. 수독 유형의 현기증은 체내에 여분의 수분이 쌓여서 일어납니다. 저기압이나 습도에 반응하기 쉬우며, 생리 전에 부종이 일어나기 쉽고, 현기증 발작을 일으킬 수도 있습니다.

이러한 증상이 나타나면 특히 알코올을 섭취해서는 안 됩니다. 알코올은 부종을 일어나기 쉽게 하고, 수독을 악화시킵니다. 체내의 수분 대사를 촉진하기 때문에 칼륨을 많이 함유하는 식품을 계속해서 섭취하고, 몸을 따뜻하게 합시다. 또한 가볍게 땀을 흘리는 정도의 운동을 해서 체내에서 여분의 수분을 배출시킵시다. 목욕 시에 림프 마사지를 하는 것도 효과적입니다.

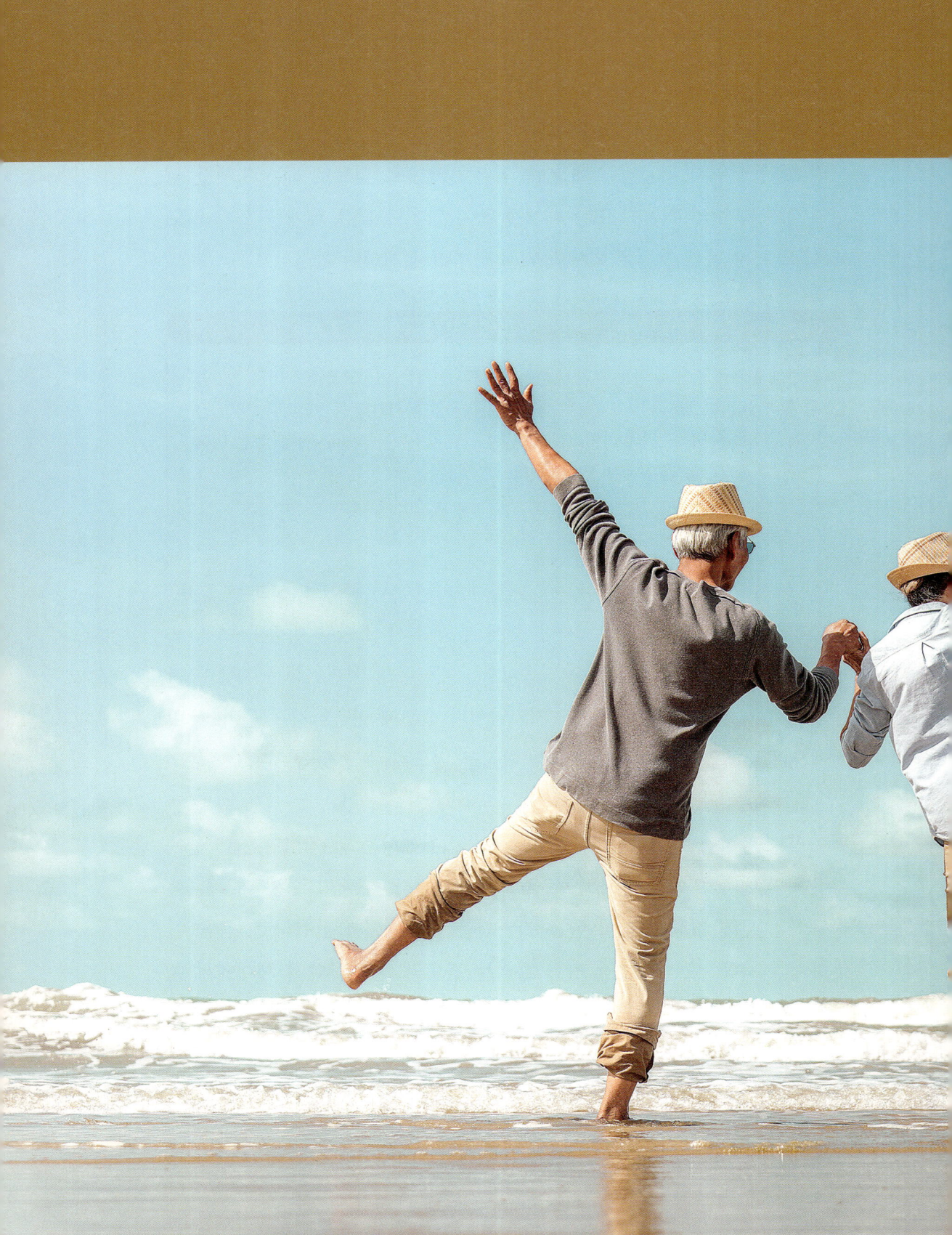

부위별 운동 프로그램

Part 3.

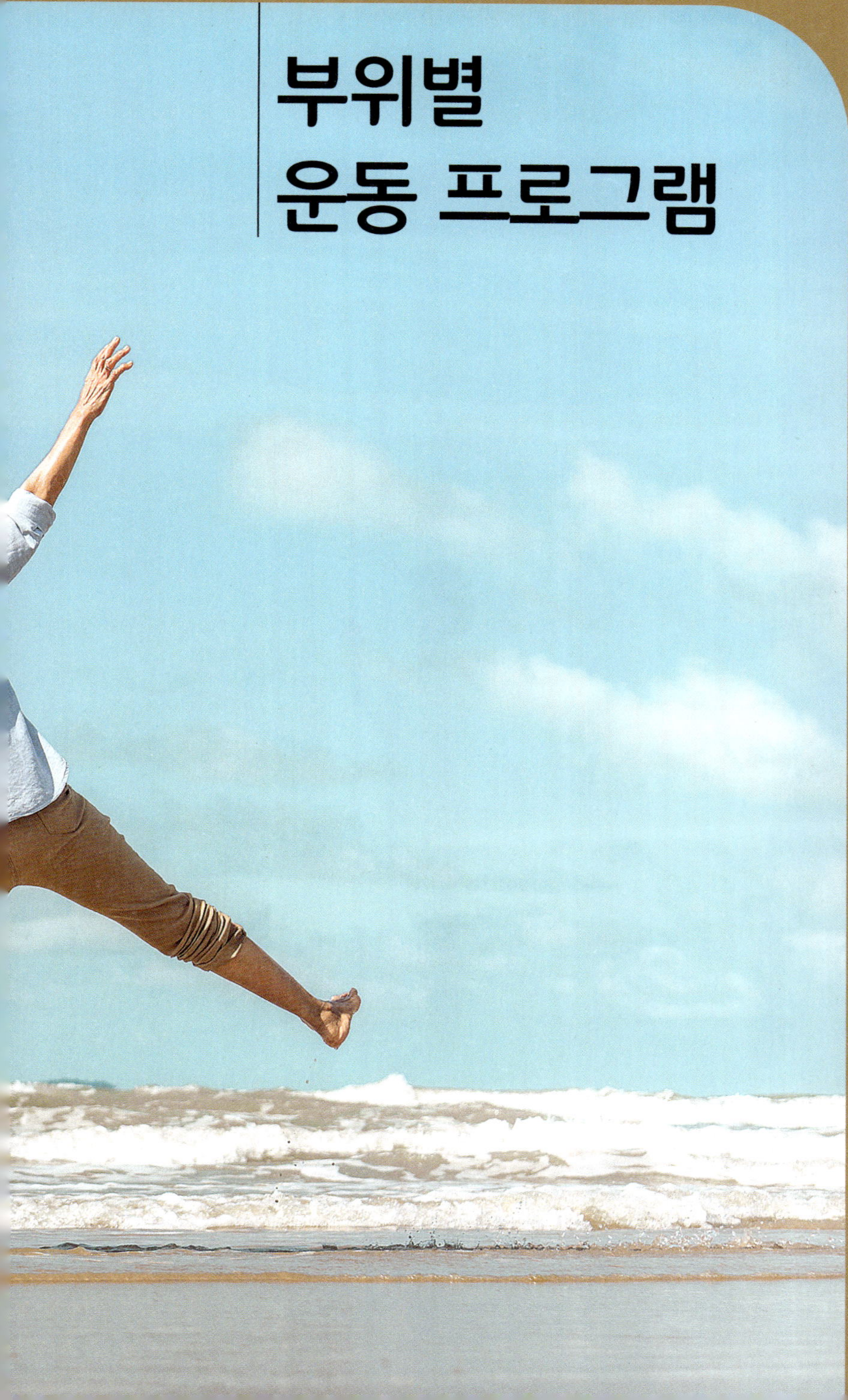

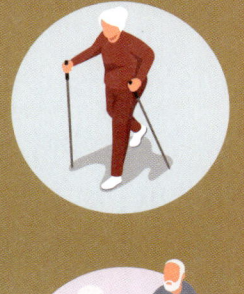
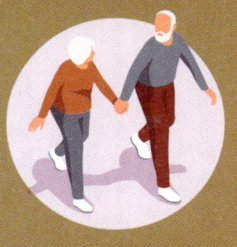
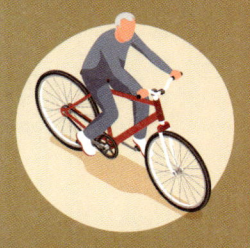
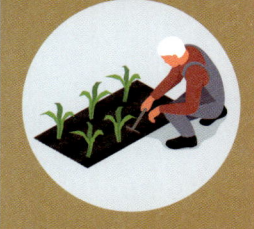
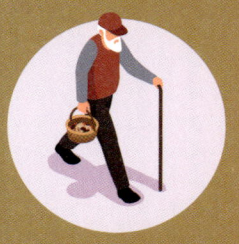
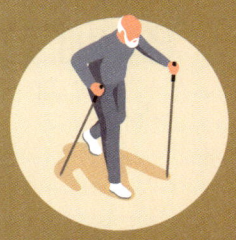

목, 어깨, 허리 등의 부위에 통증이 있습니다면 해당 부위에 효과가 있는 운동을 찾아 꾸준히 반복해서 운동하시면 통증이 완화되고, 그 부위의 상해를 예방하는 효과를 거두실 수 있습니다.

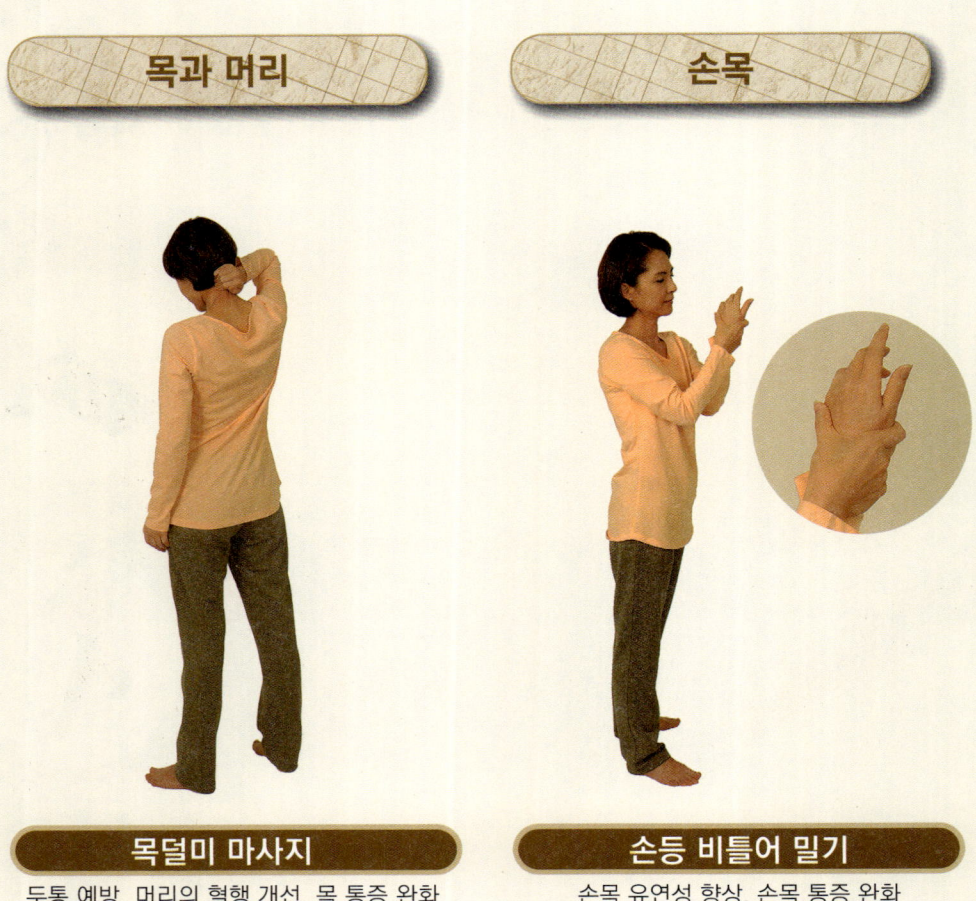

목과 머리 — 목덜미 마사지
두통 예방, 머리의 혈행 개선, 목 통증 완화, 시력 저하 방지

손목 — 손등 비틀어 밀기
손목 유연성 향상, 손목 통증 완화

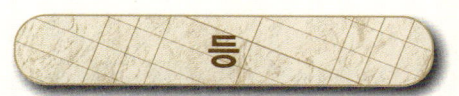

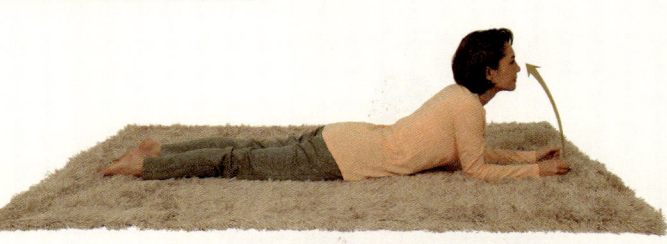

팔꿈치 대고 윗몸 들기
허리나 등이 굽은 사람, 통증이 있는 사람에게 효과가 있음.

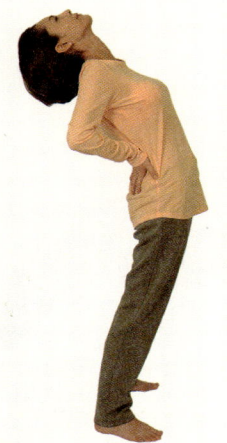

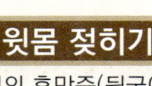

윗몸 젖히기
등과 허리의 후만증(뒷굽이증) 완화

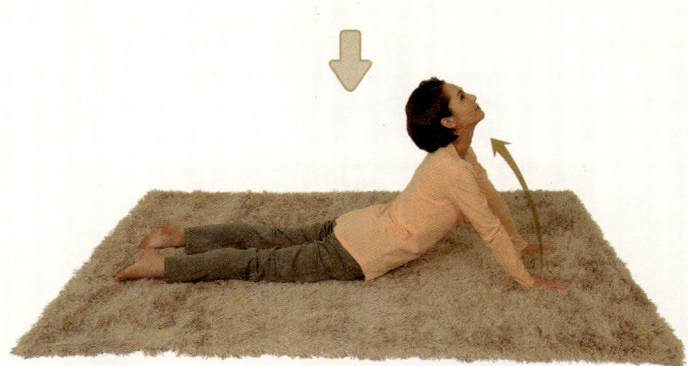

손 짚고 윗몸 들기
허리나 등이 굽은 사람, 통증이 있는 사람에게 효과가 있음.

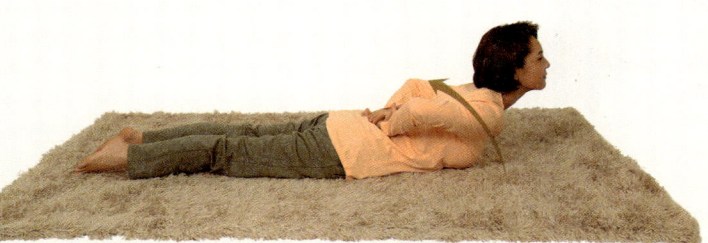

뒷짐 지고 윗몸 들기
허리나 등이 굽은 사람, 통증이 있는 사람에게 효과가 있음.

어깨

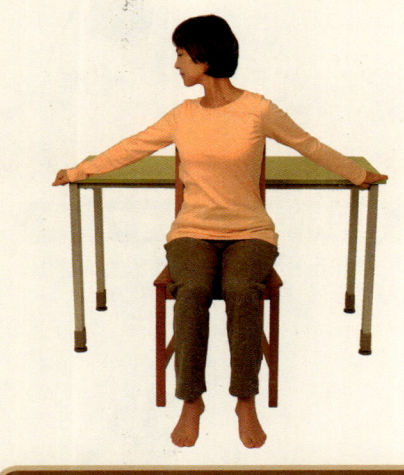

앉아서 어깨 비틀기
어깨와 등의 근육 강화 및 유연성 향상

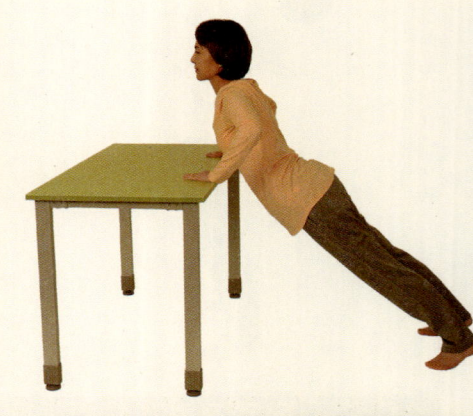

팔 굽혀 펴기
가슴과 어깨부위 근육 강화

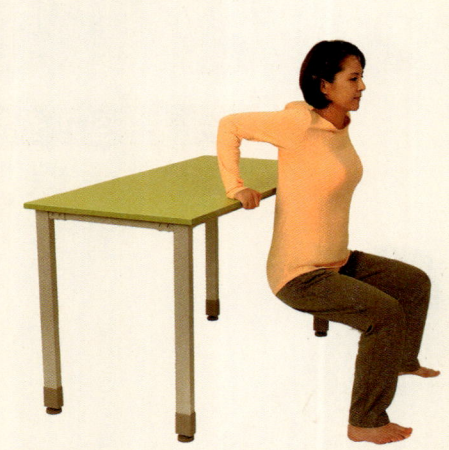

앉았다 일어서기
어깨관절·무릎관절 및 팔 근육 강화, 오십견에도 효과가 있음.

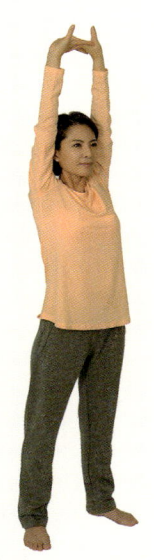

깍지끼고 팔 위로 펴기
어깨 유연성 향상, 오십견에 효과

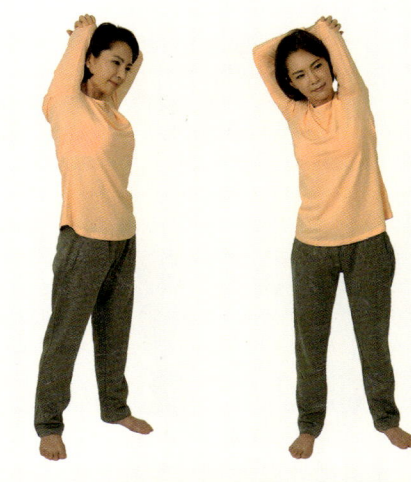

팔꿈치 잡고 머리 뒤로 당기기
어깨 유연성 향상, 오십견에 효과

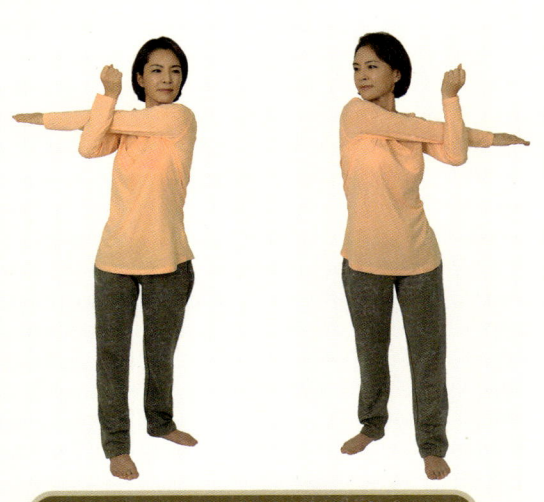

팔꿈치 걸어 당기기
어깨 유연성 향상, 오십견에 효과

어깨(계속)

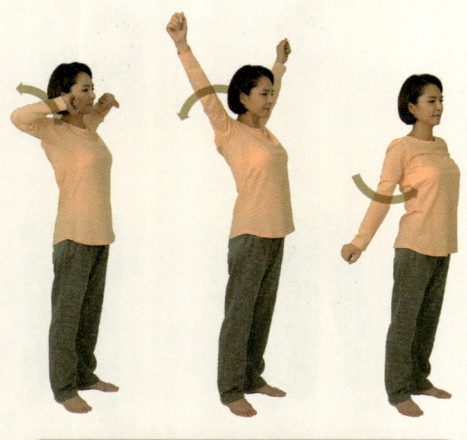

어깨 돌리기
어깨 유연성 향상, 오십견에 효과

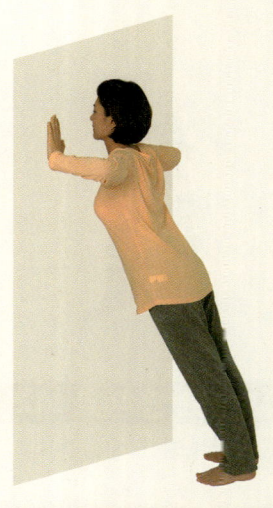

벽 짚고 팔 굽혀 펴기
가슴·팔·어깨의 근육 강화

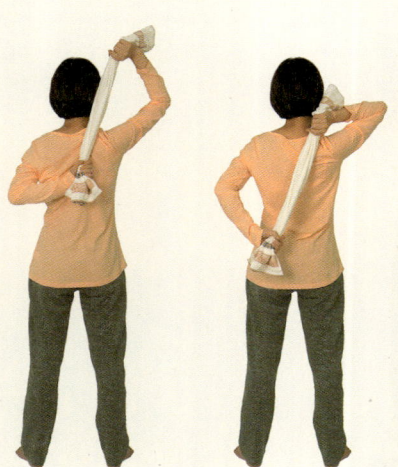

등 뒤에서 양쪽 손으로 수건 잡고 당기기
어깨 유연성 향상, 오십견에 효과

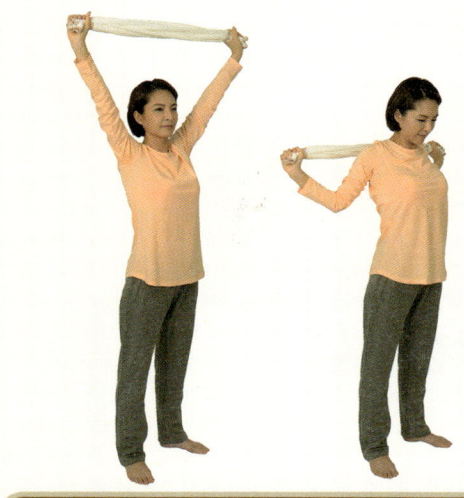

수건 잡고 머리 뒤쪽으로 내리기
어깨 유연성 향상, 오십견에 효과

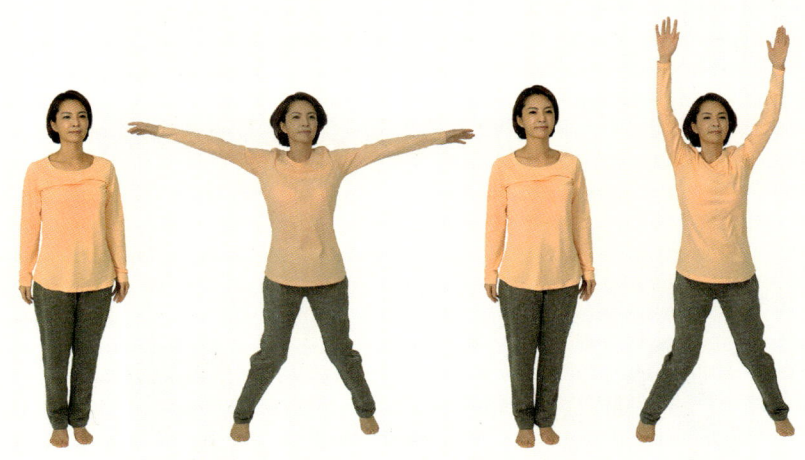

팔 벌려 뛰기
어깨 유연성 향상, 전신 운동

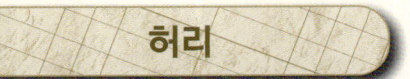

허리

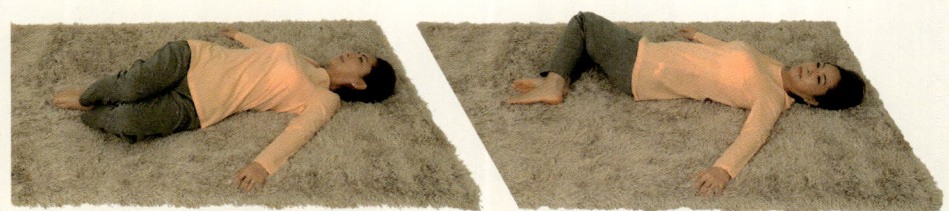

양쪽 무릎 세워 좌우로 눕히기
허리와 목의 유연성 향상, 소화기능 증진

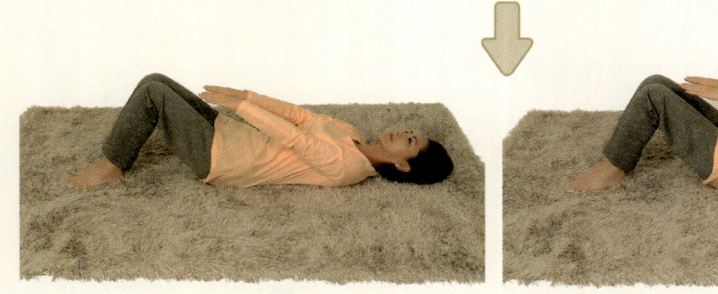

윗몸 일으키기
복부 근육 강화, 허리 움직임 개선, 장기능 증진에 효과

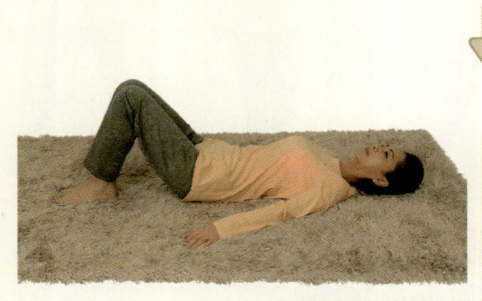
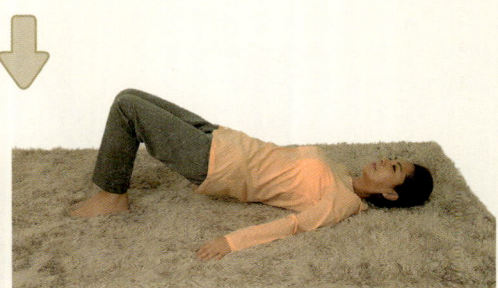

엉덩이 들기
허리와 엉덩이 근육 강화, 허리통증 완화에 도움

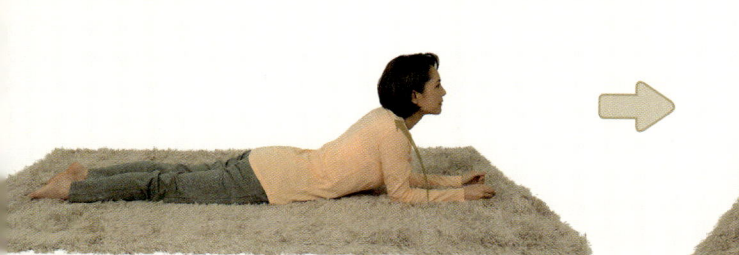

팔꿈치 대고 윗몸 들기
허리나 등이 굽었거나 아픈 사람에게 도움

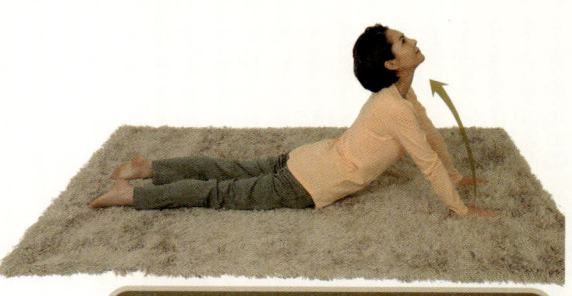

손 짚고 윗몸 들기
허리나 등이 굽었거나 아픈 사람에게 도움

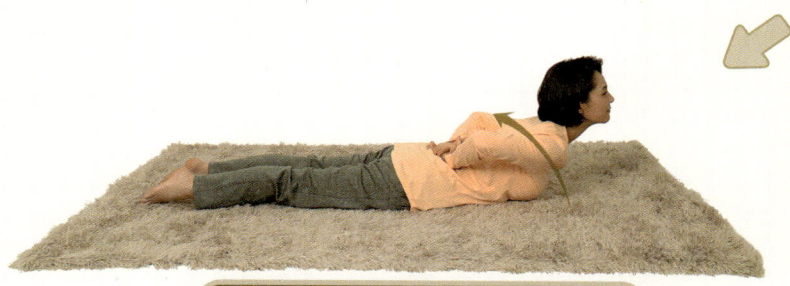

뒷짐 지고 윗몸 들기
허리나 등이 굽었거나 아픈 사람에게 도움

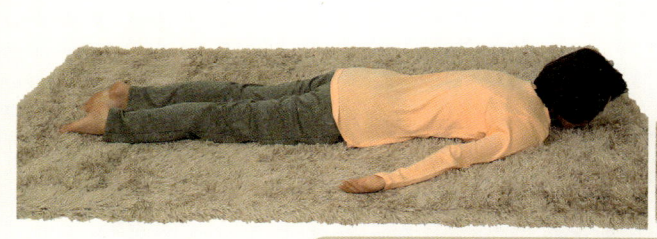

양쪽 팔 등 뒤로 펴면서 윗몸 들기
허리나 등이 굽었거나 아픈 사람에게 도움,
어깨관절 기능 개선

허리 (계속)

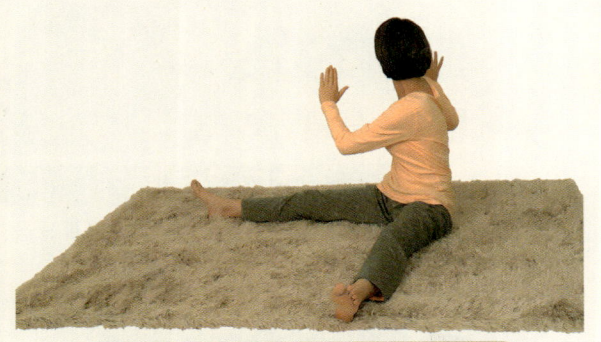

양쪽 손 들고 윗몸 돌리기
등과 옆구리 유연성 향상

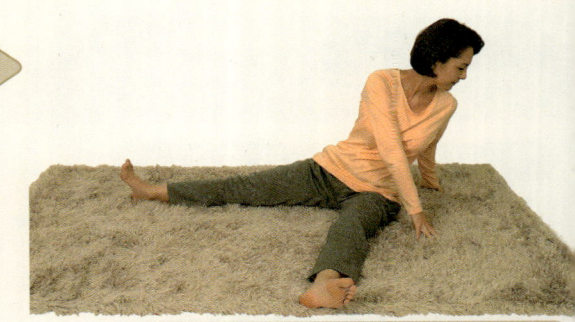

허리 돌려 바닥 짚기
등과 옆구리 유연성 향상

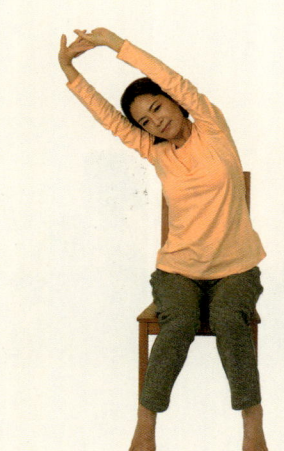

옆구리 펴기
옆구리와 어깨의 유연성 향상

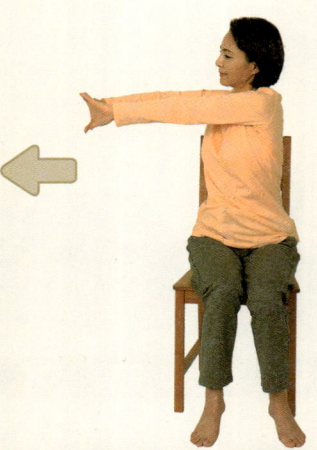

깍지끼고 윗몸 돌리기
어깨와 허리의 유연성 향상

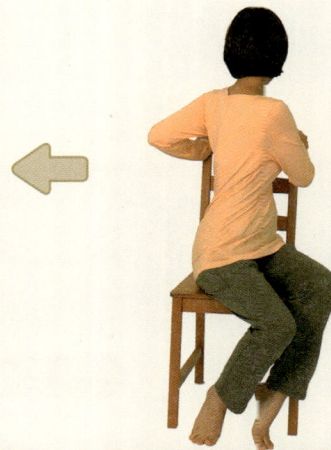

윗몸 돌려 등받이 잡기
어깨 · 등 · 허리 · 옆구리의 유연성 향상

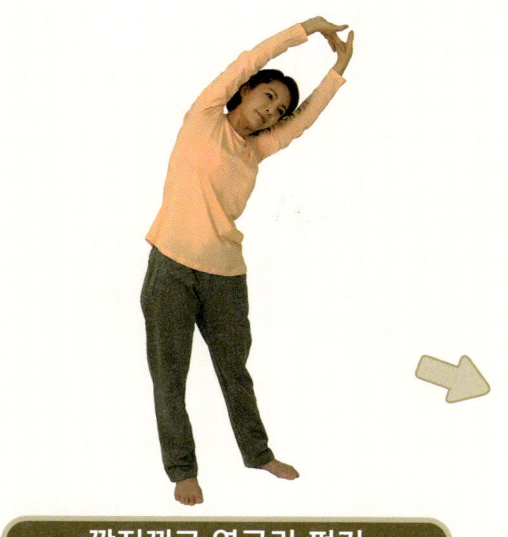

깍지끼고 옆구리 펴기
척추의 유연성 향상

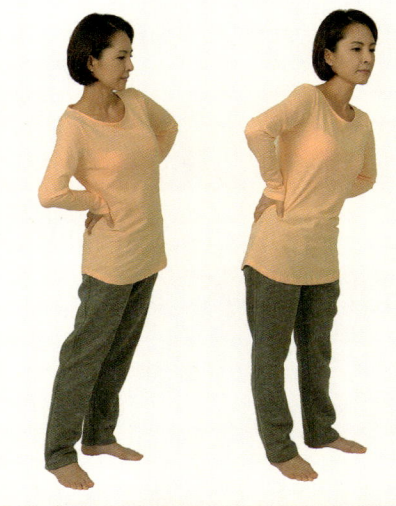

허리 돌리기
허리의 통증 완화, 허리의 유연성 향상

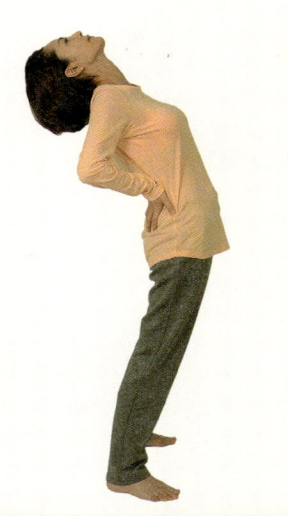

윗몸 젖히기
등과 허리의 후만증(뒷굽이증)에 도움

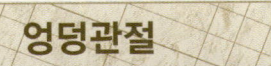

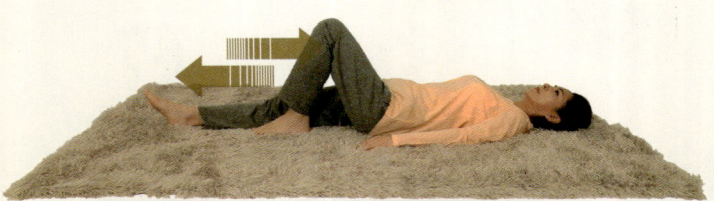

무릎 굽혔다 펴기
무릎과 엉덩관절 움직임 개선

↓

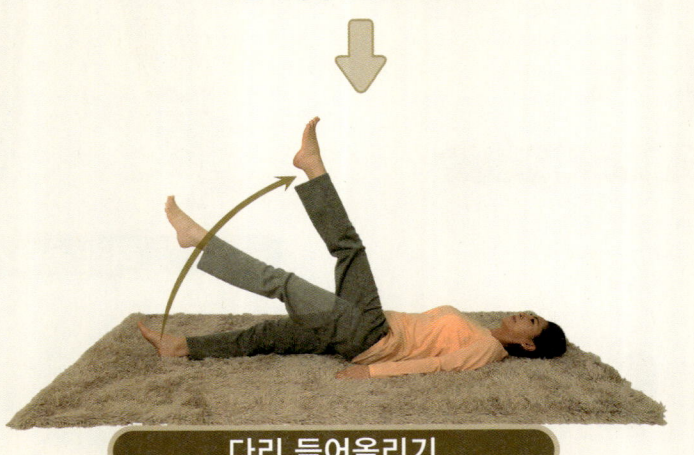

다리 들어올리기
엉덩관절 움직임 개선

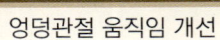

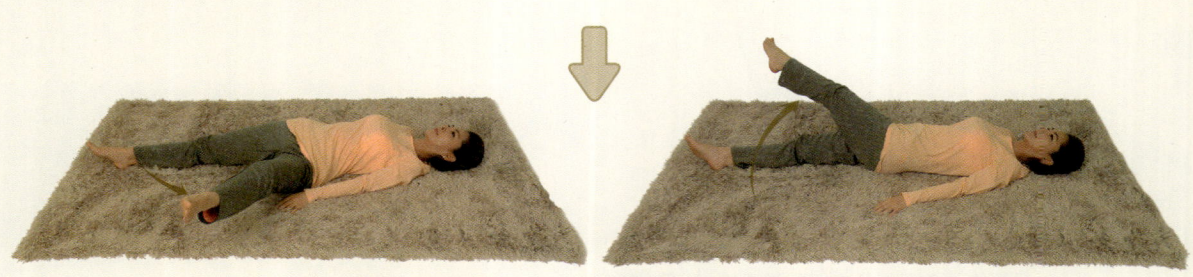

다리 들어 좌우 수평으로 흔들기
엉덩관절 움직임 개선

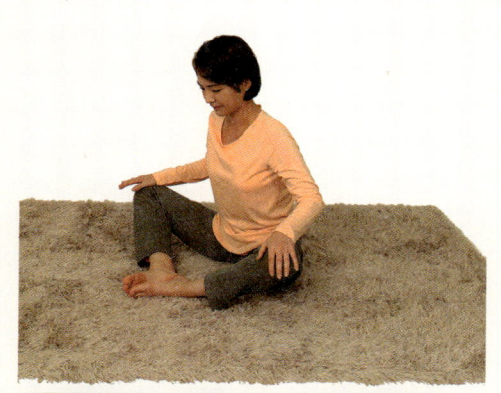

양쪽 무릎 누르기
엉덩관절의 기능 개선

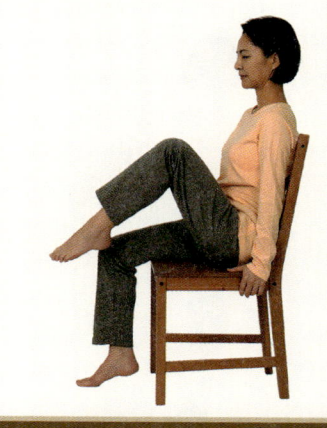

다리 들기
다리 뒤쪽 근육과 인대 강화, 유연성 향상

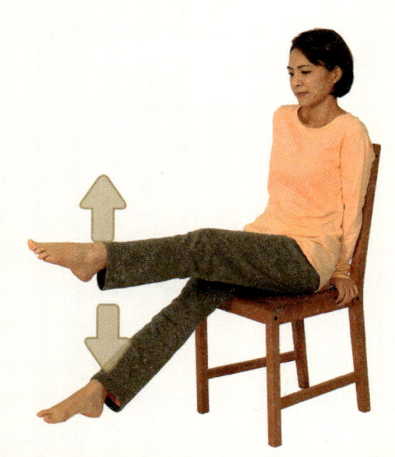

양쪽 다리 위아래로 교차시키기
보행능력 향상, 무릎관절 강화

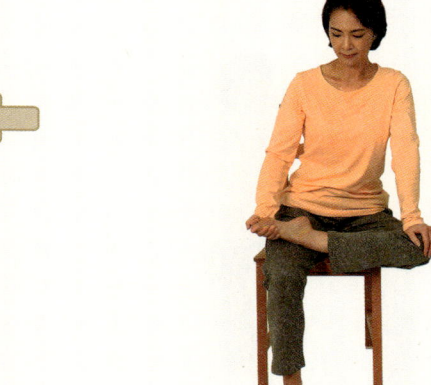

무릎 누르기
엉덩관절 유연성 향상

엉덩관절(계속)

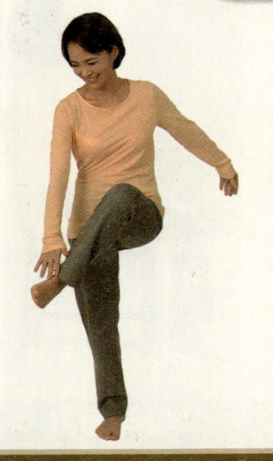

발 앞으로 들면서 발목에 손 대기
엉덩관절과 무릎관절의 유연성 향상

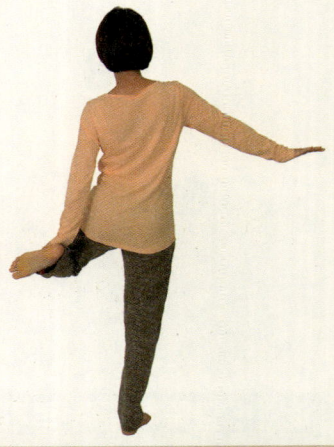

발 옆으로 들면서 발목에 손 대기
엉덩관절과 무릎관절의 유연성 향상

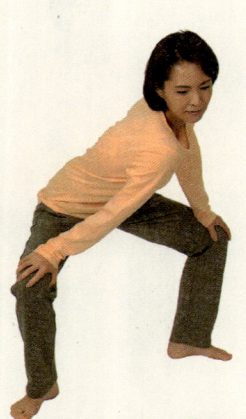

어깨 비틀어 무릎 밀기
엉덩관절, 어깨관절 및 척주의 유연성 향상

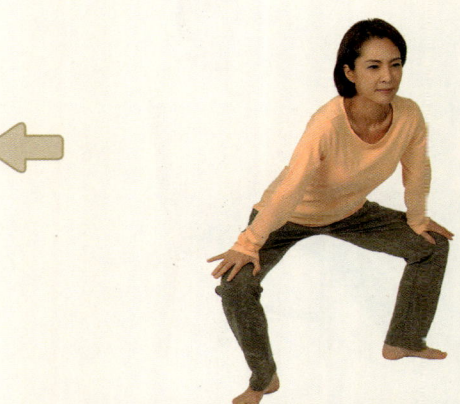

무릎 밀기
엉덩관절의 유연성 향상

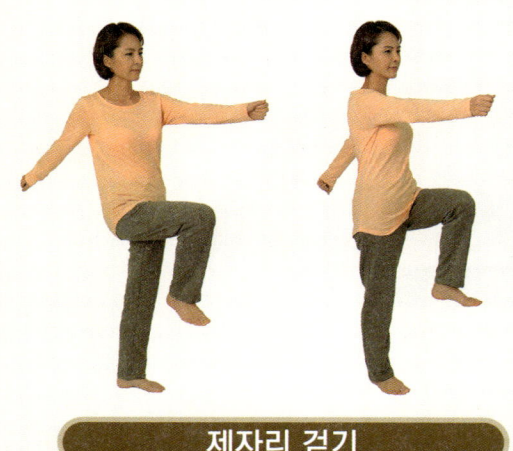

제자리 걷기
보행력 향상, 전신 운동 효과

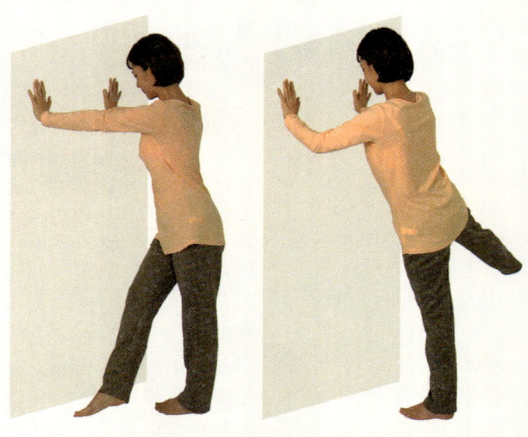

벽 짚고 다리 좌우로 흔들기
엉덩관절의 긴장 완화

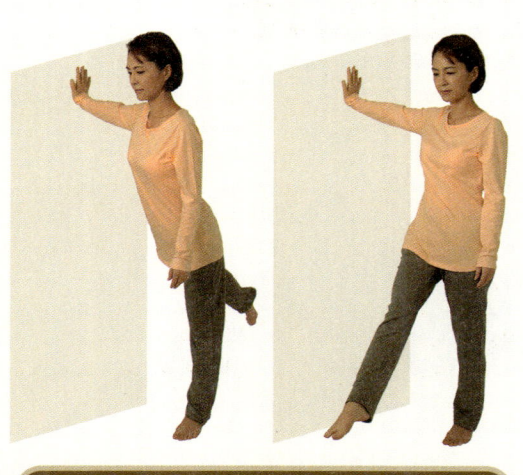

벽 짚고 다리 앞뒤로 흔들기
엉덩관절의 유연성 향상

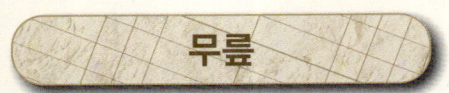

무릎

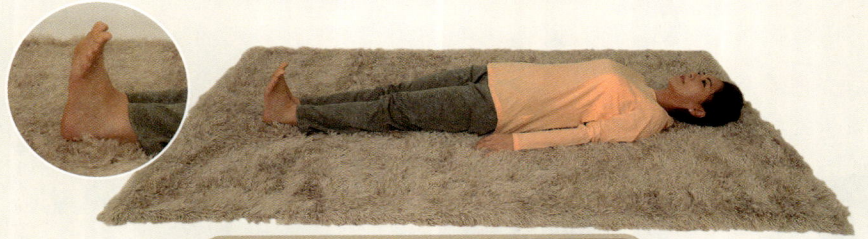

발끝 발등쪽 굽히기
장딴지와 발바닥의 피로 회복, 종아리 경련 예방 효과

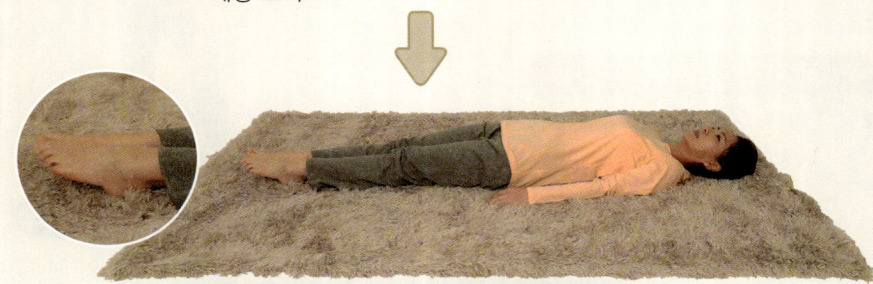

발끝 발바닥쪽 굽히기
종아리와 넙다리근육의 피로 회복

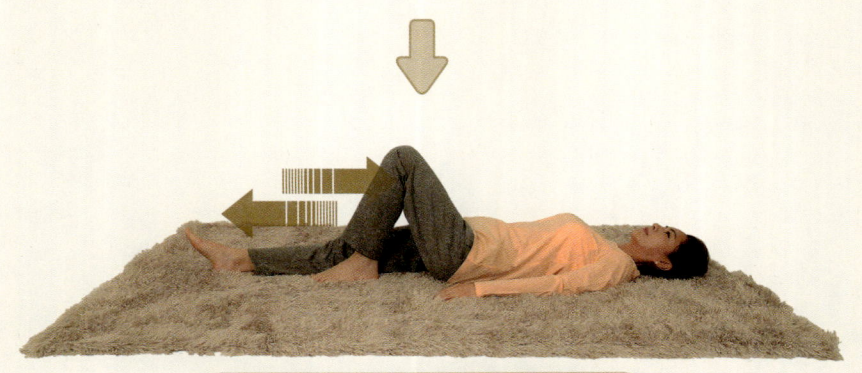

무릎 굽혔다 펴기
무릎과 엉덩관절의 움직임 개선

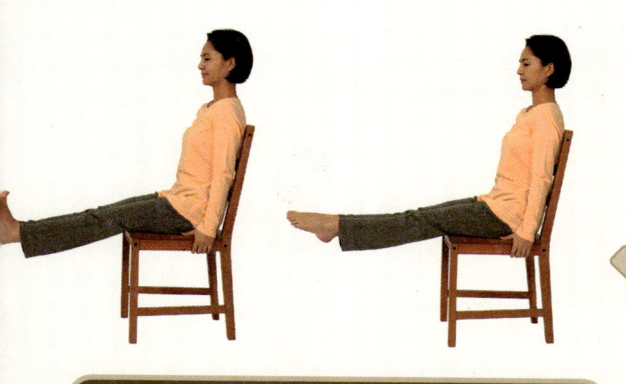

발끝 발등쪽/발바닥쪽 굽히기
무릎관절 강화, 종아리 경련 예방

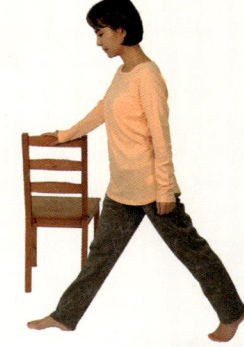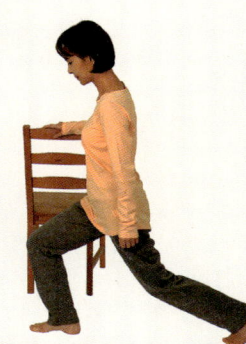

무릎 굽히기
무릎관절 강화, 보행능력 향상

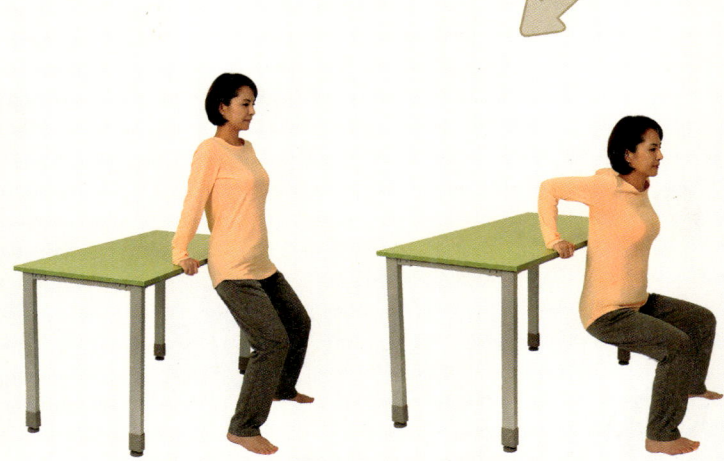

앉았다 일어서기
어깨관절·무릎관절 및 팔의 근육 강화, 오십견에 효과

무릎(계속)

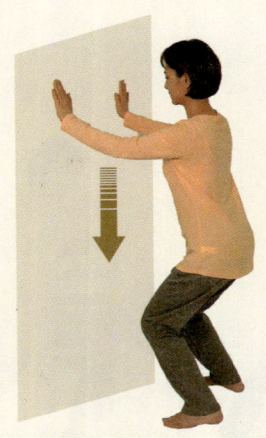

벽 짚고 앉았다 일어서기
무릎과 넙다리네갈래근 강화

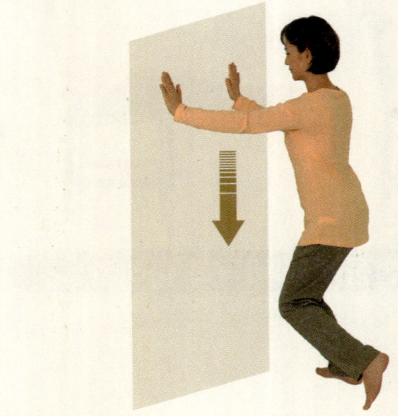

벽 짚고 한 발 들고 앉았다 일어서기
무릎과 넙다리네갈래근 강화

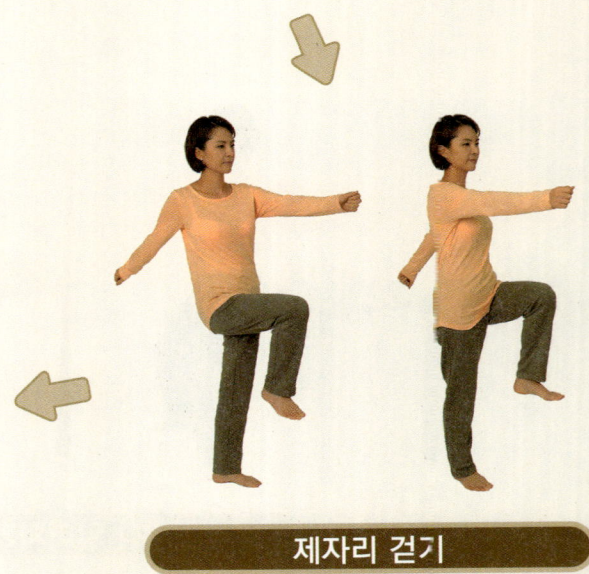

제자리 걷기
보행능력 향상 및 전신 운동 효과

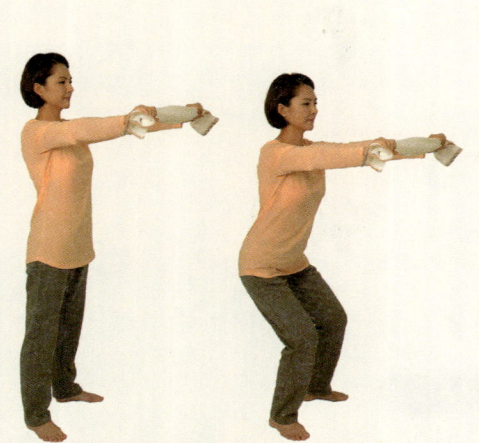

수건 잡고 앉았다 일어서기
무릎 안정, 보행력 향상, 넙다리의 근육 강화

종아리와 발

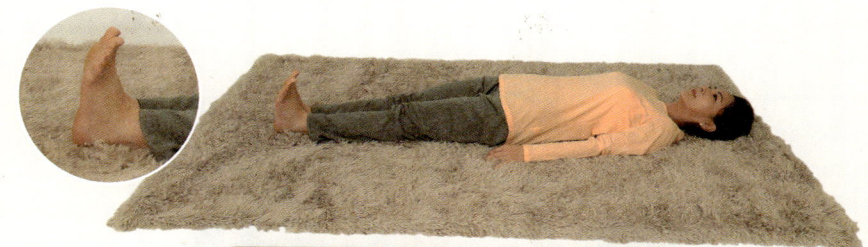

발끝 발등쪽 굽히기
장딴지와 발바닥의 피로 회복, 종아리 경련 예방

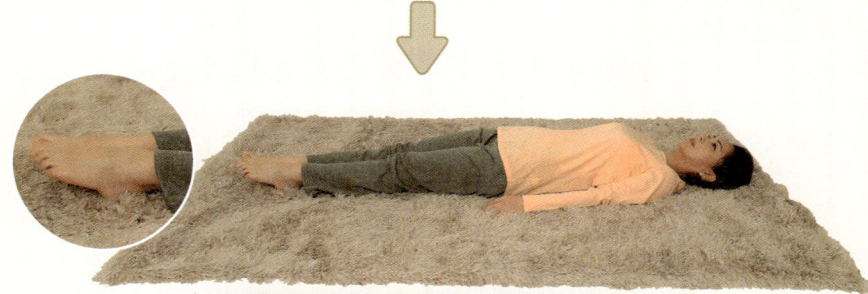

발끝 발바닥쪽 굽히기
종아리와 넙다리의 피로 회복

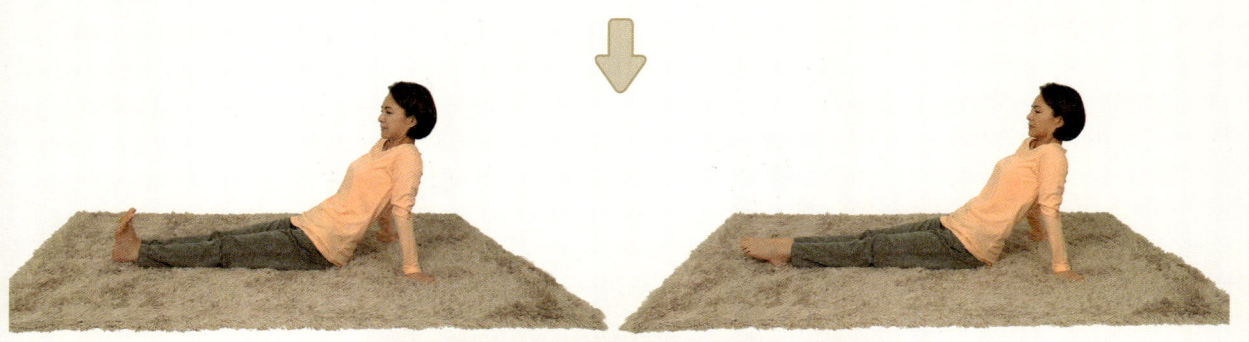

발끝 발등쪽/발바닥쪽 굽히기
장딴지와 발바닥의 피로 회복, 종아리 경련 예방

종아리와 발(계속)

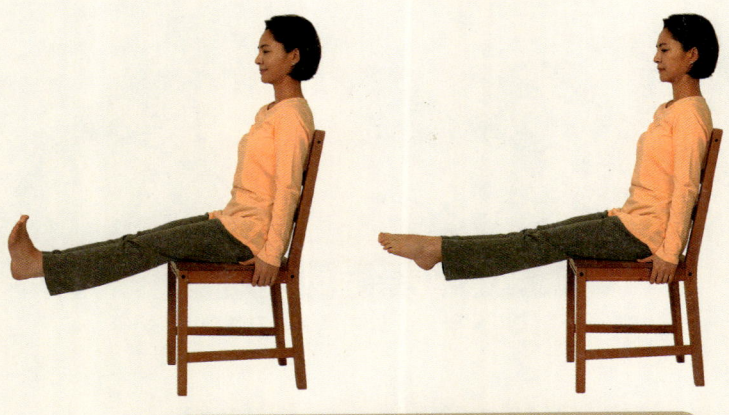

발끝 발등쪽/발바닥쪽 굽히기
무릎 강화, 종아리의 근육 강화

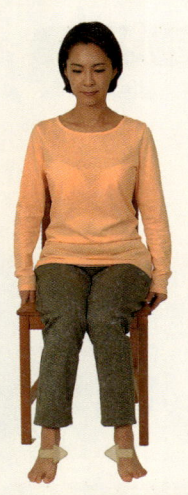 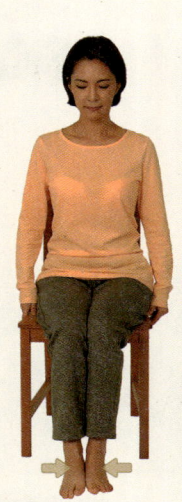

발 안쪽 맞부딪치기
발의 피로 회복, 혈액 순환에 도움

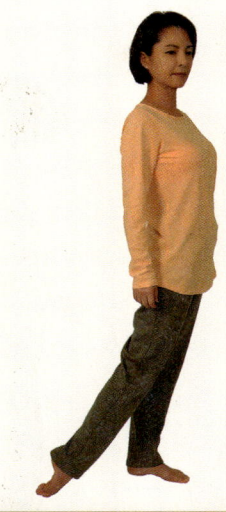

발가락 눌러 발등 펴기
발목의 유연성 향상, 발목 상해 예방

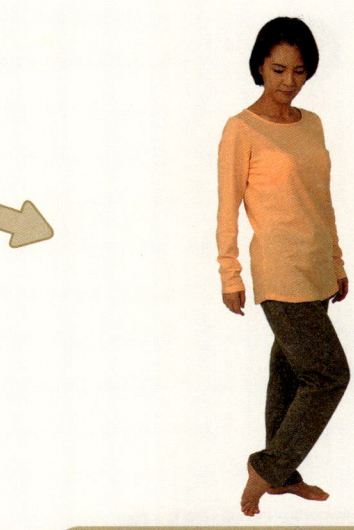

발목 돌리기
발목의 유연성 향상, 발목 상해 예방

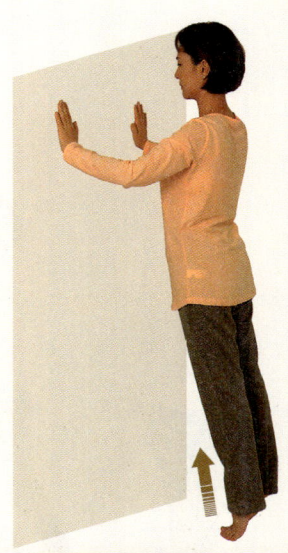

벽 짚고 발꿈치 들기
종아리의 근육 강화

종아리와 발(계속)

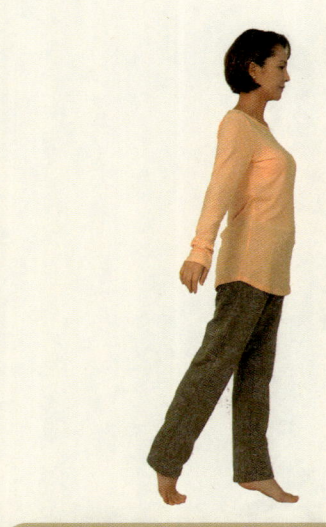

발꿈치 들고 걷기
평형감각 향상

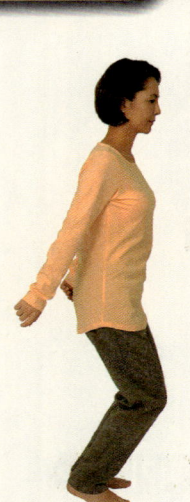 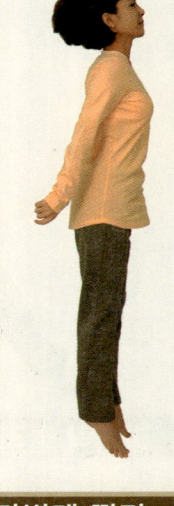

발꿈치 들고 가볍게 뛰기
종아리의 근육 강화, 전신 운동

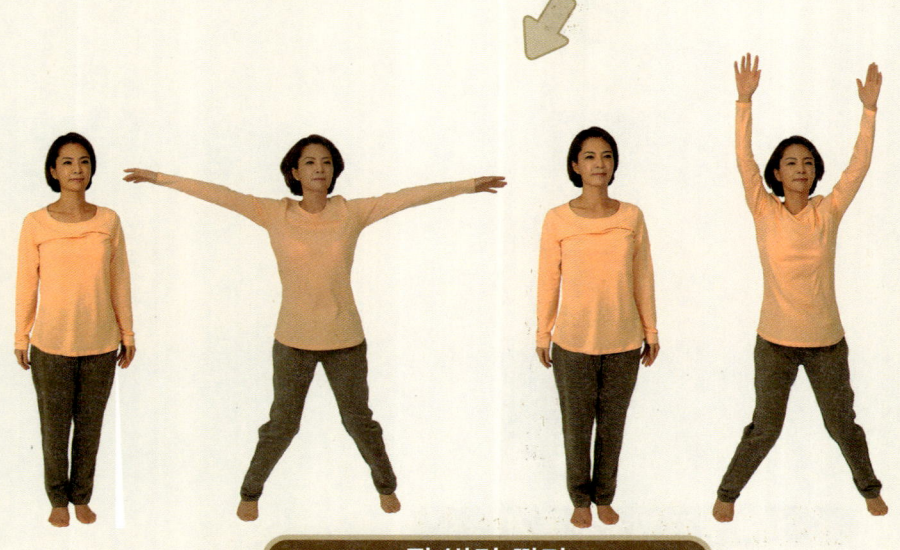

팔 벌려 뛰기
전신 운동

복부/소화계통

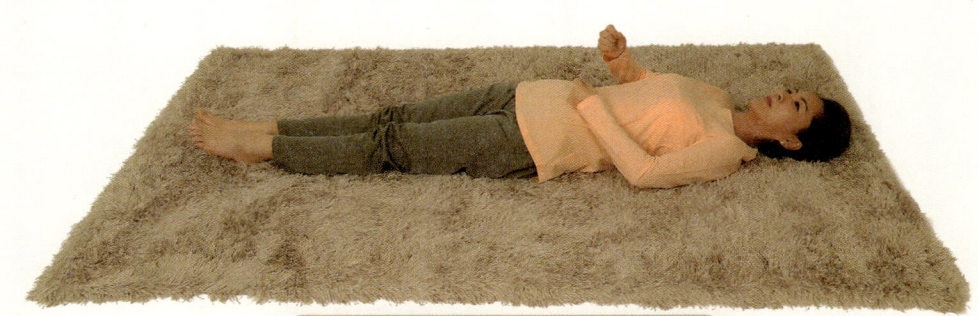

배 두드리기
복부 긴장감 완화, 소화기능 증진, 변비·가스 참·소화불량의 해소에 도움

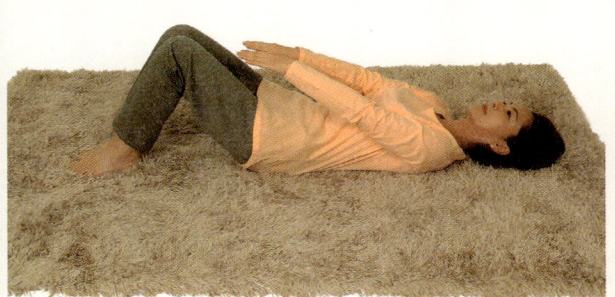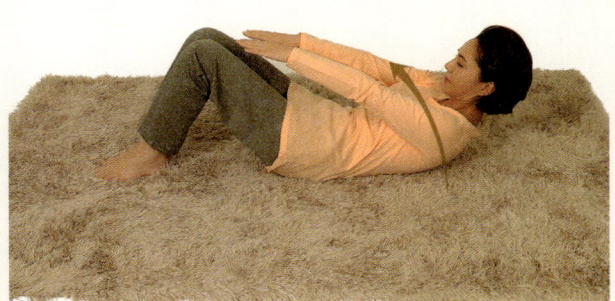

윗몸 일으키기
복부의 근육 강화, 허리 움직임 개선, 장기능 증진에도 효과

참고문헌

이상화 역(2009) 노화방지와 미병 클리닉. 신흥메드싸이언스.

진성태(2018). 내몸 성적표 제대로 알고 대처하기. 대경북스.

편집부 편(2012) 날아라! 100세 청춘 : 건강의 날개를 달아주는 어르신 체력 증진 프로그램. 대경북스.

花高凌(2024). 未病革命 新時代の健康づくり. セルバ出版.

片山 さつき(2015). 未病革命2030. 日経BP.

渡辺 賢治(2020). 未病図鑑. ディスカヴァー・トゥエンティワン.

薬日本堂(2024). やさしい漢方 未病の地図帖. 家の光協会.

黒岩祐治, 大谷泰夫(2018). 未病. 国政情報センター.

日本未病システム学会(2018). 未病医学標準テキスト. エヌ・ティー・エス.

森本兼曩, 阿岸祐幸(2019). 温泉・森林浴と健康―自然の癒しから未病予防医学へ. 大修館書店.

Matteo Pistono(2024). Breathe How You Want to Feel: Your Breathing Tool Kit for Better Health, Restorative Sleep, and Deeper Connection. Hay House LLC.

Anders Olsson(2014). Conscious Breathing: Discover The Power of Your Breath. Sorena AB.

Heather Darwall-Smith (2021). The Science of Sleep: Stop chasing a good night's sleep and let it find you. DK.

Matthew Walker(2018). Why We Sleep: Unlocking the Power of Sleep and Dreams. Scribner.